新世纪全国高等中医药院校创新教材

现代临床医学概论

（供医药类院校非临床医学专业用）

主　编　张明雪　（辽宁中医药大学）
副主编　景　浩　（辽宁中医药大学）
　　　　薛博瑜　（南京中医药大学）
　　　　林　娜　（中国中医科学院）
　　　　徐瑞荣　（山东中医药大学）
主　审　翁维良　（中国中医科学院）

中国中医药出版社
·北　京·

图书在版编目（CIP）数据

现代临床医学概论/张明雪主编. —北京：中国中医药出版社，2007.9（2018.3重印）

新世纪全国高等中医药院校创新教材

ISBN 978-7-80231-301-9

Ⅰ. 现… Ⅱ. 张… Ⅲ. 临床医学-中医学院-教材
Ⅳ. R4

中国版本图书馆CIP数据核字（2007）第142952号

中国中医药出版社出版
北京市朝阳区北三环东路28号易亨大厦16层
邮政编码：100013
传真：64405750
廊坊市三友印务装订有限公司印刷
各地新华书店经销
*
开本：850×1168 1/16 印张 24.5 字数 577 千字
2007年9月第1版 2018年3月第4次印刷
书 号 ISBN 978-7-80231-301-9
*
定价：58.00 元
网址 www.cptcm.com

社长热线 010 64405720
读者服务部电话 010 64065415 010 84042153
书店网址：csln.net/qksd/

新世纪全国高等中医药院校创新教材

《现代临床医学概论》编委会

主　编　张明雪　（辽宁中医药大学）
副主编　景　浩　（辽宁中医药大学）
薛博瑜　（南京中医药大学）
林　娜　（中国中医科学院）
徐瑞荣　（山东中医药大学）
编　委　（以姓氏笔画为序）
车红花　（辽宁中医药大学）
母小真　（中国中医科学院）
刘　宁　（辽宁中医药大学）
刘　萍　（上海中医药大学）
谷　松　（辽宁中医药大学）
吴东宁　（辽宁中医药大学）
何　伟　（辽宁中医药大学）
何善明　（广西中医学院）
林巾孝　（辽宁中医药大学）
封亚丽　（辽宁中医药大学）
姜丽红　（长春中医药大学）
晏建立　（湖南中医药大学）
梅　岩　（辽宁中医药大学）
常艳鹏　（辽宁中医药大学）
韩增兰　（辽宁中医药大学）
主　审　翁维良　（中国中医科学院）

编写说明

为了适应我国非临床医学专业的医药学教育改革和发展的需要，继续推进素质教育，本教材编写积极贯彻落实教育部、国家中医药管理局《关于中医药教育改革和发展的若干意见》精神，面向21世纪教学内容和课程体系的改革，努力适应新世纪非临床医学专业的医务人员在综合素质方面的要求，体现21世纪的医学教育的创新和改革。

鉴于非临床医学专业已开设《现代基础医学概论》，为避免相关内容的交叉重复，故本教材主要以内科疾病为主，将各科疾病整合贯通于各个系统疾病之中。这样可以使各科的相关疾病自然而然地衔接起来，淡化分科界限，加强临床医学的整体概念，传授给学生完整、系统的临床医学知识，使学生在知识的掌握、运用及智力开发上所具有的整体水平，远远大于各科知识之和。这也是本教材所力争彰显的特色之一。

由于非临床医学专业的临床教材的特殊性，在内容确定上，既要将现代内科学的基本内容纳入教材，又要在一定程度上同时处理好内科学与外、妇、儿科学的关系。同时要适应21世纪医学发展的需要，体现三基本（基本理论，基本知识，基本技能）、三特定（特定对象，特定要求，特定限制），界定好本教材的范围，注意教材的整体优化。本教材的突出特点在于科学性、实用性、创新性。

科学性：保持现代临床医学的系统性，通过临床各科的综合学习，使学生对临床疾病有系统认识，拓宽视野，搭建联系临床各科知识的平台，广泛吸取其中的精华。

实用性：突出现代临床医学的临床实践性。从培养目标的实际出发，选择临床实用内容，理论联系实际，注重实用性，处理好临床诊断与治疗的关系。在病种选择上以临床常见病、多发病为重，参照新世纪国家规划教材《内科学》、《外科学》等。结合非临床医学专业的教学大纲，使学习更具针对性。

创新性：《现代临床医学概论》对于多数院校是新开设的课程，根据专业需要，本教材拟在介绍内科学主要内容的基础上，尽量体现内科与外、妇、儿科学学科的互相渗透、兼容和互用。

辽宁中医药大学马骥校长、石岩副校长高度重视本教材的编写工作，教务处刘庚祥处长、王希利副处长对本教材的编写给予了指导与支持，中国中医药出版社范吉平副社长为本教材编辑出版做了大量工作，在此一并致谢。

由于本教材首次将临床各科疾病整合贯通于临床各个系统疾病中，并进行了相应的改革与创新，在编写过程中若有不当甚或错漏之处，恳请各位教学人员及时提出宝贵的修改意见，便于我们不断提高质量，谨此深表感谢！

张明雪

2007年9月

目录

总论

各论

总 论

第一节 现代临床医学的内容与特点

现代临床医学是运用现代医学的基础理论和思维方法阐释临床疾病的病因、发病机制和病理变化，介绍临床表现、诊断及治疗的一门临床学科。是建立在现代自然科学发展的基础上，运用现代科学理论和实验技术方法，在临床医学研究中，特别重视阐明疾病的病因和病理生理学改变，重视病原学检查，注重体征和组织病理损害的形态学、机能学依据，强调结构与功能、局部病理与整体病态的严格一致性，因而对疾病的定性和定位准确，诊察指标客观化和规范化。

现代临床医学的范围很广，分为内科学、外科学、妇科学、儿科学、五官科学、骨伤科学等。内科学的范围包括呼吸、循环、消化、泌尿、血液、内分泌系统及代谢、营养、风湿等常见疾病以及理化因素所致疾病；近年逐渐形成的老年病学、临床免疫学、临床流行病学、肿瘤学、遗传学等学科仍穿插于上述临床各系统疾病之中。内科学所阐述的内容在临床医学的理论和实践中具有普遍意义，是其他临床学科的重要基础；而其他临床各学科从各自的角度和特点来阐述疾病，又补充和丰富了内科学的内容，从而促进临床医学科学的快速发展。

现代医学沿“实物中心论”的思路，用还原方法去寻找各种疾病的特异性病因，并通过科学实验发现和验证这些病因。针对传染病，发现细菌、病毒、支原体等多种特异性病因，并建立微生物学和免疫学；针对寄生虫病，发现蛔虫、钩虫等多种特异性病因，并建立了寄生虫病学。此外，还发现了特异性的致癌、致畸物质，发现了遗传病特异性的病因—异常的基因或染色体。

现代医学对疾病的认识是以理化检查为主要手段，分析病体的致病因素，通过大量的量变数据，判断疾病的本质及其规律性。诊断以实验和分析的方法为主，注重实质性病因或机体实质性形态功能的改变，借用现代自然科学技术，从微观的角度，以大量的量变参数来确定疾病的致病动因，进而对疾病作出诊断，其诊断技术亦有很大进展。

现代医学的治疗方案是针对特定病因，利用有针对性的药物干扰和作用于生物体的代谢过程，达到驱除病因和消除机体功能障碍的目的。这种方法疗效显著，可以针对病因的变异不断发现相应的新药，但易于产生机体难以承受的毒副作用，而且生物体对这种单一作用的药物易产生耐药性或抗药性。

第二节　现代临床医学的发展概况

现代临床医学源于古希腊的经典医学体系，此后吸收了古罗马和阿拉伯医学的精华，虽出现了几个世纪的繁荣，但其后从五世纪到十五世纪的一千多年中，在诊疗上并无重大进展。文艺复兴伊始，进入实验医学阶段，开始有了长足的进步。尤其是19世纪以后，大量吸取了现代科学技术，无论是在基础领域还是在临床医学方面都取得了飞速的发展，从而成为现代医学的主体。

近年来，由于分子生物学、细胞生物学、分子遗传学、免疫学、计算机技术和基础医学的理论和技术的快速发展，临床医学也相应发展得很快。由于遗传学、免疫学等方面的进展，使很多疾病的病因和发病机制得以进一步明确。目前已深入到从基因（基因内DNA分析、HLA基因群位点检测）、分子生物学和细胞生物学的水平，进行发病机制方面的研究，如许多与基因突变有关的疾病的发病机制已得到阐明。临床的诊断技术亦有很大进展，如酶联免疫吸附测定、酶学检测技术、高效液相层析、细胞与血中病毒和细菌的DNA及RNA测定、放射免疫检测、发光免疫测定、分子遗传学分析、单克隆抗体的制备和聚合酶链反应等，均已在临床实验室中应用，大大提高了检验水平。临床生化分析已向自动化、高速、高效和超微量发展。血压、心、肺、脑的电子监护系统的临床应用，提高了抢救危重患者的质量。内镜的改进，大大减轻了患者痛苦，能深入和直接观察、采集脱落细胞或进行活组织或致病微生物检查；还可通过内镜进行高频电刀、激光、微波及药物等治疗。对提高消化、呼吸、心血管和泌尿系统的诊断和治疗都有较大帮助。影像学的进步对临床诊断也有很大帮助，如高精密度螺旋电子计算机X线体层显像检查、数码X线显像、磁共振体层显像、放射性核素检查等各种新技术（包括正电子发射计算机体层显像）、超声诊断技术的发展，均有助于提高临床疾病的诊断水平。

在临床疾病的防治方面也有不少进展，新的有效药物不断增加，从而使临床疾病的疗效不断提高。例如第四代头孢菌素、新一代喹诺酮等药的问世。以机械通气为主的呼吸支持技术的广泛应用，显著提高了呼吸衰竭的疗效。“心血管事件链”概论（危险因素—靶器官损害—意外事件—死亡）的建立；以循证医学为依据的各种诊疗方案的推荐应用，使防治结合更为合理。溶栓、抗栓、介入治疗疗效的进步，如冠状动脉球囊成形植入药物深层支架、双心室起搏治疗慢性心力衰竭和心房颤动的消融治疗等方法的应用，进一步提高了治疗水平。新型的免疫抑制剂如麦考酚吗乙酯等应用于临床，对预防肾移植排斥和治疗狼疮肾炎，有可喜的进步。近年美国的肾脏病生存质量指导的面世，对慢性肾脏病提供了循证医学的治疗方法。适时透析和一体化治疗的概念，提高了终末期肾病的存活率和生活质量。人类白细胞抗原的研究，提高了骨髓移植和其他器官（如肾、肝、心）移植的成功率。部分急性白血病、慢性粒细胞白血病和重型再生障碍性贫血，通过异基因骨髓移植，而得到痊愈。应用基因重组技术，已能人工合成人胰岛素、人生长激素等并已应用于临床。近年上市的生物制剂如肿瘤坏死因子-α（TNF-α）和白细胞介素-1（IL-1）拮抗剂，具有特异性“靶”

拮抗作用，可能阻断免疫反应中的某个环节，因而对风湿病有疗效。理化因素所致疾病的特殊解毒疗法日益增多，先进的心肺复苏技术，提高了急症抢救水平。

历来的医学模式是“生物医学模式”，其着重点是对某一种疾病的诊断和治疗，而不十分重视与疾病有关的心理因素和社会因素。目前公认心理因素和社会因素是决定人体健康的重要因素。那些家庭稳定、人际关系良好和有可信赖亲友的人，其患病率及发病率大大低于生活孤独或心理压力大的人，后者更易患神经衰弱，失眠，甚至心脏病、糖尿病和恶性肿瘤。一些与心理、社会因素密切相关的疾病，如心血管病、恶性肿瘤等，当其心理、社会因素恶劣时，死亡率也显著增加。研究显示，人类的疾病大约50%与生活方式和行为有关，20%与生活环境和社会环境有关，20%与遗传、衰老等生物学因素有关，还有10%与卫生服务的缺陷有关。“生物－心理－社会医学模式”要求在防治临床疾病的时候，不仅仅要注意影响人群健康的生物学因素，同时也要注意心理和社会因素；不仅仅限于防御措施和药物的使用，更重要的是平日身心健康的改变。治疗临床疾病，不是开一个处方给患者就了事，还要配合心理治疗乃至消除社会因素对疾病的影响。医学模式由“生物医学模式”向“生物－心理－社会医学模式”的转变，使临床医学的内涵不断深化。

循证医学的内涵是：慎重、准确和明智地应用当前所能获得的最好的研究证据，并结合医生本人的临床经验，同时考虑到患者的愿望，将上述三者综合考虑，订出每个患者的具体诊疗措施。多个中心的随机对照试验（RCT）临床研究所得出的科学结论（论文），加上收集至今为止所有的相关论文，经过荟萃分析（Meta 分析），所得出的结论（证据），是循证医学的基石。目前国际公认，RCT 和荟萃分析是证明某种治疗方案的有效性和安全性最可靠的依据。因而，循证医学提供了临床医生对患者诊疗作出决策的主要依据。近年国内外权威机构对不少常见病，如高血压、冠心病、哮喘、慢性肾脏病、血脂异常等都制定了诊疗指南，这通常是集中反映了循证医学的观点，并经专家讨论达成的共识，都是一些最新研究成果的总结。

各　论

第一章　呼吸系统疾病

第一节　上呼吸道感染

急性上呼吸道感染是鼻腔、咽或喉部急性炎症的概称，是呼吸道最常见的一种传染病。

【病因病理】

一、病因

急性上呼吸道感染约有70% ~80%由病毒引起。主要有流感病毒（甲、乙、丙）、副流感病毒、呼吸道合胞病毒、腺病毒、鼻病毒、埃可病毒、柯萨奇病毒、麻疹病毒、风疹病毒等。细菌感染可直接或继病毒感染之后发生，以溶血性链球菌为多见，其次为流感嗜血杆菌、肺炎链球菌和葡萄球菌等。偶见革兰阴性杆菌。

二、发病机制

本病常因机体受凉、淋雨、过度疲劳等诱发因素，使全身或呼吸道局部防御功能降低，此时，原已存于上呼吸道或从外界侵入的病毒或细菌可迅速繁殖而致病。尤其是老幼体弱或有慢性呼吸道疾病如鼻旁窦炎、扁桃体炎者更易罹患。

三、病理

上呼吸道黏膜充血、水肿、纤毛上皮细胞破坏，少量单核细胞浸润，有浆液性及黏液性炎性渗出。继发细菌感染后，有中性粒细胞浸润，大量脓性分泌物。一般不造成组织损伤，黏膜修复较为迅速。

【临床表现】

一、普通感冒

俗称“伤风”，又称急性鼻炎或上呼吸道卡他性炎症，以鼻咽部卡他症状为主要表现。起病较急，初起有咽干、咽痒或灼热感，发病同时或数小时后，可有喷嚏、鼻塞、流清水样鼻涕，2～3天后变稠，可伴咽痛。一般无发热及全身症状，或仅有低热、头痛、周身酸痛不适。检查可见鼻黏膜充血、水肿，有较多分泌物，咽部轻度充血。若无并发症，一般5～7日痊愈。

二、病毒性咽－喉－气管炎

根据病毒对上、中呼吸道感染的解剖部位不同，所引起的炎症反应可表现为咽炎、喉炎和支气管炎。病毒性咽炎临床特征为咽喉部发痒和灼热感，疼痛不持久，也不突出，当吞咽疼痛时，常提示有链球菌感染，咳嗽少见。流感病毒和腺病毒感染时，可有发热和乏力。体检可见咽部明显充血和水肿，颌下淋巴结肿大且触痛。腺病毒咽炎可伴有眼结膜炎。急性病毒性喉炎临床特征为声嘶，讲话困难，咳嗽时咽喉部疼痛，常有发热，可有咽炎或咳嗽。体检可见喉部水肿，充血，局部淋巴结肿大和触痛，可闻及喉部的喘息声。

三、疱疹性咽峡炎

临床表现为明显的咽痛、发热，病程约1周。检查可见咽部充血，软腭、悬雍垂、咽及扁桃体表现有灰白色丘疱疹及浅表溃疡，周围红晕，多在夏季发作。常见于儿童，偶见于成人。

【实验室及其他检查】

一、周围血象

病毒感染者，白细胞计数正常或偏低，淋巴细胞比例升高。细菌感染者，常有白细胞计数增多，中性粒细胞增多和核左移现象。

二、病毒和病毒抗原检测

可用免疫荧光法、酶联免疫吸附检测法、血清学诊断法和病毒分离鉴定等方法，以判断病毒的类型，区别病毒感染和细菌感染。细菌培养可判断细菌类型，药敏试验可提示对何种药物敏感。

【诊断与鉴别诊断】

一、诊断依据

（一）病史　常在冬、春季节或气候骤变时发生，多有受凉、淋雨或劳累等诱因。流感则往往突然发病，特别在流行期与患者接触可引起蔓延。

（二）症状 轻者以鼻咽部局部症状为主，可见鼻塞、流清涕、喷嚏、声重、恶风、咽痒、咽痛等，全身症状轻或缺如。重者可有发热、恶寒、全身酸痛不适等症状。

（三）体征 轻症仅限于局部体征，如鼻黏膜充血，水肿及较多分泌物和咽部充血。重症病人常呈急性病容，面颊潮红，眼结膜轻度充血和眼球压痛，咽充血，口腔黏膜可有疱疹，多数病人肺部听诊可有呼吸音粗糙。并发肺部感染时两肺呼吸音低，有干、湿性啰音及哮鸣音，但无肺实变体征。合并中枢神经系统病变时，脑膜刺激征常为阳性。

（四）实验室检查

1. 病毒感染者，白细胞计数正常或偏低，淋巴细胞比例升高。细菌感染者，常有白细胞计数增多，中性粒细胞增多和核左移现象。

2. 细菌培养和病毒分离可确定病因诊断。

二、鉴别诊断

（一）过敏性鼻炎 临床上很像“伤风”，但起病急骤，鼻腔发痒，喷嚏频繁，鼻涕呈清水样，每于晨间发作，经数分钟至1~2小时痊愈，无全身症状。检查可见鼻黏膜苍白、水肿，分泌物涂片可发现嗜酸性粒细胞增多。

（二）流行性感冒 常有明显的流行性。起病急，全身症状较重，高热、全身酸痛、眼结膜炎症状明显，但鼻咽部症状较轻。鼻洗液中黏膜上皮细胞涂片，用荧光标记的流感病毒免疫血清染色，置荧光显微镜下检查，有助于早期诊断，病毒分离或血清学诊断可供鉴别。

【治疗】

急性上呼吸道感染、呼吸道病毒感染目前尚无特效抗病毒药物，西医以对症治疗为主，中医以辨证论治为主，症状重时常采取中西医结合治疗。

一、对症治疗

（一）头痛、发热 用复方阿司匹林、对乙酰氨基酚（泰诺）、复方氨酚烷胺片（感康）、吲哚美辛（消炎痛）、索米痛（去痛片）等。

（二）鼻塞 可用1%麻黄素或呋麻合剂滴鼻液滴鼻。

（三）咳嗽 可用复方甘草合剂（棕色合剂）、溴己新（必嗽平）、羧甲基半胱氨酸片（化痰片）等。

（四）咽痛 可用氯己定苯佐卡因含片（消炎喉片）、草珊瑚含片、银黄含片、牛黄消炎片、六神丸等含化或口服，或局部雾化治疗。

二、抗生素治疗

如有细菌感染者可适当选用抗生素治疗，可选用磺胺类药物、青霉素、林可霉素、乙酰螺旋霉素、麦迪霉素、头孢拉定、强力霉素、氧氟沙星。或根据细菌培养及药敏试验，应选用敏感的抗生素进行治疗。单纯病毒感染一般可不用抗生素。

三、抗病毒药物治疗

金刚烷胺，早期给药，对甲型流感较有效。

第二节　支气管炎

急性气管－支气管炎是指病毒或细菌感染，物理、化学性刺激或过敏反应等对气管和支气管黏膜造成的急性炎症。

【病因病理】

一、病因

（一）感染　可由病毒、细菌直接感染，亦可由急性上呼吸道感染的病毒或细菌蔓延引起本病。常见致病菌为流感嗜血杆菌、肺炎链球菌、链球菌、葡萄球菌等。

（二）物理、化学因素　过冷空气、粉尘、刺激性气体或烟雾（如二氧化硫、二氧化氮、氨气等）的吸入，对气管、支气管黏膜的急性刺激等亦可引起。

（三）过敏反应　常见的包括花粉、有机粉尘、真菌孢子等的吸入；钩虫、蛔虫的幼虫在肺内移行；或对细菌、蛋白质过敏，亦可引起气管和支气管的过敏炎症反应。

二、病理

气管、支气管黏膜充血、水肿，纤毛上皮细胞损伤脱落，黏膜腺体肥大，分泌物增加，并有淋巴细胞或中性粒细胞浸润。若细菌感染，分泌物可呈黏液脓性。炎症消退后，支气管黏膜的结构和功能可恢复正常。

【临床表现】

一、症状

起病较急，初起常有恶寒、发热、鼻塞流涕等急性上呼吸道感染症状，当炎症累及气管、支气管黏膜时，则出现咳嗽、咯痰，先为干咳或少量黏液性痰，后可转为黏液脓痰，痰量增多，咳嗽加剧，偶可痰中带血。如支气管发生痉挛，可出现程度不等的气促，伴胸骨后发紧感，全身症状一般较轻，可有发热，38℃左右，多在3～5天降至正常。咳嗽和咳痰可延续2～3周才消失，病程一般不超过1个月。

二、体征

体检两肺呼吸音粗糙，可有散在干、湿啰音，啰音部位常不固定，咳痰后可减少或消失。

【实验室及其他检查】

一、血液检查

白细胞计数和分类多无明显改变。细菌感染较重时，白细胞计数和中性粒细胞计数可升高。病毒感染，则可见白细胞计数减少或淋巴细胞相对增加。

二、痰培养

可发现致病菌。

三、X线胸片检查

大多数正常或肺纹理增粗。

【诊断与鉴别诊断】

一、诊断依据

根据病史、症状、体征及实验室检查，并除外其他疾病所致咳嗽、咳痰可确诊。

二、鉴别诊断

（一）流行性感冒 起病急骤，发热较高，可达39℃～40℃。全身中毒症状如全身酸痛、头痛、乏力等明显。呼吸道症状轻微，仅有不同程度的鼻塞、流涕、咽痛、干咳或伴有少量黏液痰。结合流行病史，并依据病毒分离和血清学检查，可供鉴别。

（二）急性上呼吸道感染 鼻咽部症状明显，鼻塞、流涕、咽痛、发热最常见，查体可见咽部充血，颌下淋巴结肿大。一般无咳嗽、咯痰，肺部无异常体征。

【治疗】

一、抗生素治疗

根据细菌学检查及病情轻重，选择抗菌药物及给药途径，选择抗菌药物如青霉素类、头孢菌素类、大环内酯类、喹诺酮类、磺胺类、林可霉素类等。一般口服抗菌药物有效，病情重、年老体弱者，可予静脉或肌肉注射。

二、对症治疗

痰稠不易咳出者，可选用复方氯化铵合剂、溴已新、羧甲半胱氨酸。也可采用雾化吸入疗法帮助祛痰。咳嗽较剧而无痰时，可用维静宁。应慎用镇咳药，对无痰剧烈干咳、失眠者，可适当运用镇咳药物如可待因、双苯哌丙酮等。发热可用解热镇痛剂，如复方阿司匹林。支气管痉挛时，可用氨茶碱。

三、中医药治疗

早期治疗中医以宣肺祛邪、化痰止咳之法为主，配合对症处理。

第三节　肺炎

肺炎是指肺实质的急性或慢性炎症，可由多种病原体引起，如细菌、病毒、真菌、寄生虫等，其他如放射线、化学、过敏因素等亦能引起。

【病因病理】

细菌性肺炎临床最为常见，可为革兰阳性细菌或革兰氏阴性细菌感染。

一、肺炎球菌肺炎

肺炎球菌又称肺炎链球菌，为革兰阳性菌。病理改变有充血期、红色肝变期、灰色肝变期和消散期。肺组织充血水肿，肺泡内浆液渗出和红细胞、白细胞、吞噬细胞浸润，继而纤维蛋白渗出物溶解、吸收，肺泡重新充气。

二、金黄色葡萄球菌肺炎

葡萄球菌属革兰阳性菌，金黄色葡萄球菌产生的各种毒素和酶，具有溶血、杀白细胞、致血管痉挛等作用，导致肺组织的坏死和脓肿形成。而凝固酶又可在菌体外形成保护膜，以抗拒吞噬细胞的杀灭作用。原发性金黄色葡萄球菌肺炎呈大叶性分布；血源性金黄色葡萄球菌肺炎继发于金黄色葡萄球菌血症。

三、革兰阴性杆菌肺炎

革兰阴性杆菌肺炎占院内感染肺炎的50%，其感染的共同病理特点为肺实变或病变融合，组织坏死后容易形成多发性脓肿，双侧肺下叶常易受累，并可引起胸膜渗液或脓胸。革兰阴性杆菌肺炎较其他肺炎更为难治，其耐药性是难点之一，加之机体免疫功能低下，可致多种细菌同时感染。

【临床表现】

一、肺炎球菌肺炎

前期可有全身不适症状。往往突然发病，先为寒战，继而高热，体温达39℃～41℃，多为稽留热，数小时内即有呼吸道症状，包括咳嗽、咯痰、胸痛和呼吸困难。大多数病人表现为开始干咳，继而有痰，渐为血痰，出现特征性的“铁锈痰”或“草莓汁”样痰，痰为脓性黏痰。

早期肺部体征无明显异常，仅有胸廓呼吸运动幅度减小，叩诊轻度浊音，呼吸音减低和胸膜摩擦音。肺实变时有典型的体征，如叩诊浊音，语颤增强和支气管呼吸音。消散期可闻及湿啰音。

二、金黄色葡萄球菌肺炎

起病急骤，高热与寒战反复出现，且热度波动很大，呼吸急促，胸痛，大量脓性痰，或带血丝或呈脓血状，严重者迅速出现周围循环衰竭。院内感染者常起病较隐匿。部分病例在病程早期即可出现紫绀、循环衰竭等全身性体征；而肺部体征早期往往不明显；当有大片支气管肺炎或脓肿形成时可听到湿啰音。很少出现肺实变体征。

三、革兰阴性杆菌肺炎

常在慢性疾病基础上出现咳嗽、咯痰、胸痛、寒战、高热和呼吸急促等。如咯出砖红色黏稠胶样痰，多是克雷白杆菌肺炎；如咯出绿色脓痰，多是绿脓杆菌感染的特征。克雷白杆菌肺炎病人呈急性病容，呼吸困难，紫绀，体温在39℃～40℃之间，肺部有肺实变体征如叩诊浊音、语颤增强、管样呼吸音。呼吸音增强，也可因气道堵塞而减弱，有湿啰音。其他阴性杆菌肺炎，体征不明显。

【实验室及其他检查】

一、肺炎球菌肺炎

（一）实验室检查

1. 周围血象　白细胞增多，通常为（10～30）$\times 10^9$/L，中性粒细胞可超过80%，核左移并出现中毒颗粒。若白细胞数减低者则预后较差。

2. 痰涂片　可见大量革兰阳性球菌和多核白细胞。

3. 痰培养及药敏试验　可鉴别细菌种类，指导抗生素运用。

（二）X线检查　早期肺纹理增粗。典型表现为大叶性、肺段或亚肺段分布的均匀性密度增高影，在起病3～4周后消失，可伴胸腔积液，无空洞。

二、金黄色葡萄球菌肺炎

（一）实验室检查

1. 周围血象　白细胞计数增高，常达15$\times 10^9$/L，伴明显中性粒细胞核左移。

2. 痰涂片　革兰染色可见大量成堆的葡萄球菌和脓细胞。

3. 痰培养　确诊有赖于痰的阳性细菌培养，但大量使用抗生素可影响阳性率。

（二）X线检查　X线胸片特征：可见肺炎性浸润、肺脓肿、肺气囊，脓胸及脓气胸等多种表现，以及在短期内（数小时或数天）不同部位的病灶可发生显著变化，此项检查具有重要的诊断价值。

三、革兰阴性杆菌肺炎

（一）实验室检查

1. 周围血象　白细胞与中性粒细胞可能增多，核左移，但受原有疾病影响而意义不大。

2. 痰菌培养　痰革兰染色阴性，可初步确定为革兰阴性杆菌肺炎。一般痰普通培养应连续3次以上（充分用生理盐水漱口后送检痰液），且最好用纤维支气管镜从下呼吸道取痰样，多次培养出同一种细菌具有临床意义；血培养或胸腔积液也可获得阳性结果。

（二）X线检查　X线表现，不同病因可显示不同影像。克雷白杆菌肺炎为肺叶或小叶实变，上叶多见，下缘外凸，早期空洞；大肠杆菌肺炎为支气管肺炎，脓胸；绿脓杆菌肺炎为弥漫性粗结节，支气管肺炎，早期脓肿。

【诊断与鉴别诊断】

一、诊断依据

肺炎的诊断，主要依据不同致病原所致肺炎的典型临床症状和体征，结合各自胸部X线检查的特征，容易做出初步判断。但对于继发于其他疾病、临床表现并不典型者，需认真加以鉴别。最后确诊往往需要借助病原学检测。

二、鉴别诊断

（一）肺结核和渗出性胸膜炎　肺结核起病缓慢，有低热乏力等明显的全身结核病中毒表现，痰中找到结核菌，X线表现病变多在上叶尖后段和下叶的背段。渗出性胸膜炎也可有呼吸道症状或发热等全身症状，X线表现肋膈角变钝或更多的积液影。

（二）肺癌　因支气管阻塞而继发感染，形成肺炎，故年龄较大者且慢性迁延不愈的肺部炎症，须警惕肺癌的可能。肺癌常先有咯血、低热和胸痛，经抗生素治疗只能暂时缓解，但X线征象不见好转。痰脱落细胞检查或活组织病理检查、CT检查均有助于诊断。

【治疗】

中西医结合治疗肺炎常有很好的疗效。抗生素应用是治疗细菌性肺炎的最主要环节，及时做痰菌培养及药敏可指导正确选用抗生素。

一、抗生素治疗

病情一经诊断，应立即给予敏感抗生素治疗。

（一）肺炎球菌肺炎　首选青霉素，还可应用头孢菌素，如头孢噻吩、头孢唑啉，喹诺酮类药物，如氧氟沙星、环丙沙星。

（二）金黄色葡萄球菌肺炎　可选用苯唑西林、氯唑西林、头孢唑啉（先锋霉素Ⅴ）、头孢噻吩、红霉素等。

（三）革兰阴性杆菌肺炎　首选氨基糖苷类抗生素，常与头孢类抗生素、半合成青霉素联合运用，如头孢唑啉加丁胺卡那霉素、头孢哌酮、头孢噻甲羧肟静滴。

二、支持疗法

鼓励病人多饮水，必要时补充液体。

附：新生儿肺炎

新生儿肺炎是新生儿期的常见病，以弥漫性肺部病变及不典型的临床表现为其特点，需及早诊断和正确处理。

【病因病理】

一、病因

新生儿肺炎可分为产前感染（包括宫内和产时）和出生后感染，感染多来自孕妇，经胎盘传染给胎儿，或因孕妇羊膜早破、产程过长，阴道中微生物上行感染所造成。

二、病理

产前肺炎的大体解剖在肺脏和胸膜外观看不到实质病变，只有在组织切片上能看到极为广泛的肺泡内炎症变化，有时还可见到羊水的沉渣如角化上皮细胞。出生后第一天发病的肺部病变可能与肺透明膜病相似。出生后感染的细菌性肺炎与小儿支气管肺炎相仿，而病毒性肺炎则为间质性改变。

【临床表现】

产前感染的肺炎发病多在出生后3~7天内。症状多为非特征性表现如拒食，嗜睡或激惹，面色差，体重不增，多无咳嗽，不久逐渐出现气促、鼻翼煽动、呻吟、吸气时软组织凹陷，心率增快。

衣原体肺炎起病缓慢，先有鼻塞和咳嗽，呼吸逐渐加快，一般不发热，肺部有湿啰音，如病变侵犯细支气管则出现喘鸣，病程可持续数周。血象白细胞数正常，有时嗜酸性粒细胞增多。

【实验室及其他检查】

一、血常规

细菌感染时血白细胞增高，分叶及杆状粒细胞增多。

二、血气分析

疑有呼吸衰竭时应查动脉血气，血氧分压（PaO_2）<6.67kPa，二氧化碳分压（$PaCO_2$）>6.67kPa可诊断为呼吸衰竭。

三、其他

取血样、气管分泌物等进行涂片、培养、对流免疫电泳等检测，有助于病原学诊断；或出生后立即进行痰涂片查找白细胞与病原体；还有摄胸部 X 线片。

【诊断与鉴别诊断】

一、诊断依据

根据病史、体征及胸部 X 线片和病原学诊断可以确诊。

二、鉴别诊断

（一）肺透明膜病　由于缺乏肺表面活性物质，呼吸困难发生在出生后 12 小时以内，逐渐加重，病情进展较产前肺炎稍慢。

（二）缺氧缺血性脑病　在足月儿，本症多由窒息引起；在早产儿，则不一定有缺氧史。发病开始即出现呼吸不规则，肌张力增高或降低，有时发生惊厥，但产前肺炎起病稍晚，神经系统症状较少。

【治疗】

一、一般治疗

注意保暖、营养和充足的补液量。

二、保持呼吸道通畅

三、供氧

酌情采用鼻管、口罩或头罩给氧。

四、抗生素治疗

针对病原菌选择用药。常用抗生素为青霉素、氨苄青霉素、氧哌嗪青霉素及氨基糖甙类抗生素（如丁胺卡那霉素），重症感染可选用头孢类抗生素。

五、支持治疗

危重病儿可少量多次输血或血浆，每次 5～10ml/kg。

六、对症治疗

（一）镇静 烦躁不安或惊厥时可用镇静药，如苯巴比妥、安定等。

（二）退热 发热者应予物理降温，如冰袋等。

（三）纠正酸中毒 呼吸性酸中毒主要靠改善通气纠正，合并代谢性酸中毒时可酌用碱性液。

（四）及时纠正低血糖或低血钙

第四节 支气管哮喘

支气管哮喘（简称哮喘）是由嗜酸性粒细胞、肥大细胞和T细胞等多种细胞参与的呼吸道慢性炎症性疾病。

【病因病理】

一、病因

哮喘发生与遗传有密切关系，环境因素也起重要作用。遗传因素只决定患者的过敏体质，引起哮喘发病必须有环境因素，如过敏原和激发因素。过敏原包括：①吸入性。皮屑、花粉、尘螨、真菌、油烟、氨气等；②摄入性。牛奶、鱼、蛋类、药物等；③接触性。化妆品、膏药、外用药物等。激发因素包括气候变化、运动、精神因素、呼吸道感染等。

二、发病机制

（一）免疫学发病机制 抗原进入机体后分解，激活T细胞，使其分化为Th1和Th2二种亚群。Th2分泌的细胞因子引起多种炎性细胞聚集和激活并释放多种炎性介质，导致哮喘的气道炎症反应，属非IgE依赖的T细胞调控机制，即迟发型变态反应。Th2通过释放IL－4调控B淋巴细胞合成和分泌特异性IgE，结合在肥大细胞、巨噬细胞、嗜碱性粒细胞等的特异性受体。当相同抗原再次进入机体内并与IgE抗体结合后，可导致炎症介质释放的变态反应，属IgE依赖的T细胞调控机制，即速发型变态反应。

（二）神经源性机制 肾上腺素能神经和胆碱能神经失衡，非肾上腺素能、非胆碱能神经功能失调参与神经源性气道炎症，炎症介质可促使气道神经释放神经递质，如神经肽类，加重气道炎症和气道平滑肌收缩，并引起血管扩张，血管壁通透性增加。

三、病理

病理改变为支气管表面上皮细胞破坏脱落，血管扩张充血，黏膜和黏膜下水肿，气道内炎症细胞浸润，支气管平滑肌增生和肥厚，黏液分泌增加，气道平滑肌痉挛等。

【临床表现】

一、症状

哮喘好发于春秋季。反复发作性的呼气性呼吸困难、哮鸣和咳嗽为其主要临床表现。典型发作有鼻痒、流泪、干咳、打喷嚏等先兆症状，随后可出现胸闷、呼气性呼吸困难伴哮喘，被迫端坐位，两肩耸起，头向前俯，用力喘息伴出汗，表情痛苦。发作持续几十分钟至数小时。非典型患者可仅表现为频繁的刺激性干咳和胸闷。

二、体征

胸部呈过度充气状态，有广泛的哮鸣音，呼气音延长。

三、哮喘严重发作

表现为呼吸困难，取前倾位，烦躁、大汗、紫绀，肺部广泛哮鸣音。当支气管极度痉挛或广泛的痰栓阻塞，或循环衰竭而呼吸浅慢时，哮鸣音反而减少甚至消失，此时病情恶化，随时可能出现心跳和呼吸骤停。

【实验室及其他检查】

一、血常规

白细胞总数和分布一般正常，嗜酸性粒细胞增高不明显。

二、肺功能检查

在哮喘发作时，有关呼气流速的全部指标均显著下降。呼气峰值流速（PEF）、第一秒用力呼气容积（FEV_1）均与气道高反应性显著相关。PEF 测定值占其预计值的百分率和 FEV_1 的昼夜变异率，是判断哮喘严重度的两个重要指标。

三、动脉血气分析

轻度哮喘发作，PaO_2 和 $PaCO_2$ 正常或轻度下降；中度哮喘发作，PaO_2 下降、$PaCO_2$ 正常；重度哮喘发作，PaO_2 显著下降、$PaCO_2$ 超过正常，出现呼吸性酸中毒和（或）代谢性碱中毒。

四、痰液检查

镜检可见较多嗜酸性粒细胞，尖棱结晶，黏液栓和透明的哮喘珠。如合并呼吸道感染，细菌培养可见致病菌。

五、X线检查

早期哮喘发作可见两肺亮度增加，缓解期多无明显异常。合并感染可见肺纹理增强及炎性浸润阴影，同时注意肺不张、气胸或纵隔气肿等并发症的存在。

【诊断与鉴别诊断】

一、诊断依据

1．反复发作的喘息，呼吸困难，胸闷或咳嗽，多与接触各种变应原、冷空气、物理、化学性刺激、病毒性上呼吸道感染、运动等有关。

2．发作时，双肺可闻及散在或弥漫性、以呼气相为主的哮鸣音，呼气相延长。

3．上述症状可自行缓解或经治疗缓解。

4．症状不典型者（如无明显喘息或体征）应至少具备以下一项试验阳性：①支气管激发试验或运动试验阳性；②支气管扩张试验阳性（FEV_1 增加15%以上，且 FEV_1 增加绝对值 >200ml）；③PEF日内变异率或昼夜波动率≥20%。

5．除外其他疾病引起的喘息，胸闷，咳嗽。

二、鉴别诊断

（一）心源性哮喘 常见于左心功能不全者，多有高血压病史。常咳粉红色泡沫痰，双肺闻及湿啰音，有肺水肿或肺淤血症。心影常常增大。强心利尿剂疗效显著，未确诊前禁用肾上腺素和吗啡。

（二）慢性支气管炎 多见于老年人，有慢性咳嗽史。喘息常年存在，有加重期，肺气肿体征，两肺闻及湿啰音。

【治疗】

一般急性发作期，可用西医药治疗或中医辨证论治，力争迅速缓解支气管阻塞所致的症状、体征。危重哮喘采用西医为主、中医为辅的中西医结合治疗。缓解期应以中药扶正固本为主要方法，可减少、减轻其发作，并可降低西药的某些副作用。

治疗原则：哮喘的治疗必须规范化，所有病人尽可能避免接触致病因素和诱发因素。急性发作时，治疗的关键是迅速控制症状，改善通气，纠正低氧血症。

一、哮喘防治用药

（一）β_2 受体激动剂 ①短效制剂。如沙丁胺醇（喘乐定）、叔丁喘宁（喘定康）气雾剂，适用于控制哮喘急性发作；②中效制剂。如特布他林（喘康速）、妥布特罗（息克平）片剂，适用于治疗日间哮喘；③长效制剂。福莫特罗、沙美特罗气雾剂，用于防治夜间哮喘。

（二）抗胆碱药　包括甲硝基阿托品、溴化氧托品和溴化异丙托品等。其中溴化异丙托品气雾剂作用较强而不良反应较小。该类药物适用于夜间咳嗽及痰多的患者。抗胆碱能药物与β受体激动剂联合使用具有协同效应。

（三）茶碱（黄嘌呤）类药物　氨茶碱、二羟丙茶碱（喘定）、胆茶碱、缓释茶碱制剂等。氨茶碱血药浓度个体差异大，监测血清或唾液中茶碱浓度，可以及时调整茶碱的用量。

（四）糖皮质激素　吸入激素有二丙酸培氯米松（必可酮）、丁地去炎松（布地缩松）、弗尼缩松等。长期用药，局部不良反应有声音嘶哑和咽部念珠菌感染，吸药后用清水漱口可减轻此类反应。口服药有强的松龙、强的松等。

（五）非激素类抗炎剂　主要是色甘酸二钠和奈多罗米钠等肥大细胞膜稳定剂。

（六）其他药物　钙离子拮抗剂（地尔硫卓、维拉帕米等）、酮替芬、白三烯受体拮抗剂（扎鲁司特、孟鲁司特）、血栓烷 A_2 受体拮抗剂等。

二、危重哮喘处理

1. 氧疗，尽快纠正低氧血症。
2. 维持水、电解质、酸碱平衡。
3. 应用激素，采用短程大剂量的原则，迅速静注、静滴，病情好转后改为口服。
4. 对无高血压或心脏病的重症患者，可皮下注射肾上腺素。舒喘灵静脉滴注后可吸入 β_2 受体激动剂。
5. 茶碱类药物应在静注负荷量后静滴维持。
6. 及时使用有效的抗生素。
7. 病人全身情况进行性恶化，$PaO_2 < 60mmHg$，$PaCO_2 > 50mmHg$，应考虑作气管插管或气管切开。

三、缓解期治疗

增强体质，注射哮喘菌苗和脱敏疗法，可使用吸入性糖皮质激素等药物以减少复发。

第五节　阻塞性肺气肿与慢性肺源性心脏病

阻塞性肺气肿

肺气肿是指终末细支气管远端部分（包括呼吸性细支气管、肺泡管、肺泡囊和肺泡）的气道弹性减退、持久性过度膨胀、充气和肺容积增大或同时伴有气道壁破坏的病理状态。

【病因病理】

一、病因及发病机制

肺气肿的病因尚未完全阐明，一般认为是由多种因素协同作用形成的，多继发于支气管及肺的慢性病变。

1. 由于支气管的慢性炎症使管腔狭窄，形成不完全阻塞，吸气时气体易进入肺泡，呼气时因胸膜腔内压增加使气管闭塞。残留肺泡的气体过多，导致肺泡充气过度。

2. 由于慢性炎症破坏小支气管壁软骨，失去支气管正常的支架作用，吸气时支气管舒张，气体尚能进入肺泡，但呼气时支气管过度缩小、陷闭，阻碍气体排出，大量气体积聚于肺泡内，使肺泡内压不断增高，明显膨胀。

3. 肺部慢性炎症使白细胞和巨噬细胞释放的蛋白分解酶增加，使抗蛋白酶失活，损害肺组织和肺泡壁，致多个肺泡融合成肺大泡或气肿。

4. 肺泡壁血液供应减少、弹性减弱，肺组织营养障碍，促使膨胀的肺泡破裂，因肺泡壁的毛细血管受压更易促成肺气肿发生。

二、病理

肺脏过度膨胀，失去弹性，剖胸时气肿部分不能回缩，外观呈灰白或苍白，表面可见多个大小不一的大泡。镜检见肺泡壁很薄、胀大、破裂或形成大泡，血液供应减少，弹力纤维网破坏。细支气管壁有很多炎症细胞浸润，管壁黏液腺及杯状细胞增生、肥大、纤毛上皮破损、纤毛减少。有的管腔纤细狭窄或扭曲扩张，管腔内有痰液存留。细支气管周围血管内膜可增厚或管腔闭塞。

【临床表现】

一、症状

慢性支气管炎并发肺气肿时，在原有咳嗽、咯痰等症状的基础上出现逐渐加重的呼吸困难。最初仅在劳动、上楼、登山、爬坡时有气促，病变逐渐发展至走路、说话、穿衣，甚至静息时也气促。慢性支气管炎急性发作时，支气管分泌物增多，进一步加重通气功能障碍，使胸闷、气急加剧。严重时可出现呼吸衰竭症状，如头痛、嗜睡、紫绀、神志恍惚等。

二、体征

早期体征不明显，随着病情发展，出现桶状胸，呼吸运动减弱，触诊语颤减弱或消失，叩诊呈过清音，心浊音界缩小或不易叩出，肺下界和肝浊音界下移，听诊心音遥远，呼吸音减弱，呼气相延长。并发感染时，肺部可闻及湿啰音。若剑突下见心脏搏动及心音较心尖部位明显增强时，提示并发早期肺源性心脏病。

【实验室及其他检查】

一、X 线检查

早期 X 线检查无明显征象，中、后期可见两肺野透亮度增加或局限性透亮度增高；胸廓扩张，肋间隙增宽，肋骨平行，活动减弱，膈肌位置下降且变平；侧位片前后径增大，表现为局限性肺气肿或肺大泡。肺血管纹理外带纤细、稀疏和变直；而内带的血管纹理可增粗和紊乱。心脏常呈垂直位，心影垂直狭长。

二、心电图检查

一般无异常，有时可呈低电压。

三、血液气体分析

如出现明显缺氧及二氧化碳潴留时，则 PaO_2 降低，$PaCO_2$ 升高，并可出现失代偿性呼吸性酸中毒，pH 值降低。

四、血液和痰液检查

一般无异常，继发感染时似慢性支气管炎急性发作表现。

五、呼吸功能检查

慢性支气管炎并发肺气肿时，呼吸功能既有通气功能障碍，如第一秒用力呼气量占用力肺活量比值 <60%，最大通气量低于预计值的 80%，还有残气容积增加，残气容积占肺总量的百分比增加，超过 40% 说明过度充气，对诊断阻塞性肺气肿有重要意义。

【诊断与鉴别诊断】

一、诊断依据

根据病史、症状、体征及实验室检查即可确诊。

二、鉴别诊断

肺气肿当与慢性支气管炎、支气管哮喘相鉴别。慢性支气管炎、支气管哮喘虽然发展到后期都可并发肺气肿，但三者既有联系又有区别，不可等同。慢性支气管炎早期病变主要局限于支气管，虽有阻塞性通气功能障碍但程度轻，且弥散功能多正常；支气管哮喘发作期表现为阻塞性通气功能障碍和肺通气过度，气体分布严重不均，但上述变化可逆性较大。慢性支气管炎及支气管哮喘发作期对支气管扩张剂反应均敏感，而单纯肺气肿则不敏感。

【治疗】

阻塞性肺气肿为不可逆性改变，其治疗主要在于功能锻炼和合并症的治疗。

一、呼吸肌功能锻炼

作腹式呼吸、缩唇深慢呼吸，以加强呼吸肌活动，增加膈肌的活动能力。

二、家庭氧疗

每天给氧12~15小时，若能达到每天24小时的持续氧疗，效果更好。

三、舒张支气管药物

如氨茶碱，β_2受体激动剂。如有过敏因素存在，可适当选用糖皮质激素。

四、抗生素治疗

根据病原菌或经验应用有效抗生素，如青霉素、庆大霉素、环丙沙星、头孢菌素等。

五、物理治疗

包括气功、太极拳、呼吸操、定量行走或登梯训练。

慢性肺源性心脏病

慢性肺源性心脏病是由胸廓、肺和肺动脉血管的慢性病变引起的肺循环阻力增高，肺动脉高压，进而使右心室肥厚、扩张，甚至发生右心衰竭的心脏病。

【病因病理】

一、病因

（一）支气管、肺疾病　以慢性支气管炎并发阻塞性肺气肿最为多见，约占80%~90%，其次为支气管哮喘、支气管扩张、重症肺结核、尘肺、慢性弥漫性肺间质纤维化、结节病、过敏性肺泡炎、嗜酸性肉芽肿等。

（二）胸廓运动障碍性疾病　较少见。严重的脊椎后凸、侧凸、脊柱结核、强直性脊柱炎、胸廓广泛粘连及胸廓形成术后造成的严重胸廓或脊柱畸形；神经肌肉疾病（脊髓灰质炎、肌营养不良）等也可造成通气障碍、缺氧、肺动脉压力增高，发展成肺心病。

（三）肺血管疾病　少见。原发性肺动脉高压、结节性肺动脉炎、多发性肺小动脉栓塞（如恶性肿瘤及其他栓子等），偶见于肺动脉及肺静脉受压，如纵隔肿瘤、动脉瘤等。

二、发病机制

引起右心室肥厚、扩大的因素很多，但先决条件是肺的功能和结构的变化，反复发生的气道感染和低氧血症，导致一系列体液因子和肺血管的变化，使肺血管阻力增加，肺动脉高压形成；血容量增多和血液黏稠度增加；心脏病变和心力衰竭。

三、病理

慢性支气管炎患者，支气管纤毛上皮损伤、破坏，黏膜下层黏液腺增生肥大，分泌亢进，支气管壁增厚，肺泡间隔断裂，肺泡腔融合，形成肺气肿；慢性缺氧时，肺动脉壁的上皮细胞、平滑肌细胞、合成纤维细胞均可增生和肥厚；肺心病时右心室扩张、肥厚，右心房也增大，部分病例伴左心室肥厚。肺动脉瓣环的周径超过主动脉瓣环，右室、右房心肌肥厚、间质充血、水肿、纤维化、肌肉萎缩及小灶性疤痕形成。

【临床表现】

本病发展缓慢，临床除原有肺、胸疾病的各种症状和体征外，早期心肺功能处于代偿期，至晚期则出现心肺功能不全的表现及诸多并发症。

一、肺心功能代偿期（包括缓解期）

此期主要是慢性阻塞性肺病的表现。慢性咳嗽、咳痰、气急，活动后可感心悸、呼吸困难、乏力和劳动耐力下降。体检可有明显肺气肿征，听诊多有呼吸音减弱，偶有干、湿性啰音，下肢轻微浮肿，下午明显，次晨消失。心浊音界不易叩出，心音遥远，但肺动脉瓣区可有第二心音亢进，三尖瓣区出现收缩期杂音或剑突下心脏搏动。部分病例可见颈静脉充盈，肝上界及下缘明显下移。

二、肺心功能失代偿期（包括急性加重期）

主要表现为呼吸衰竭和右心衰竭，一般先有呼吸衰竭，而后出现右心衰竭。

【实验室及其他检查】

一、X线检查

可显示原发肺、胸疾病的病变，急性感染期可显示肺部感染征象。

二、心电图检查

慢性肺心病心电图主要表现有右心室肥厚的改变。

三、超声心动图检查

超声心动图显示：右心室流出道内径≥30mm；右心室内径≥20mm；右心室前壁的厚度≥5mm；左/右心室内径 <2；右肺动脉内径≥18mm，或肺动脉干≥20mm 及右心房肥厚等。

四、血气分析

慢性肺心功能代偿期可出现低氧血症或合并高碳酸血症。当 $PaO_2<60mmHg$、$PaCO_2>50mmHg$ 则表示有呼吸衰竭。

五、心导管检查

右心导管检查是测量肺动脉压力和右心室压力变化的直接、有效手段，可作肺心病早期诊断。但心导管检测是有创伤的，不宜作为常规检查。

【诊断与鉴别诊断】

一、诊断依据

患者具有明确的肺、胸疾病或肺血管病变的基础（如慢性支气管炎、肺气肿、肺结核等）；出现肺动脉高压、右心室肥厚、扩大或伴有右心功能不全的临床表现（如颈静脉怒张、肝肿大压痛、肝颈静脉回流征、下肢浮肿等）；结合上述心电图、X 线、超声心动图、血气分析等检查，综合分析并除外其他引起右心室肥大、右心衰竭的心脏病，诊断即可成立。

二、鉴别诊断

（一）冠状动脉粥样硬化性心脏病 肺心病与冠心病均多见于老年人，有许多相似之处，而且常有两病共存。冠心病有典型的心绞痛、心肌梗塞病史及心电图表现，若有左心功能衰竭的发作史、高血压病、高脂血症、糖尿病史更有助鉴别。体检、X 线及心电图检查呈左心室肥厚为主的征象，可资鉴别。肺心病合并冠心病时鉴别有较多的困难，应详细询问病史，体格检查和有关的心、肺功能检查加以鉴别。

（二）风湿性心瓣膜病 风湿性心脏病三尖瓣疾患应与肺心病的功能性三尖瓣关闭不全相鉴别。可根据风心病多见于年轻人，常有风湿性关节炎和心肌炎病史，心衰时杂音减弱，心衰缓解后增强，其他瓣膜如二尖瓣、主动脉瓣常有病变，心电图、X 线、超声心动图有特殊改变等，二者不难鉴别。

【治疗】

本病急性期宜采用中西医结合治疗，中、西医各具优势，可取长补短，增加疗效。缓解期采用中医扶正固本、化痰祛瘀等疗法以减少发作，缓解病情发展，降低病死率。

一、急性期治疗

1. 控制呼吸道感染　抗生素治疗应根据病原菌培养及药敏结果，结合病情合理运用。可给予青霉素 G，联合氨基糖甙类、头孢噻吩类等；针对病原菌及时给予有效、足量抗生素治疗，目前多主张联合用药。

2. 改善呼吸功能，纠正呼吸衰竭　持续低流量给氧，提高动脉血氧饱和度到85%～90%以上；解痉平喘可用氨茶碱、沙丁胺醇气雾剂（舒喘灵）；消除痰液，保持呼吸道通畅；在保持呼吸道通畅前提下，予以呼吸兴奋剂；必要时可行气管插管、气管切开和应用人工呼吸器等综合治疗。

3. 控制心力衰竭　可适当选用利尿、强心、扩血管药物。如利尿剂有速尿、利尿酸钠等；强心剂有毒毛旋花子甙K、西地兰；血管扩张剂如酚妥拉明、硝普钠、血管紧张素转换酶抑制剂等。

4. 抗凝治疗　目的在于降低血液黏滞度，减低肺血管阻力。应遵循早期、短程、小量原则，常用肝素。

5. 控制心律失常　主要针对病因治疗，如控制感染，纠正缺氧，纠正酸碱及电解质失衡等。

6. 肾上腺皮质激素应用　在急性期，肾上腺皮质激素的应用对改善肺功能的疗效是肯定的，常用的有地塞米松；处于稳定期的患者肾上腺皮质激素的疗效不肯定。

二、缓解期治疗

肺心病缓解期治疗目的在于减少急性发作，延缓病情发展。

第六节　支气管扩张

支气管扩张指支气管及其周围肺组织的慢性炎症损坏管壁，以致近端支气管变形和管腔扩张，临床表现为慢性咳嗽伴大量脓痰和（或）反复咯血。

【病因病理】

一、病因

支气管－肺的感染和支气管阻塞是最基本的原因，两者互相影响，促使支气管扩张的发生和发展。先天性发育缺损及遗传因素引起的支气管扩张较少见。

二、发病机制

支气管细菌感染损伤支气管壁，可见支气管近端的扩张。肿瘤、异物吸入，或因支气管外肿大淋巴结压迫引起支气管阻塞，可以导致远端支气管－肺组织感染。支气管阻塞致肺不张，致使支气管扩张；支气管先天性发育障碍，如巨大气管－支气管症，可能系先天性结缔组织异常、管壁薄弱所致的扩张；与遗传因素有关的肺囊性纤维化可引起阻塞、肺不张和继发感染，诱发支气管扩张。

三、病理

支气管扩张的早期病理变化为支气管黏膜柱状上皮细胞呈急、慢性炎性变化，并常有溃疡形成，常伴有支气管周围炎及微小脓肿形成，从而依次损坏管壁的弹力纤维、平滑肌和软骨，这些破坏的组织均被纤维组织替代，使管壁弹性减弱而形成扩张。支气管管壁内的纤毛柱状上皮细胞发生鳞状上皮化生和萎缩，使支气管黏膜失去了黏液纤毛系统的清洁和防御功能。伴随支气管的扩张，支气管动脉可以发生栓塞、肥厚、扩张、脆弱和扭曲，并常常与肺动脉的终末支发生吻合，形成动静脉瘘，由于血管受到感染的浸润，周围又缺乏支持，当咳嗽时，所受压力增加，而易破裂，引起反复咯血。

【临床表现】

临床呈慢性经过，可有麻疹、百日咳、流感、吸入异物、慢性鼻炎及鼻旁窦炎等病史。并发呼吸道急性感染时有高热、胸痛、咳嗽加剧、消瘦、贫血等全身中毒症状。痰液收集于玻璃瓶中观察，可发现有四层的特征，上层为泡沫，下悬脓性成分，中为混浊黏液，底层为坏死组织沉淀物。咯血是支气管扩张的另一典型表现。部分病人咳嗽、咯痰不明显，主要为反复咯血，临床称“干性支气管扩张”。轻症病人可无异常体征，典型者可于病变局部闻及持续存在的湿啰音，长期反复感染者可出现杵状指（趾）及肺气肿征。

【实验室及其他检查】

一、X线胸片

轻症多无异常改变，重症可见病变区肺纹理增多、增粗、排列紊乱，有时可见支气管呈柱状增粗或“轨道征”，典型呈蜂窝状或卷发状阴影，其间夹有液平面的囊区。

二、支气管碘油造影

可确诊支气管扩张，且可明确病变的部位、性质和范围。为选择手术切除提供重要资料。目前仅在外科手术前采用。

三、胸部超薄CT扫描

对支气管扩张的诊断是一项非常敏感的检查方法，亦可明确病变范围，基本可以取代支气管造影。

四、痰细菌学培养

可查到致病菌，药敏试验对临床选择用药可提供帮助。对抗生素的合理应用具有指导意义。

五、纤维支气管镜

可发现支气管阻塞原因及出血部位，对病因诊断及疾病定位诊断有帮助。

【诊断与鉴别诊断】

一、诊断依据

1. 多有幼年患肺炎、百日咳等肺部严重感染病史。
2. 慢性反复发作，病程长，主要症状是咳嗽、咳脓痰和咯血。
3. 病变局部可听到持续存在的湿啰音。
4. 肺部胸片、支气管造影、CT或纤维支气管镜检查有相应病理改变的阳性发现。

二、鉴别诊断

（一）慢性支气管炎 慢性支气管炎多发生于春冬季节，咳嗽、咯痰症状明显，痰为白色黏液泡沫状，发病年龄多为中老年人，晚期患者往往伴有支气管扩张。

（二）肺结核 早期肺结核患者咳嗽轻，咯痰不多，伴有空洞者的痰液常呈黏液样或脓性，痰检查多能检出结核菌。全身症状有乏力、消瘦、潮热、盗汗等。

（三）肺脓疡 起病急，有畏寒、高热、咳嗽、咯大量黄或黄绿色脓痰的临床表现。通过实验室及其他检查可资鉴别。

【治疗】

支气管扩张的治疗主要是防治呼吸道的反复感染，其关键在于保持呼吸道引流通畅和有效的抗菌药物的治疗。

一、保持呼吸道通畅

祛痰剂可服氯化铵、溴己新。

二、控制感染

支气管扩张急性感染时，常选用阿莫西林、环丙沙星；或口服头孢类抗生素。或用青霉素类、头孢菌素类、大环内酯类、喹诺酮类、磺胺类、林可霉素类静脉滴注。

三、对症治疗

（一）咯血的处理 ①小量咯血时安静休息、情绪稳定，一般不需特殊处理；②大量咯血时取患侧卧位，解除患者的焦虑和恐惧心理，并适当选用口服镇静药如地西泮（安定）等，可选用垂体后叶素以止血。

（二）大咯血窒息的抢救 ①体位引流。将床脚抬高30°，呈头低脚高位，头偏向一侧，迅速清除口、咽部血块，轻轻拍击胸背部，以利于堵塞的血块咯出；②清除血液（块）。刺激咽喉部，使患者用力咯出堵塞于气管内的血液（块），或用导管经鼻腔插至咽喉部，迅速用吸引器吸出血液（块），必要时可在直接喉镜下用硬质气管镜直接插管，通过吸引和冲洗，以迅速恢复呼吸道通畅，如作局部治疗需较长时间，应用气管切开；③高浓度吸氧。吸入氧浓度为40%～60%或高频喷射通气给氧；④应用呼吸中枢兴奋剂；⑤窒息解除后的相应治疗。包括纠正代谢性酸中毒、控制休克、补充血容量、治疗肺不张及呼吸道感染、处理肺水肿和肾功能衰竭等。

四、手术治疗

反复呼吸道急性感染或（和）大咯血患者，其病变范围不超过二叶肺，尤以局限性病变反复大咯血，经药物治疗不易控制，年龄40岁以下，全身情况良好，可根据病变范围作肺段或肺叶切除术。若病变很少，且症状不明显，或病变较广泛累及两侧肺，又伴呼吸功能严重损害的患者，则不宜手术治疗。

第七节　慢性呼吸衰竭

呼吸衰竭是指各种原因引起的肺通气和（或）换气功能严重障碍，以致静息状态下不能维持足够的气体交换，出现缺氧伴有（或不伴有）二氧化碳潴留，因而引起一系列生理功能和代谢紊乱的临床综合征。

【病因病理】

一、病因

慢性呼吸衰竭最常见的病因是支气管－肺疾病，如慢性阻塞性肺病、重症肺结核、广泛肺间质纤维化、尘肺等。其次为胸廓胸膜病变，如胸部手术、外伤、广泛胸膜增厚和胸廓畸形等。此外，神经肌肉疾病，如各种原因导致呼吸中枢抑制、重症肌无力等亦可导致慢性呼吸衰竭。

二、发病机制

（一）肺通气不足 慢性阻塞性肺病，气道部分狭窄引起肺泡通气不足；严重胸膜、胸廓疾病、肺间质纤维化及神经肌肉疾病等因素引起肺－胸廓顺应性降低，亦使肺泡通气不足。

（二）弥散障碍 广泛肺实质病变、严重肺气肿、肺不张等使弥散面积减少，以及肺间质纤维化、肺水肿等，使弥散膜增厚均可引起弥散障碍。由于CO_2弥散能力为O_2的20倍，故弥散功能障碍时，以缺氧为主。

（三）通气/血流（V/Q）比例失调　慢性阻塞性肺病时，由于肺泡壁毛细血管床面积减少，血流灌注不足，出现 V/Q 比例上升，无效腔通气增加而导致缺氧，多无 CO_2 潴留。

（四）氧耗量增加　呼吸道肺感染时，寒战、高热、呼吸困难均可增加耗氧量，从而使肺泡氧分压降低。

（五）肺动－静脉分流　由于肺泡萎陷、肺不张、肺水肿、严重肺炎等，肺泡丧失通气但血流仍存在，使静脉血未进行气体交换直接流入肺静脉造成缺氧。

三、病理

主要病理特征是缺 O_2 和 CO_2 潴留体内对机体各系统的影响。早期缺 O_2 和 CO_2 潴留均可扩张脑血管，减少脑循环阻力，增加血流量，从而进行代偿。严重缺 O_2 和 CO_2 潴留时，脑血管通透性增加，导致脑间质与脑细胞水肿，颅内压增高，压迫脑组织与脑血管，减少脑血流，加重脑缺 O_2 而形成恶性循环；缺 O_2 和 CO_2 潴留可刺激心脏，代偿性心率增快、心排血量增加、血压升高。严重缺 O_2 抑制心肌，使心排血量减少，血压下降，心率减慢，甚至诱发室颤与心跳骤停。长期慢性缺 O_2 可导致心肌纤维化、心肌硬化；缺 O_2 通过颈动脉窦和主动脉体化学感受器的刺激反射性刺激通气，导致呼吸中枢的反应性减退；缺 O_2 直接或间接损害肝细胞，导致可逆性肝功能障碍，随着缺 O_2 改善可恢复正常，严重缺 O_2 时可发生肝细胞坏死。

【临床表现】

慢性呼吸衰竭的临床表现除原发病表现外，主要为缺 O_2 和 CO_2 潴留引起的呼吸困难和多器官功能紊乱的表现。

多数患者有明显呼吸困难，表现为呼气性呼吸困难，呼吸浅速，可出现点头或提肩呼吸。并发 CO_2 麻醉时，则出现浅慢呼吸或潮式呼吸。急性缺 O_2 可出现精神错乱、烦躁不安、抽搐、昏迷等症状；慢性缺 O_2 表现为注意力不集中，智力减退及定向功能障碍。CO_2 潴留表现为先兴奋后抑制的现象。早期出现失眠、烦躁、睡眠颠倒等表现，晚期表现为神志淡漠、昏睡甚至昏迷。CO_2 潴留可使皮肤血管扩张，出现肢端温暖红润；多数患者可出现血压升高、头痛等。轻度缺 O_2 可出现心率加快，血压升高，严重缺 O_2 时导致心肌损害，出现心率减慢、血压下降、心律失常，甚至休克。

【实验室及其他检查】

一、动脉血气分析

$PaO_2 < 60mmHg$ 或（和）$PaCO_2 > 50mmHg$；动脉血氧饱和度（SaO_2）降低；血液 pH 值升高或降低；剩余碱（BE）负值增大为代谢性酸中毒，正值增大为代谢性碱中毒。

二、二氧化碳结合力（CO_2-CP）

指血液中 HCO_3^- 和 H_2CO_3 中 CO_2 含量的总和，正常值为 22～29mmol/L（平均 25），受呼吸和代谢双重因素影响，降低为代谢性酸中毒或代偿后的呼吸性碱中毒，升高为代谢性碱中毒或代偿后的呼吸性酸中毒。

三、影像学检查

有原发病（慢性阻塞性肺病、肺心病）表现、胸腔积液等。

【诊断与鉴别诊断】

一、诊断依据

1. 有呼吸系统慢性疾病和其他导致呼吸功能障碍的病史。
2. 有缺 O_2 和 CO_2 潴留的临床表现。
3. 实验室检查（主要为动脉血气分析），Ⅰ型：缺 O_2 而无 CO_2 潴留（$PaO_2<60mmHg$，$PaCO_2$ 降低或正常）。Ⅱ型：缺 O_2 伴 CO_2 潴留（$PaO_2<60mmHg$，$PaCO_2>50mmHg$）。
4. 排除心内解剖分流和原发性心排血降低等因素，即可诊断为慢性呼吸衰竭。

二、鉴别诊断

出现神志障碍时应与肝性脑病、流脑、乙脑等疾病相鉴别。

【治疗】

治疗原则是氧疗、保持呼吸道通畅、纠正缺氧与高碳酸血症、抗感染、及时防治并发症等。氧疗是纠正缺氧的针对性措施；鼓励患者咳嗽、排痰，清除呼吸道分泌物；增加通气量，减少 CO_2 潴留，使用呼吸兴奋剂，常用尼可刹米、阿米三嗪；机械通气：严重呼吸衰竭患者宜尽早建立人工气道；纠正酸碱失衡和电解质紊乱；根据痰菌培养和药物敏感试验的结果，选择有效的药物控制呼吸道感染。常选用广谱高效的抗菌药物如三代头孢、喹诺酮类、哌拉西林等。

第八节　肺结核

肺结核是由结核分枝杆菌引起的肺部慢性传染病，占各器官结核病总数的 80%～90%。

【病因病理】

一、病因

感染结核分枝杆菌是致病的直接原因。结核分枝杆菌，简称结核杆菌，镜检为细长稍弯而两端圆形的杆菌，为专性需氧菌，涂片染色呈抗酸性，故又称作抗酸杆菌，分为人型、牛型及鼠型等种类，肺结核多由人型结核菌引起，牛型菌多引起肠道结核病。传染源主要为排菌的肺结核患者咳出的带菌飞沫及未经消毒的牛奶。

二、发病机制

免疫与变态反应。人体对结核杆菌的自然（先天）免疫力是非特异性的。人体感染结核菌后，可被免疫防御机制所杀灭而不发病。一旦人体免疫力减弱，就容易受感染而发病，或原已稳定的病灶重新活动。结核病的免疫主要是细胞免疫，表现为T淋巴细胞的致敏和吞噬细胞作用的增强。巨噬细胞将侵入的细菌吞噬、消化，并致敏T淋巴细胞，当致敏的T淋巴细胞再次接触细菌，便释放多种淋巴因子，使巨噬细胞聚集在细菌周围，激活并增强其吞噬、杀菌功能，在其吞噬并杀灭细菌后，转化成为类上皮细胞和郎汉斯巨细胞，最后形成结核结节，使病变局限化。

三、病理

表现为充血、水肿、白细胞浸润和纤维蛋白渗出等，病灶中结核菌数量较多，常出现在结核炎症的早期，病灶恶化或浆膜结核。若免疫力强，病灶可完全吸收或演变为增生型病变；增生型病变发生在菌量较少而致敏T淋巴细胞数量多的情况下，形成结核病特征性病变——结核结节，其中央为巨噬细胞衍生而来的郎汉斯巨细胞，周围由类上皮细胞、淋巴细胞、浆细胞和纤维细胞组成。结节可融合，或表现为结核性肉芽肿。病灶中结核菌很少，干酪样坏死（变质型）多发生在变态反应较强的患者。由于结核菌数量过多和毒力较强，在渗出或增殖性病变的基础上，发生组织凝固性坏死，坏死物呈浅黄色块状物，类脂质含量多，类似干酪，故名干酪样坏死，坏死物中常有大量的结核菌。

【临床表现】

全身中毒症状表现为长期低热，多见于午后，可伴乏力、盗汗、食欲减退、体重减轻、面颊潮红、妇女月经失调等。当肺部病灶急剧进展播散时，可有高热，多呈稽留热或弛张热。有咳嗽、咳痰、咯血、胸痛、呼吸困难等症状。

早期病灶小，多无异常体征。若病变范围较大，叩诊呈浊音，听诊可闻及支气管呼吸音和细湿啰音。因肺结核好发于上叶尖后段和下叶背段，故锁骨上下、肩胛间区闻及湿啰音对诊断有极大帮助。巨大空洞可出现带金属调空瓮音。

【实验室及其他检查】

一、结核杆菌检查

此检查是确诊肺结核最特异性的方法。涂片抗酸染色镜检快捷、简便，直接厚涂片阳性率优于薄涂片。有条件时涂片与培养均应进行。但培养法费时较长，一般为2~6周。

二、影像学检查

胸部X线检查是早期诊断肺结核的主要方法，常见X线表现有渗出性病灶表现为云雾状或片絮状，密度较淡，边缘模糊；干酪性病灶表现为密度较高，浓淡不一，边缘清晰；空洞病灶表现为环形边界的透光区，纤维化、钙化；硬节病灶表现为斑点、条索、结节状，密度较高，边缘清晰。胸部CT有助于发现微小或隐蔽区病变及孤立性结节的鉴别诊断。

三、结核菌素试验（OT试验）

此试验是诊断有无结核感染的指标。

四、其他检查

急性粟粒型肺结核可有白细胞总数减低或类白血病反应。活动性肺结核可出现红细胞沉降率增快，但对诊断无特异性。纤维支气管镜检查仅用于支气管内膜结核的诊断或需要排除其他肺部疾病。

【诊断与鉴别诊断】

一、诊断依据

根据临床表现、X线检查及痰结核菌检查等不难对肺结核做出诊断。我国现用肺结核分类通常分为5型：Ⅰ型（原发型肺结核）、Ⅱ型（血行播散型肺结核）、Ⅲ型（浸润型肺结核）、Ⅳ型（慢性纤维空洞型肺结核）、Ⅴ型（结核性胸膜炎）；病变范围及空洞部位按右、左侧，上、中、下肺野记述。

二、鉴别诊断

（一）肺癌 多见于40岁以上患者，可有长期吸烟史，常无毒性症状，而有刺激性咳嗽、胸痛、痰中带血、进行性消瘦。X线可有特征性改变。脱落细胞检查、纤维支气管镜检查以及活组织检查有助于鉴别诊断。

（二）肺炎 肺部非细菌性（支原体、病毒、过敏）肺炎常显示斑片影与早期浸润性肺结核的表现相似，而细菌性肺炎出现大叶性病变时可与结核性干酪肺炎相混淆，都需鉴别。肺炎球菌肺炎起病急，寒战、高热、咳铁锈色痰、有口唇疱疹，X线可见某一肺段或肺叶密度均匀一致阴影，白细胞及中性粒细胞增多，痰涂片检查为肺炎链球菌，抗生素治疗恢复快，病程短。

【治疗】

可采用西医治疗或中医辨证论治，亦可中西医结合治疗。合理治疗是治疗肺结核、控制和消灭传染源的关键。适当休息、增强营养亦是辅助治疗的措施。

一、化学药物治疗（简称化疗）

（一）化疗原则 治疗原则是早期、联合、适量、规律和全程使用敏感药物，其中以联合和规律用药最为重要，同时应参考全身状况，初治或复治，痰结核菌及有无并发症等制定相应的治疗原则。在执行中不能随意更改药物及缩短疗程。

（二）抗结核药物 目前公认的抗结核药物有异烟肼、利福平、链霉素、吡嗪酰胺等一线杀菌剂和乙胺丁醇、对氨基水杨酸钠、氨硫脲、卷曲霉素、卡那霉素、丙硫异烟胺等二线抑菌剂。近年来临床应用的抗结核新药主要有利福霉素类如利福喷丁、利福布丁与喹诺酮类如氧氟沙星、左旋氧氟沙星和环丙沙星等。

（三）化疗方法 采用标准化疗和短程化疗；间歇用药与强化和巩固两阶段用药。

（四）化疗方案 初治和复治采用不同方案。

二、大咯血的紧急处理（见支气管扩张）

三、手术治疗

适用于一些组织被严重破坏，经长期内科治疗未能促使其恢复的病灶可做肺叶或全肺切除。

第九节　原发性肺癌

原发性肺癌是最常见的肺部原发性恶性肿瘤，绝大多数肺癌起源于支气管黏膜上皮，故亦称原发性支气管肺癌。

【病因病理】

一、病因

（一）吸烟 肺癌的发生与吸烟特别是吸纸烟关系极为密切。

（二）大气污染 由于工业和交通发达地区，石油、煤和内燃机等燃烧后和沥青公路尘埃产生的含有苯并芘致癌烃等有害物质污染大气有关。

（三）职业因素 目前已公认长期接触铀、镭等放射性物质及其衍化物，均可诱发肺癌。

（四）饮食 一些研究已表明，较少食用含β胡萝卜素的蔬菜和水果，可使肺癌发生的危险性升高。

（五）遗传因素 在非吸烟人群中，有肺癌家族史者与无肺癌家族史者比较，发生肺癌的危险性高2~3倍，提示遗传因素也起一定作用。

此外，病毒和真菌感染，土壤中硒和锌含量的降低也可能与肺癌的发生有关。

二、病理

（一）鳞癌 鳞癌大多起源于较大的支气管，常为中央型肺癌。首先引致纤毛丧失和基底细胞鳞状化生。这种癌前期不典型增生病变可持续多年，然后演变成为原位癌，再侵袭支气管壁其他组织。

（二）腺癌 腺癌大多起源于较小的支气管黏膜分泌黏液的上皮细胞，癌肿生长较缓慢，但有的病例较早即发生血道转移，常在出现脑转移症状后才发现肺部原发癌肿。分化程度较好的腺癌主要由腺体结构组成，具有腺腔或分泌黏膜，有时呈乳头状结构。分化程度低的腺癌可无腺腔结构，癌细胞集聚，呈片状或条索状。腺癌细胞一般较大，胞浆丰富，含有分泌颗粒或黏液泡，胞核较大，癌细胞表面可见到丰富的微绒毛。

（三）小细胞肺癌 小细胞癌分化程度低，生长快，较早出现淋巴道转移和侵入血管经血道广泛转移到身体远处器官组织，因此在各类肺癌中，小细胞癌的预后最差。小细胞癌的细胞形态与小淋巴细胞相似，大小一致，密集成片，常有坏死灶。

（四）大细胞肺癌 此型肺癌不多见，约半数起源于较大支气管，癌肿体积较大。镜检癌细胞大，但大小不一，呈多边形、圆形或梭形，胞浆丰富，胞核大，常见分裂相，不具有腺癌或鳞癌细胞的特征。癌细胞排列不规则，呈片状或条索状。恶性度高，经淋巴道或血道转移发生较早，有时在发现脑转移后才被发现，预后差。

【临床表现】

肺癌的临床表现与其部位、大小、类型、发展阶段、有无并发症或转移有密切关系。有5%～15%的患者发现肺癌时无症状。主要症状包括以下几方面。

一、由原发肿瘤引起的症状

有咳嗽、咯血、喘鸣、胸闷、气急、体重下降、发热等症状。

二、肿瘤局部扩展引起的症状

有胸痛、呼吸困难、吞咽困难、声音嘶哑、上腔静脉阻塞综合征、霍纳综合征等。

三、由癌肿远处转移引起的症状

可发生头痛、呕吐、眩晕、复视、共济失调、脑神经麻痹、一侧肢体无力甚至半身不遂等神经系统症状；可有肋骨、脊椎骨、骨盆局部疼痛和压痛；可有厌食、肝区疼痛、肝肿大、黄疸和腹水等。

四、癌肿作用于其他系统引起的肺外表现

肥大性肺性骨关节病；分泌促性激素引起男性乳房发育；分泌促肾上腺皮质激素样物，可引起库欣综合征；高血钙症等。

【实验室及其他检查】

一、胸部 X 线检查

可通过透视，正、侧位胸部 X 线摄片，发现块影或可疑肿块阴影。

二、电子计算机体层扫描（CT）

CT 的优点在于能发现普通 X 线检查不能显示的解剖结构，特别对于位于心脏后、脊柱旁沟和在肺尖、近膈面下及肋骨头部位肺癌的诊断极有帮助。CT 还可以辨认有无肺门和纵隔淋巴结肿大。CT 对转移癌的发现率比普通断层高。

三、磁共振（MRI）

MRI 在肺癌的诊断价值基本与 CT 相似 。

四、痰脱落细胞检查

痰细胞学检查的阳性率一般在 70% ~80% 左右。

五、纤维支气管镜检查

对明确肿瘤存在和获取组织，提供组织学诊断均具有重要意义。

六、开胸手术探查

若经痰细胞学检查、支气管镜检查和针刺活检均未能确立细胞学诊断，则考虑开胸手术探查，但必须根据病人年龄、肺功能、手术并发症等仔细权衡利弊后决定。

七、其他检查

癌相关抗原，如癌胚抗原，神经肽类和神经元类等检查对于发现肺癌均缺乏特异性，对判断转移或复发均无肯定的应用价值。

【诊断与鉴别诊断】

一、诊断依据

肺癌的治疗效果取决于其早期明确的诊断，一般依靠详细的病史询问、体格检查和有关的辅助检查，进行综合判断，约 80% ~90% 的病人可以得到确诊。

对高发癌肿区或有高危险因素或有可疑征象的人群，宜定期进行防癌或排除癌肿的有关检查。

二、鉴别诊断

肺癌常与某些肺部疾病共存，或其影像学形态表现与某些疾病相类似，故常易误诊或漏诊，必须及时进行鉴别，以利于早期诊断，应与下列疾病鉴别。

（一）肺门淋巴结结核 肺门淋巴结结核多见于儿童或老年，多有发热等结核中毒症状，结核菌素试验多呈强阳性。

（二）肺炎 肺炎起病急骤，先有寒战、高热等毒血症状，然后出现呼吸道症状，抗菌药物治疗多有效，病灶吸收迅速而完全，而癌性阻塞性肺炎炎症吸收较缓慢，或炎症吸收后出现块状阴影，且多有中央型肺癌表现，纤维支气管镜检查、细胞学检查等有助于鉴别。

【治疗】

肺癌的治疗需根据病人的机体状况、肿瘤大小、范围和组织类型等因素采取合理的治疗方案，以期较大幅度地提高治愈率和病人的生活质量。

一、外科手术治疗

是治疗的首选疗法。手术效果比较好，平均术后5年生存率为25%～40%。

二、放射治疗

是局部消除肺癌病灶的一种手段。可分为根治性和姑息性两种，对于全身情况不佳，有严重的心、肺、肝、肾疾病和功能不全者应列为禁忌，重度阻塞性肺气肿患者，易并发放射性肺炎，应慎重应用。

三、化学药物疗法

常用的药物组合有：①环磷酰胺，阿霉素，甲氨蝶呤；②环磷酰胺，长春新碱、甲基环己亚硝脲、博莱霉素；③环磷酰胺、阿霉素、顺氯氨铂；④氟尿嘧啶、长春新碱、甲基苄肼等。抗癌药物亦可局部应用，肺癌侵及胸膜产生胸水者可在穿刺抽液后，于胸膜腔内注入丝裂霉素、5－氟尿嘧啶或氮芥。

四、免疫疗法

癌肿病人常呈现免疫功能抑制，而且免疫功能愈低，预后愈差。应用免疫疗法作为治疗肺癌的一种辅助措施，可有助于机体对癌肿的抵抗能力。

第十节　自发性气胸

因肺部疾病使肺组织和脏层胸膜破裂，或者靠近肺表面的肺大泡、细小气肿泡自行破裂，肺和支气管内空气逸入胸膜腔，称为自发性气胸。

【病因病理】

一、根据病因分为特发性气胸和继发性气胸

（一）特发性气胸　常规X线检查，肺部无明显病变，但胸膜下（多在肺尖部）可有肺大泡，一旦破裂所形成的气胸称为特发性气胸，多见于瘦高体型的男性青壮年。非特异性炎症瘢痕或弹力纤维先天发育不良，可能是形成这种胸膜下肺大泡的原因。

（二）继发性气胸　继发性气胸以继发于慢性阻塞性肺病和肺结核最为常见，其次是特发性气胸。航空、潜水作业而无适当防护措施时，从高压环境突然进入低压环境，以及持续正压人工呼吸加压过高等，均可发生气胸。抬举重物等用力动作，咳嗽、喷嚏、屏气或高喊大笑等常为气胸的诱因。

二、根据脏层胸膜破裂情况及胸腔内压力变化将气胸分为三型

（一）闭合性气胸　为脏层胸膜裂口随着肺萎缩而关闭，空气停止进入胸腔，胸腔内压接近或稍高于大气压，抽气后，胸内压下降，留针1 ~2分钟压力不再升高。

（二）开放性气胸　支气管胸膜瘘持续开放，空气自由进出胸膜腔，胸内压接近大气压，抽气后压力不变。

（三）张力性气胸　裂孔呈单向活瓣作用，吸气时，空气进入胸膜腔，呼气时，空气滞积于胸膜腔内，胸内压急骤上升，抽气后胸内压下降，又迅速上升为正压。病情危重，可危及生命，必须尽快排气。

【临床表现】

一、症状

病人突感一侧胸痛、气急、憋气，可有咳嗽、但痰少，小量闭合性气胸先有气急，但数小时后逐渐平稳。病人呼吸困难程度与积气量的多寡以及原来肺内病变范围有关。张力性气胸由于胸腔内压骤然升高，肺被压缩，纵隔移位，出现严重呼吸、循环障碍，病人表情紧张、胸闷，甚至有心律失常，常挣扎坐起、烦躁不安，有紫绀、冷汗、脉快、虚脱，甚至有呼吸衰竭、意识不清。

二、体征

在原有严重哮喘或肺气肿基础上并发气胸时，气急、胸闷等症状有时不易觉察，要与原先症状仔细比较，并作胸部X线检查。体检显示气管多移向健侧，胸部有积气体征，患侧胸部隆起，呼吸运动和语颤减弱，叩诊呈过清音或鼓音，听诊呼吸音减弱或消失。右侧气胸可使肝浊音界下降。有液气胸时，则可闻及胸内振水声。血气胸如果失血过多，则可见血压下降，甚至发生失血性休克。

【实验室及其他检查】

一、X线检查

是诊断气胸的重要方法，纵隔旁出现透光带提示有纵隔气肿。气胸线以外透亮度增高，无肺纹理可见。

二、胸腔穿刺测压

有助判断气胸的类型。

三、胸腔镜检查

对慢性、反复发作的气胸，有助于弄清肺表面及胸膜病变情况。

【诊断与鉴别诊断】

一、诊断依据

1. 突发一侧胸痛，伴有呼吸困难并有气胸体征，即可作出初步诊断。
2. X线显示气胸征象是确诊依据。
3. 在无条件或病情危重不允许作X线检查时，可在患侧胸腔积气体征最明确处试穿，抽气测压，若为正压且抽出气体，说明有气胸存在，即应抽出气体以缓解症状，并观察抽气后胸腔内压力的变化以判断气胸类型。

二、鉴别诊断

（一）支气管哮喘和阻塞性肺气肿 两者均有气急和呼吸困难，体征亦与自发性气胸相似，但肺气肿呼吸困难是长期缓慢加重的，支气管哮喘病人有多年哮喘反复发作史。当哮喘和肺气肿病人呼吸困难突然加重且有胸痛，应考虑并发气胸的可能，X线检查可以作出鉴别。

（二）其他 如急性心肌梗塞，肺大泡，肺栓塞，消化性溃疡穿孔，膈疝、胸膜炎和肺癌等，有时以急性胸痛，上腹痛和气急等为首发症状者，亦应注意与自发性气胸鉴别。

【治疗】

自发性气胸治疗原则在于根据气胸的不同类型适当进行排气，以解除胸腔积气对呼吸、循环所造成的障碍，使肺尽早复张，恢复功能，同时也要治疗并发症和原发病。

一、一般治疗

应卧床休息，给予吸氧、镇痛、止咳，有感染时给予抗生素治疗。对于月经性气胸，除排气治疗外，可加用抑制卵巢功能的药物（如黄体酮），以阻止排卵。

二、排气疗法

（一）闭合性气胸　闭合性气胸积气量少于该侧胸腔容积的20%时，气体可在2～3周内自行吸收，不需抽气，但应动态观察积气量变化。积气量较多时，可每日或隔日抽气一次，每次抽气不超过1L，直至肺大部分复张，余下积气任其自行吸收。

（二）开放性气胸　积气量小且无明显呼吸困难者，在卧床休息并限制活动、或者安装水封瓶引流后，有时胸膜破口可能自行封闭而转变为闭合性气胸。单纯排气措施不能奏效者，可经胸腔镜窥察，行粘连烙断术，促使破口关闭。

（三）张力性气胸　病情急重，危及生命，必须尽快排气。可用气胸箱一面测压，一面进行排气。紧急时将消毒针头从患侧肋间隙插入胸膜腔，使高度正压胸内积气得以由此自行排出，缓解症状。为了有效地持续排气，通常安装胸腔闭式水封瓶引流。

三、手术治疗

用于保守治疗无效的能耐受手术的气胸者，可作瘘道修补、胸膜剥离或肺切除术。

第二章 循环系统疾病

第一节 急、慢性心力衰竭

心力衰竭是各种心脏疾病导致心功能不全的一种综合征，此时心脏泵血功能低下，无法满足组织代谢的需要，以至于静脉回流受阻、器官淤血及动脉系统灌注不足的一种复杂的临床综合征，简称心衰。按不同的分类方法，可分为收缩性心力衰竭和舒张性心力衰竭；左心衰，右心衰和全心衰；急性心衰和慢性心衰。

【病因病理】

一、病因

（一）基本病因 包括心肌损害和心脏负荷过度。

（二）心衰的诱因 心衰的诱因较多，常见的如感染（呼吸道感染占首位）、心律失常、肺栓塞、劳力过度、妊娠和分娩、贫血与出血、输液或输血过多过快、电解质紊乱、酸碱代谢失衡等都可以诱发心衰。

二、发病机制

（一）Frank－Starling 机制 前负荷增加反映心室舒张末期容量增多，心室作功增加，相应地心房压、静脉压也随之增高，待后者达到一定高度时即出现心力衰竭。

（二）神经内分泌的激活 心力衰竭时，肾素－血管紧张素系统和交感－肾上腺素能系统活性增高，其兴奋作用将加速心力衰竭低排状态，心排血量不能满足周围器官的需要，使肾、骨骼肌灌注不足，最终导致终末器官的衰竭。

（三）心肌损害和心肌重塑 心肌重塑是由于一系列复杂的分子和细胞机制导致的心肌结构、功能和表型的变化。临床表现为心肌重量、心室容量的增加和心室形态的改变。随着疾病的发展，心肌细胞结构进一步破坏，进而使心功能受损，心力衰竭随之发生。

上述各种因素是互相关联，互为因果的。血流动力学异常可激活神经内分泌系统、加重心肌损害；神经内分泌系统的持续激活可直接损害心肌和加剧血流动力学异常；而心肌损害、左室进行性扩大和衰竭的结果导致血流动力学紊乱的加重和神经内分泌系统的激活。

【临床表现】

根据病情发展的不同阶段及不同的病理变化，临床多表现为急性心衰和慢性心衰，其中慢性心衰又表现为左心衰、右心衰及全心衰。

一、急性心力衰竭

急性左心衰竭发病急骤，主要表现为急性肺水肿。病人突然出现严重呼吸困难、端坐呼吸、烦躁不安、面色苍白、皮肤湿冷、大汗淋漓，并频繁咳嗽，严重时咳粉红色泡沫样痰。听诊心率增快，开始肺部可无啰音，或仅有哮鸣音，继而发展为双肺满布湿啰音和哮鸣音。心尖部可听到舒张期奔马律，P_2 亢进。胸部 X 线片显示肺纹理增多、增粗或模糊，肺间质水肿所致的 Kerley B 线。双肺门有呈放射状分布的大片云雾状阴影，或呈粗大结节影、粟粒状结节影。

二、左心衰竭

（一）症状　可出现不同程度的呼吸困难，如劳力性呼吸困难、夜间阵发性呼吸困难、端坐呼吸、急性肺水肿等；夜间咳嗽，咳白色浆液性泡沫痰，重时痰中带血丝，咳粉红色泡沫样痰；多数患者体力下降、乏力和虚弱；泌尿系统早期表现为夜尿量多，逐渐出现尿少、浮肿等。

（二）体征　活动后呼吸困难，重症出现发绀、黄疸、颧部潮红、脉压减小、动脉收缩压下降、脉快。四肢末梢苍白、发冷、指趾发绀及窦性心动过速、心律失常等。心脏以左心室增大为主，可闻及舒张期奔马律（S_3 奔马律），P_2 亢进，心尖部可闻及收缩期杂音（左室扩大引起相对性二尖瓣关闭不全），心功能代偿恢复后杂音常减弱或消失，交替脉。肺底可闻及湿啰音。

三、右心衰竭

（一）症状　长期胃肠道瘀血，可引起食欲不振、腹胀、恶心、呕吐、便秘及上腹隐痛症状；肾脏淤血引起肾功能减退，白天尿少，夜尿增多；肝脏淤血肿大，则出现右上腹饱胀不适，肝区疼痛，重者可发生剧痛。

（二）体征　心脏呈全心扩大。单纯右心衰竭患者，可有右心室和（或）右心房肥大。当右心室肥厚显著时，可在胸骨下部左缘出现收缩期强而有力的搏动，剑突下常可见明显搏动。可闻及右室舒张期奔马律；右心室显著扩大者在三尖瓣听诊区可闻及收缩期吹风样杂音。肝－颈静脉反流征阳性；淤血性肝肿大和压痛；水肿一般由足、踝、胫骨延及全身，发展缓慢，可出现胸水和腹水；发绀多为周围性，或呈混合性，即中心性与周围性发绀并存；严重而持久的右心衰竭可有心包积液、脉压降低或奇脉等。

四、全心衰竭

全心衰竭多见于各种心脏病晚期，病情危重，同时具有左、右心衰竭的临床表现。

【实验室及其他检查】

一、理化检查

尿中可有少量蛋白，少数透明或颗粒管型和红细胞。血尿素氮可升高。

二、X线检查

提示心脏增大，肺淤血，肺水肿及原有肺部疾病。

三、心电图

提示心肌梗死，左室肥厚，广泛心肌损害及心律失常。

此外，心彩超、核素造影、心功能、静脉压测定及血离子等均有助于心衰诊断。

【诊断与鉴别诊断】

一、诊断依据

根据临床表现，呼吸困难和心源性水肿的特点，以及无创性和（或）有创性辅助检查及心功能测定，一般不难作出诊断。临床诊断应包括心脏病的病因、病理解剖、病理生理、心律及心功能分级等诊断。

美国纽约心脏病学会（NYHA）分级　一般将心功能分为四级，心力衰竭分为三度。

表2－1　美国纽约心脏病学会（NYHA）心功能四级及心力衰竭三度分级表

分级	分 度
Ⅰ级	体力活动不受限，日常活动不引起过度的乏力、呼吸困难或心悸。即心功能代偿期。
Ⅱ级	体力活动轻度受限。休息时无症状，日常活动即可引起乏力、心悸、呼吸困难或心绞痛。亦称Ⅰ度或轻度心力衰竭。
Ⅲ级	体力活动明显受限，休息时无症状，轻于日常的活动即可引起上述症状。亦称Ⅱ度或中度心力衰竭。
Ⅳ级	不能从事任何体力活动，休息时亦有充血性心力衰竭症状，任何体力活动后加重。亦称Ⅲ度或重度心力衰竭。

二、鉴别诊断

（一）左心衰竭　左心衰竭时以呼吸困难为主要表现，应与肺部疾病引起的呼吸困难相鉴别。慢性阻塞性肺疾病也会在夜间发生呼吸困难而憋醒，但常伴有咳嗽，痰咳出后呼吸困难缓解，而左心衰竭者坐位时可减轻呼吸困难。有重度咳嗽和咳痰病史的呼吸困难常是肺源性呼吸困难。对支气管扩张剂有效者支持肺源性呼吸困难，而对强心、利尿及扩血管药有效则支持心力衰竭性呼吸困难。

（二）右心衰竭 右心衰竭和（或）全心衰竭引起的肝大、水肿、腹水及胸水应与心包积液或缩窄性心包炎、肾源性水肿、门脉性肝硬化引起者相鉴别。病史、相关体征及辅助检查可作鉴别。

【治疗】

一、病因治疗

（一）去除基本病因 如高血压和甲状腺功能亢进的药物控制，通过介入或冠状动脉旁路手术改善冠心病心肌缺血，心脏瓣膜病的瓣膜置换和先天性心血管畸形的纠正手术等。

（二）去除诱因 最常见诱因是感染、心律失常、肺梗死、贫血及水电解质紊乱等。

二、减轻心脏负荷

（一）休息和镇静剂的应用 限制体力活动和调节心理活动，鼓励和安慰病人，可适当应用镇静药物以保证病人充分休息。

（二）控制钠盐摄入 低盐饮食，但由于强力利尿剂的应用，故钠盐的限制不必过严，以免发生低钠血症。

（三）水分摄入 在严格限制钠盐摄入时，一般不必严格限制水分，液体摄入量以每日1.5~2.0L为宜。但重症心力衰竭、体内已有原发性水潴留、血清白蛋白降低或伴有稀释性低钠血症，在限制钠盐摄入的同时，应限制水的摄入量。

（四）利尿剂应用 可分为排钾和保钾两大类。常用排钾利尿剂有氢氯噻嗪、呋塞米，保钾利尿剂有螺内脂、氨苯蝶啶、阿米洛利。

应用利尿剂治疗时，注意防止电解质紊乱及联合应用。

（五）血管扩张剂应用 有硝普钠、硝酸酯类、血管紧张素转换酶抑制剂（ACEI）及其他血管扩张剂，如钙拮抗剂等。

三、正性肌力药

（一）洋地黄类正性肌力药物 速效作用类常用毛花苷丙、毒毛花苷K。中效和慢效作用类有地高辛和洋地黄毒苷。应用洋地黄药物时注意洋地黄中毒发生。

（二）非洋地黄类正性肌力药物

1. β-受体激动剂　常用制剂有多巴胺、多巴酚丁胺、对羟苯心安等。

2. 磷酸二酯酶抑制剂　常用制剂有氨力农和米力农等。

四、醛固酮受体拮抗剂

重度心衰患者在常规治疗基础上，加用螺内酯，对改善慢性心力衰竭的远期预后有很好的作用。

五、β－受体阻滞剂的应用

临床试验显示，选择性 β_1－受体阻滞剂比索洛尔、美托洛尔和非选择性 β－受体阻滞剂卡维地洛（并有 α 受体阻滞作用）能显著降低慢性充血性心力衰竭病人总死亡率、猝死率及心血管事件死亡率，并被病人良好耐受。

六、急性肺水肿的治疗

（一）抢救措施

1. 体位　取坐位，双腿下垂，以减少静脉回心血量，减轻心脏前负荷。

2. 吸氧　中高流量吸氧或酒精湿化吸氧。

3. 镇静剂　选择吗啡或用哌替啶皮注或肌注。

4. 快速利尿　呋塞米或利尿酸钠静脉给予，可大量迅速利尿，减少血容量，降低心脏前负荷，缓解肺淤血。

5. 四肢轮流结扎　可用橡皮管或血压计袖带加压轮流结扎四肢，此方法对减轻肺水肿有一定作用。

6. 血管扩张剂　首选药为硝普钠，如肺水肿合并低血压或休克时，可用硝普钠和多巴胺联合静滴。

7. 强心苷　可予毛花苷丙或毒毛旋花子苷静脉注射。急性心肌梗死避免在发病 24 小时内应用，但如果合并快速心房颤动亦可慎用。禁用于高度二尖瓣狭窄伴窦性心律者，此时应以扩血管药物为主。

8. 氨茶碱　可解除支气管痉挛、减轻呼吸困难；氨茶碱还有正性肌力作用，扩张外周血管和利尿作用。

9. 其他疗法　糖皮质激素的应用。

（二）确定并治疗诱因　急性肺水肿常可找到诱因，如急性心肌梗死、快速心律失常及输液过多、过快等。由高血压危象引起者应迅速降压。如器质性心脏病伴快速性心律失常对抗心律失常药物无效，而非洋地黄引起，应迅速电击复律。

（三）基本病因的诊断和治疗　经初步急诊处理后，应及时对基本病因和基础心脏病作出诊断。如重度二尖瓣狭窄，感染性心内膜炎伴瓣膜穿孔及肥厚梗阻性心肌病等，并给予相应的处理。

第二节　心律失常

心律失常是指心脏冲动的频率、节律、起源部位、传导速度或激动次序的异常。一般按发生原理分为冲动发生异常、传导异常以及冲动发生与传导联合异常。按心律失常时心率的快慢，可分快速性和缓慢性心律失常以及快速性伴缓慢性心律失常。

期前收缩

亦称过早搏动、期外收缩，简称早搏，是一种提早的异位心搏。按起源部位可分为窦性、房性、房室交界性和室性四种。其中以室性最多见，其次为房性，窦性过早搏动少见。

【病因病理】

期前收缩可发生于正常人、心脏神经官能症及器质性心脏病患者。正常人在情绪激动、精神紧张、疲劳、消化不良、过度吸烟、饮酒或喝浓茶、咖啡等刺激性饮品均可引起期前收缩，亦可无明显诱因。洋地黄、锑剂、奎尼丁、拟交感神经类药物、氯仿、环丙烷麻醉药等毒性作用，缺钾以及心脏手术或心导管检查等亦可引起。器质性心脏病中常见冠心病、晚期二尖瓣病变、心肌病、心肌炎、甲状腺功能亢进性心脏病、二尖瓣脱垂等。

临床上除上述原因外，患更年期综合征、胃肠病、胆囊病、颈椎病、脑病等引起期前收缩的不占少数。

目前认为心律失常的发病机制有异常自律性所致冲动形成异常、折返现象－环行折返或局灶性微折返、平行收缩、触发激动、机械反馈学说。

【临床表现】

一、症状

期前收缩可无症状，亦可有心悸或心跳暂停感。频发的期前收缩可致乏力，头晕等症状，原有心脏病者可因此而诱发或加重心绞痛或心力衰竭。

二、体征

听诊可发现心律不规则，触诊可发现间歇脉搏。

【实验室及其他检查】

心电图检查：共同心电图特征为提早发生的一次或多次 P－QRS 波群。

一、房性期前收缩

①提早出现的房性 P′波，其形态与同导联窦性 P 波不同；②P′－R 间期 >0.12 秒；③QRS 波群大多与窦性心律的相同，有时稍增宽或畸形，伴 ST 及 T 波相应改变的称为心室内差异性传导，需与室性过早搏动鉴别；④代偿间歇多不完全。（见图 2－1）

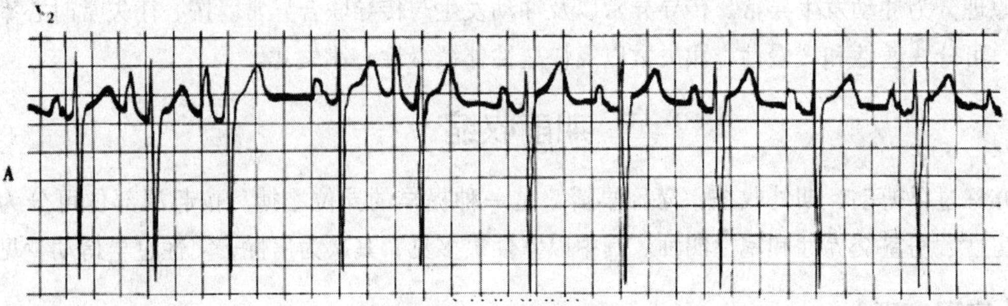

图 2－1　房性期前收缩

二、房室交界区性期前收缩

①提早出现的室上性 QRS 波群，其形态一般与窦性激动相同，有时可因室内差异性传导或其他原因而发生畸形；②出现逆行 P′波，P′波出现在 QRS 波之前，P′－R 间期＜0.12 秒，P′波出现在 QRS 波之后，R－P′间期＜0.20 秒；③代偿间期完全，若早搏激动心房则代偿间期可不完全。（见图 2－2）

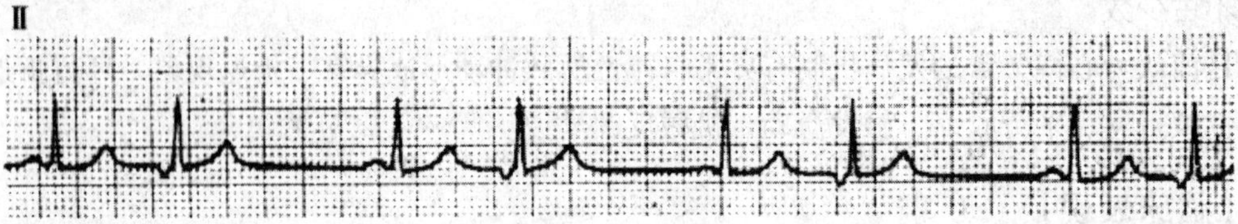

图 2－2　房室交界性早搏心电图

三、室性期前收缩

①提前出现的与窦性心搏不同的 QRS 波群，其时限常＞0.12 秒；②其前无相关的 P 波，其后常可见被干扰的逆行 P′波；③代偿间期大多完全，当高位室早存在室房传导时，代偿可为不完全性，间位室早则无代偿间期。（见图 2－3）

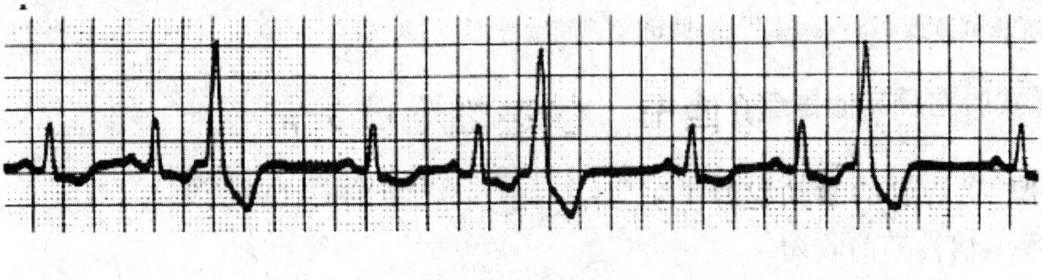

图 2－3　室性期前收缩（三联律）心电图

【诊断与鉴别诊断】

主要根据心电图及 24 小时动态心电图改变作出诊断。

【治疗】

一、无器质性心脏病基础的期前收缩治疗

无器质性心脏病基础的期前收缩，大多不需特殊治疗。频繁发作或症状明显者，宜尽快找出病因和诱因，给予相应治疗，除病因治疗外，可选用抗心律失常药物治疗。

二、器质性心脏病引起的期前收缩治疗

器质性心脏病引起的心律失常，首先要治疗原发病，如控制高血压、改善冠脉供血和纠正心功能不全等。同时选择抗心律失常药物，室早一般选用Ⅱ类、Ⅲ类等抗快速性心律失常药物，房早和交界性早搏可选用Ⅱ类、Ⅳ类等抗快速性心律失常药物。

阵发性心动过速

短暂或持续发作的快速而基本规则的异位心律，其发作与终止大多突然，发作时心率一般160～220次/分，但也有慢至130次/分或快达300次/分的，每次发作可持续不及1秒或持续数秒、数分、数小时、甚至数天，自动或经治疗后终止。部分可呈反复发作，发作间隔长短不一。可分为室上性心动过速和室性心动过速两种。

【病因病理】

一、病因

室上性心动过速较多见于无器质性心脏病者，室性心动过速绝大多数见于器质性心脏病，尤其是心肌病变广泛而严重的患者。另外，电解质紊乱、药物、低温麻醉、心肺手术或心导管的机械性刺激也可导致各种异位心动过速。

二、发病机制

阵发性心动过速的电生理机制大多为折返，少数属异常自律性或后除极触发激动。室上性心动过速时，折返可发生在窦房结与邻近心房肌间、心房内、房室结内或房室间（经旁道）。室性心动过速时，折返环大多位于心室，束支折返极少见。

【临床表现】

一、阵发性室上性心动过速

（一）症状　常在情绪激动、体位突然改变、猛然用力或饱餐，有时并无明显诱因情况下发生，自觉心悸、头晕、头颈部发胀、胸闷、乏力，发作时间可为数秒钟、数小时乃至数日，心律规则，刺激迷走神经可终止发作。持续时间较长，可导致血压下降、头晕、黑矇甚至昏厥、抽搐发作（阿－斯综合征），以及心绞痛、急性心力衰竭，甚至猝死。

(二) 体征 心律绝对规则，心率多在150~250次/分，第一心音强度不变，脉搏细弱而快速。

二、阵发性室性心动过速

(一) 症状 心动过速突然发作、突然终止。发作时常有血压下降、头晕、胸闷、汗出、心绞痛发作，甚至昏厥、休克、抽搐（阿-斯综合征），急性心力衰竭，甚至猝死。刺激迷走神经对心率无影响。

(二) 体征 心律轻度不齐，心率大多130~200次/分；第一心音强弱轻度不一；脉搏细弱而快速；持续性发作时常有休克或心功能不全的体征。

【实验室及其他检查】

心电图检查

一、阵发性房性心动过速

1. 房性P′波，节律规整，P′波可重叠于前一心动周期的T波内，不易辨认。
2. QRS波群与窦性下传者相似，偶当伴有室内差异性传导时QRS波群可宽大畸形。
3. 频率多在150~250次/分，R-R间期绝对规则。
4. 可能出现继发性ST-T改变。

二、阵发性房室交界区性心动过速

1. 逆行性P波，频率多在160~250次/分，P波可位于QRS波群之前、之中或之后，但P波多不明显；房室结折返性心动过速的逆行P波可能缺如，埋藏于QRS波群中或表现为QRS波群终末部分变形，房室折返性心动过速的心房除极较心室除极晚，因而P波常在QRS波群之后；
2. P-R间期<0.12秒或R-P间期（P波位于QRS波群之后）<0.20秒；
3. QRS波群形态正常，或偶因室内差异性传导而增宽变形；
4. R-R间期规整。（见图2-4）

三、阵发性室性心动过速

快速的连续3个或3个以上室性异位激动，即为阵发性室性心动过速。其心电图表现是：

1. QRS波群宽大畸形，QRS波群时限>0.12秒，心率多为100~250次/分。
2. R-R间期轻度不齐，可相差0.02~0.03秒。
3. 窦性P波与QRS波群无关，窦性P波频率较慢。
4. 偶而可产生心室夺获或室性融合波。

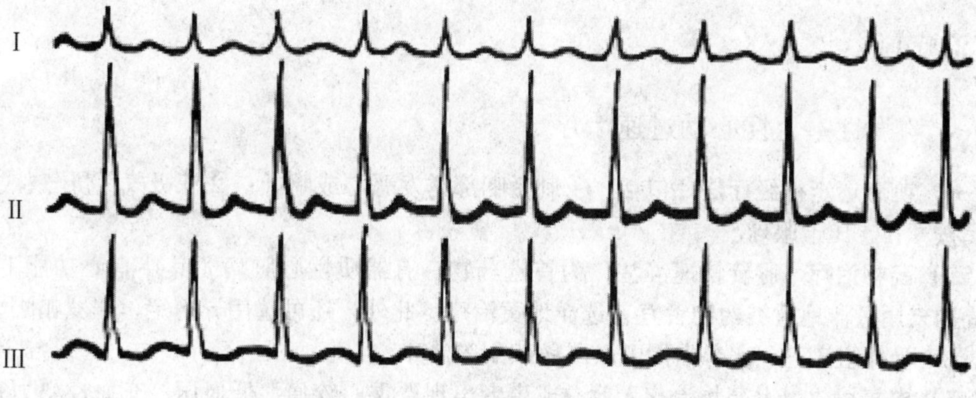

图2-4　房室结折返性心动过速心电图

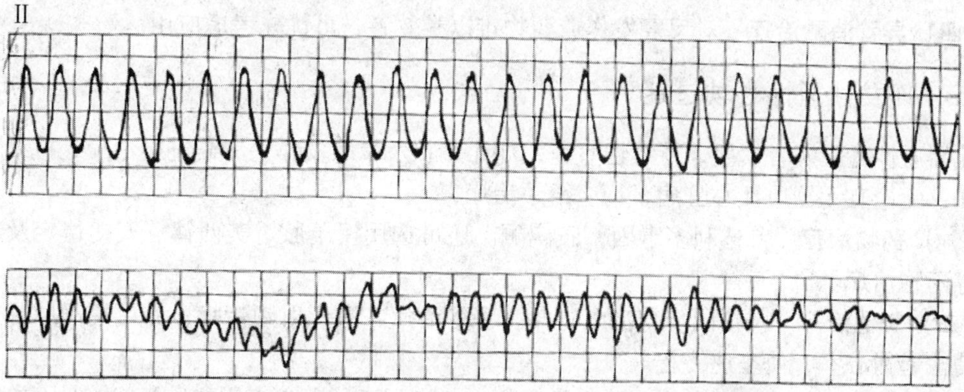

图2-5　心室扑动（上）与心室颤动（下）心电图

【诊断与鉴别诊断】

一、诊断依据

具有上述临床表现，根据心电图即可诊断，部分患者需经食道调搏后作出诊断。

二、鉴别诊断

（一）窦性心动过速　心率在140～160次/分之间的窦性心动过速较难与室上性心动过速鉴别。突发突止的发作史、心率固定不变而心律绝对规则、兴奋迷走神经可使发作中止的，室上性心动过速可能性大。窦性心动过速常逐渐增快或逐渐减慢，心率常有变动，兴奋迷走神经不能中止发作。

（二）心房扑动　心房扑动大多伴2∶1房室传导，心室率140～160次/分，在心电图上表现为规则的锯齿形扑动波，可被误诊为室上性心动过速，兴奋迷走神经可使心室率减半或减慢，心电图显示明确的锯齿形心房扑动波有助于确诊。

【治疗】

一、阵发性室上性心动过速治疗

（一）刺激迷走神经疗法 包括：①刺激咽部诱发恶心或呕吐；②深吸气后屏气；③颈动脉窦按摩；④压迫眼球。

（二）药物治疗 腺苷快速静注，为首选药物。有器质性心脏病尤其伴有心功能不全，且2周内未用过洋地黄类药物者宜首选洋地黄治疗。此外，还可选用异搏定、普罗帕酮、新福林、β-受体阻滞剂、普鲁卡因酰胺或胺碘酮等治疗。

（三）电复律 以上药物治疗无效，或患者出现严重心绞痛、低血压、充血性心力衰竭表现，应立即同步直流电复律治疗。

（四）导管消融治疗 对反复发作或药物难以奏效者，可优先考虑应用。

二、阵发性室性心动过速

无器质性心脏病者发生非持续性室速，如无症状及晕厥发作，无需进行治疗；持续性室速发作，无论有无器质性心脏病，均应给予治疗。

（一）药物治疗 首选利多卡因，胺碘酮。还可选用溴苄胺、美西律、安搏律定及苯妥英钠等药物治疗。

（二）其他治疗 包括同步直流电复律、手术治疗、激光射频治疗，亦可用静脉导管快速起搏法起搏心室，使室速终止。

（三）预防 可首选Ia类抗心律失常药物（如奎尼丁、普鲁卡因酰胺），次选Ic类（如普罗帕酮、氟卡尼），然后为Ib类（如美西律、妥卡胺）。如单独一种药物无效时，可选用作用机理不同的两种药物组合，切忌采用大剂量甚至接近中毒剂量的单一药物来预防。常用药物有：①奎尼丁、普鲁卡因酰胺；②普罗帕酮；③美西律；④胺碘酮；⑤利多卡因。应用利多卡因终止室性心动过速者，可继以1～3mg/分静脉滴注维持，但不宜长时间应用。通过电生理检查方法诱发室性心动过速，评价药物疗效，选择预防发作的药物；外科手术方法：如环形心内膜心室切开术治疗和预防心肌梗死后由折返激动引起的室性心动过速等。

心房扑动与颤动

心房扑动和颤动（简称房扑和房颤）属于快速房性心律失常，即起搏点在心房的异位性心动过速。房扑和房颤各有阵发性和持久性两种类型，前者时发时愈，后者持续不止可达数月以上。阵发性的经过反复发作可转为持久性的。

【病因病理】

一、病因

阵发性房扑、房颤可发生于无器质性心脏病者。持续性房扑、房颤则通常伴随已有心脏病者，其他尚有甲状腺功能亢进、酒精中毒、心包炎等。

二、发病机制

房扑与房颤的发病机理相似，目前主要有两种学说：①异常自律性；②环行运动或多处微型折返学说。

【临床表现】

心房扑动的心室率不快者，病人全不觉察。房扑伴有极快的心室率，可诱发心绞痛与充血性心力衰竭。体格检查可见快速的颈静脉搏动。当房室传导比率发生变动时，第一心音强度亦随之变化，有时能听到心房音。

房颤病人心室率超过150次/分，可发生心绞痛与充血性心力衰竭。心室率慢时，病人甚至于不觉察其存在。心脏听诊第一心音强度变化不定，心律极不规则。当心室率快时可发生脉搏短绌，颈静脉搏动a波消失。

【实验室及其他检查】

一、房扑心电图特征

①心房活动呈现规律的锯齿状扑动波，心房率通常为250~350次/分；②心室率可规则亦可不规则。当心房率为300次/分，未经药物治疗时，心室率常为150次/分（2∶1房室传导）。使用奎尼丁等药物，心房率减慢至200次/分以下，房室传导比率可恢复至1∶1，导致心室率显著加速。预激综合征、甲状腺功能亢进等并发之房扑，房室传导比率可达1∶1，产生极快的心室率。不规则的心室率系由于传导比率发生变化所致；③QRS波群形态正常，当出现室内差异性传导或原先有束支传导阻滞时，QRS波群增宽、形态异常。（见图2-6）

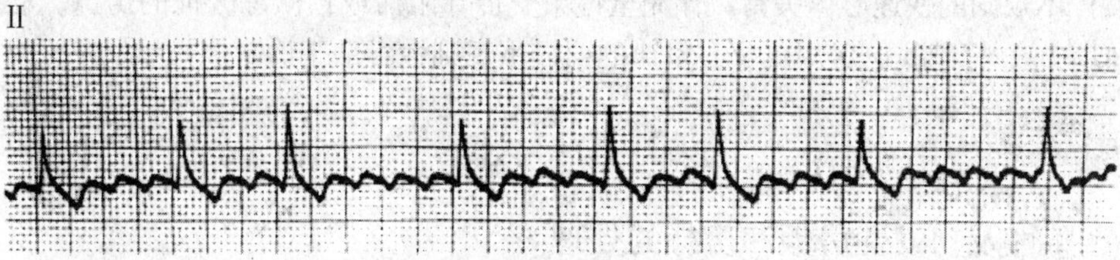

图2-6　心房扑动心电图

二、房颤心电图特点

①P波消失，代之以小而不规则f波，频率约350~600次/分；②心室率极不规则，心室率通常在100~160次/分之间，使用药物（儿茶酚胺类等）、运动、发热、甲状腺功能亢进等均可使室率加速；相反，洋地黄可减慢心室率；③QRS波群形态通常正常，当心室率过快，发生室内差异性传导，QRS波群增宽变形。（见图2-7）

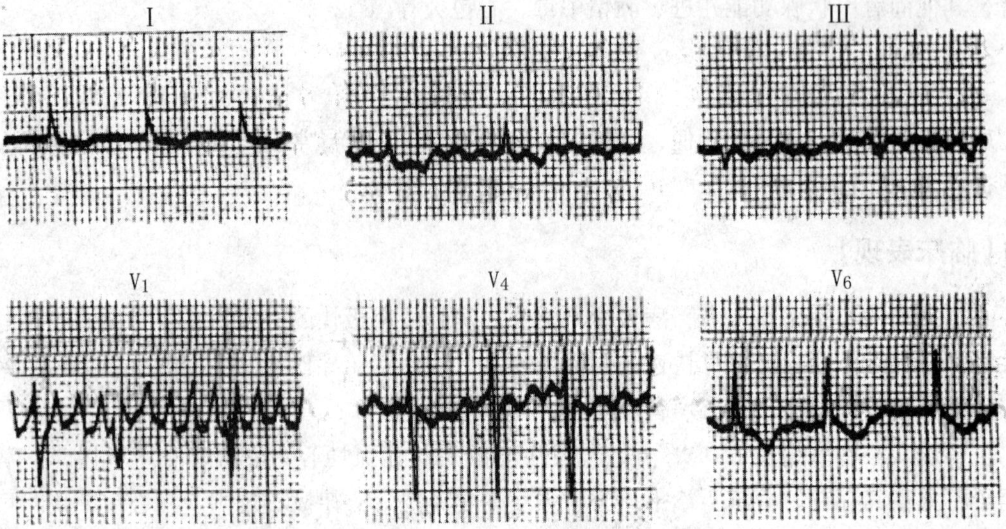

图2-7　心房颤动心电图

【诊断与鉴别诊断】

一、诊断依据

主要根据症状及心电图作出诊断。

二、鉴别诊断

（一）室上性心动过速　仔细寻找心电图上心房激动波形，注意心房激动波是否连续，其间有无等电位线，辅以减慢房室传导以暴露扑动波则不难作出鉴别。

（二）不规则的快速心律失常　伴完全性束支传导阻滞或预激综合征的房颤，心电图表现可酷似室速，仔细找出房颤波及心室律的明显不规则性可助于诊断。

【治疗】

一、急性及初发性房颤和房扑的处理

（一）病因治疗　首先应针对原发疾病和诱因进行治疗。

（二）控制快速的心室率　发作时心室率不快且无症状的房扑和房颤患者，可以不予以治疗。发作时心室率快的，宜按心室率增快和影响循环功能的程度，选用β-受体阻滞剂、维拉帕米或洋地黄制剂。

（三）房扑与房颤的转复　若病人心室率快，已出现急性心功能代偿不全症状与体征时，应首选用直流电复律，如电复律无效，或已应用大量洋地黄不适宜作电复律者，可进行食道调搏，如电复律无效或不适合电复律的患者，可选用药物复律。

二、慢性房颤

（一）电复律　体外电复律。近年来有低能量（<20J）体内同步直流电转复成功的报道，对体外电复律失败或消融诱发的房颤，转复成功率为70%～89%。

（二）药物复律　常用奎尼丁或胺碘酮。

（三）外科手术复律　近年国内外均有应用心脏外科手术治疗以达到消除房颤的目的，以阻断发生在心房的全部潜在折返环为宗旨，有迷宫手术和过道手术等方式。

（四）预防复发　房扑和房颤反复发作，用药物或电转复后，需长期口服奎尼丁、普罗帕酮、胺碘酮等药物维持。

（五）预防血栓栓塞　为了既防治血栓栓塞，又不发生出血并发症，一般慢性房颤病例应服用阿司匹林或噻氯匹定等抗血小板药物。

房室传导阻滞

指房室交界区脱离了生理不应期后，心房冲动传导延迟或不能传导至心室。房室传导阻滞可以发生在房室结、希氏束以及束支等不同的部位。

【病因病理】

一、局灶性或弥漫性急性心肌炎性变

如急性风湿性、细菌性和病毒性心肌炎。

二、急性心肌缺血或坏死性变

如急性下壁或前壁心肌梗死。

三、传导系统或心肌退行性变

如原因不明的心脏支架退行性变、原因不明的传导系统纤维化、冠心病、心肌病、由急性炎症或损伤性病变引起的心肌纤维变性、二尖瓣或主动脉瓣钙化以及肿瘤压迫引起的退行性变。

四、损伤性变

大多为心脏手术引起的传导系统损伤或周围组织水肿，如二尖瓣或主动脉瓣换瓣手术、心内膜垫缺损或巨大室间隔缺损修补术、法洛四联症根治术等。

五、先天性传导系统缺损

可单独存在或合并其他先心病，如大血管错位、室间隔或心内膜垫缺损等。

六、传导系统功能性变

如迷走神经功能亢进、缺氧、电解质紊乱（如高血钾）、药物作用（如洋地黄）和甲状腺功能亢进等不同原因引起的传导功能改变。

【临床表现】

一、症状

第一度房室传导阻滞病人通常无症状；第二度房室传导阻滞可引起心悸与心搏脱漏；第三度房室传导阻滞的症状取决于心室率的快慢与伴随病变，可有疲倦、乏力、头晕、晕厥、心绞痛、心力衰竭等。当第一、第二度房室传导阻滞突然进展为完全性房室传导阻滞，病人可出现暂时性意识丧失，甚至抽搐，称为阿－斯综合征，严重者可致猝死。

二、体征

第一度房室传导阻滞听诊时，第一心音强度减弱。第二度Ⅰ型房室传导阻滞时，第一心音强度逐渐减弱并有心搏脱漏；第二度Ⅱ型房室传导阻滞亦有间歇性心搏脱漏，但第一心音强度恒定。第三度房室传导阻滞的第一心音强度经常变动，第二心音可呈正常或反常分裂，间或出现心房音及听到响亮清晰的第一心音（大炮音），如心房与心室收缩同时发生，颈静脉出现巨大的 a 波。

【实验室及其他检查】

一、第一度房室传导阻滞

每个心房冲动都能传导至心室，但 PR 间期超过 0.20 秒。（见图 2－8）

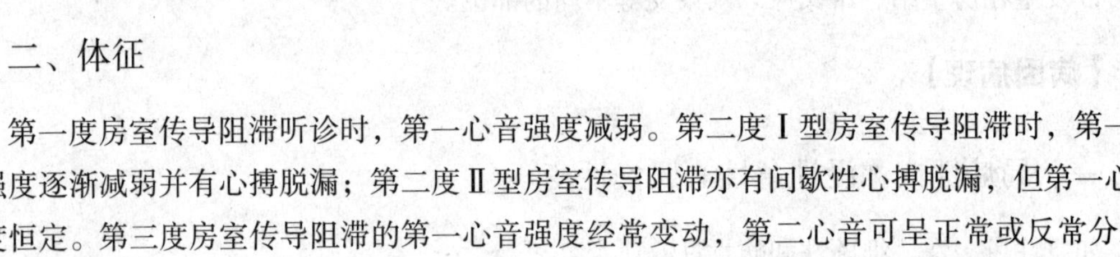

图 2－8　一度房室传导阻滞心电图

二、第二度房室传导阻滞

通常将第二度房室传导阻滞分为Ⅰ型和Ⅱ型。

（一）第二度Ⅰ型房室传导阻滞　表现为：①PR间期进行性延长，直至一个P波受阻不能下传心室；②相邻RR间期呈进行性缩短，直至一个P波不能下传心室；③包含受阻P波在内的RR间期小于正常窦性PP间期的2倍。最常见的房室传导比率为3:2或5:4。（见图2-9）

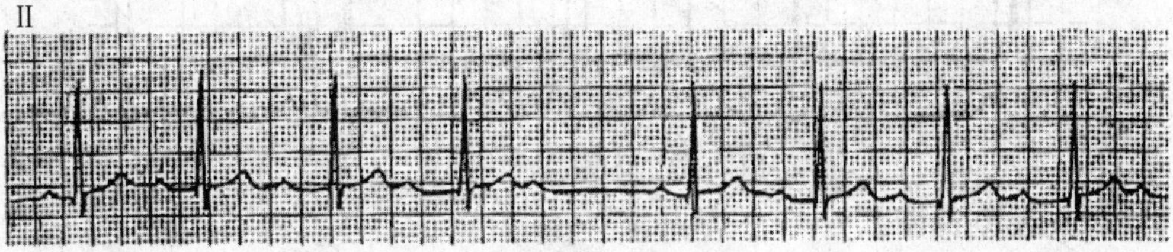

图2-9　二度Ⅰ型房室传导阻滞心电图

（二）第二度Ⅱ型房室传导阻滞　心房冲动传导突然阻滞，但PR间期恒定不变，下传搏动的PR间期正常或延长。当QRS波群增宽，形态异常时，阻滞位于希氏束-浦肯野系统；若QRS波群正常，阻滞可能位于希氏束内。（见图2-10）

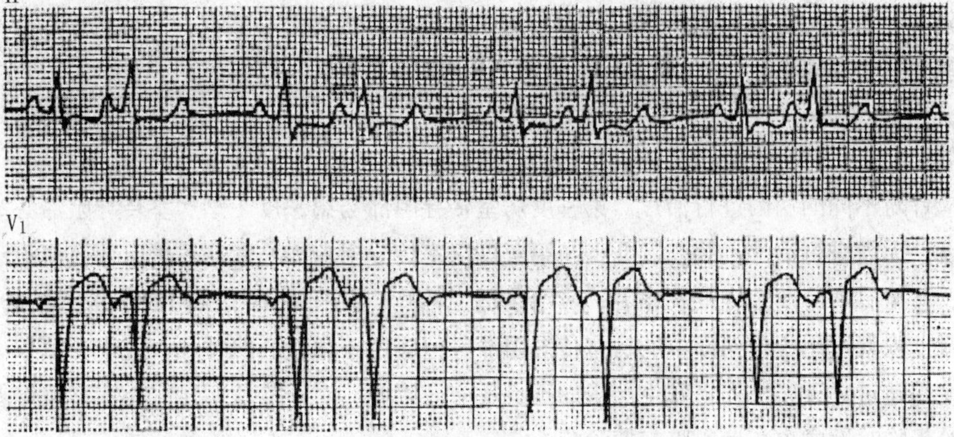

图2-10　二度Ⅱ型房室传导阻滞心电图

三、第三度（完全性）房室传导阻滞

其特征为：①心房与心室活动各自独立、互不相关；②心房率快于心室率，心房冲动来自窦房结或心房异位节律（房性心动过速、扑动或颤动）；③心室起搏点通常在阻滞部位稍

下方。(见图2－11)

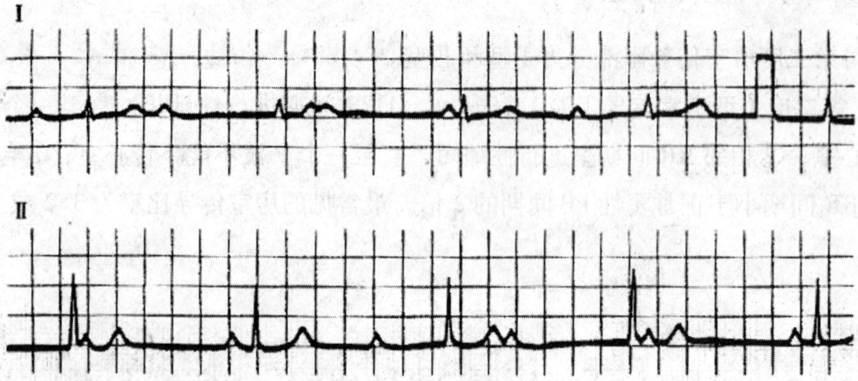

图2－11　三度房室传导阻滞

【诊断与鉴别诊断】

一、诊断依据

根据典型心电图改变并结合临床表现可作出诊断。

二、鉴别诊断

需与室性早搏隐匿传导引起的PR延长相鉴别。另外，干扰性房室分离应与完全性房室传导阻滞引起的房室分离相鉴别，前者心房率与心室率接近而心室率大多略高于心房率，后者心室率慢于心房率。

【治疗】

应针对不同的病因进行治疗。第一度房室传导阻滞与第二度Ⅰ型房室传导阻滞心室率无过慢者，无需进行治疗。第二度Ⅱ型与第三度房室传导阻滞如心室率过慢，伴有血流动力学障碍，甚至有阿－斯综合征发作者，应给予适当治疗。阿托品适用于阻滞于房室结的病人。异丙肾上腺素可用于任何部位的房室传导阻滞，但应用于急性心肌梗死时应十分慎重。以上药物使用超过数天，往往易发生严重的不良反应。因此，对于症状明显、心室率缓慢者，应及早给予临时性或永久性心脏起搏治疗。

预激和预激综合征

预激是一种房室传导异常现象，指心房冲动提前激动心室的一部分或全体，或心室冲动提前激动心房的一部分或全体。合并折返性心动过速发作的又称预激综合征或WPW综合征，是一种少见的心律失常。

【病因病理】

预激患者大多无器质性心脏病，少数有先天或后天性心脏病，如三尖瓣下移畸形、肥厚性心肌病等，部分有家族性倾向。

预激发生的解剖学基础是在房室特殊传导组织以外，还存在一些普通工作心肌组成的肌束，称旁束。旁束由心肌束组成，其电生理性能与整套房室传导系统不同。发病是在一定条件下，部分或全部心室或心房肌在正常房室传导系统顺传或逆传的激动抵达心室或心房之前，由旁束传导的激动提早发生，且多合并房室折返性心动过速。

【临床表现】

预激和预激综合征大多为先天性，预激本身不会引起症状。常伴突发突止的阵发性心动过速，发作频率多随年龄增长而增加，频率过于快速的心动过速（特别是心房颤动持续发作），可导致充血性心力衰竭、低血压甚至死亡。

【实验室及其他检查】

心电图检查

房室旁束典型预激表现为：①窦性心搏的 PR 间期短于 0.12 秒；②某些导联之 QRS 波群超过 0.12 秒，QRS 波群起始部分粗钝（称 delta 波），终末部分正常；③ST－T 波呈继发性改变，与 QRS 波群主波方向相反。根据胸导联 QRS 波群的形态，以往将预激综合征分成两型，A 型 QRS 波群均向上，预激发生在左室或右室后底部（见图 2－12）；B 型在 V_1 导联 QRS 波群向下，V_5、V_6 导联向上，预激发生在右室前侧壁（见图 2－13）。

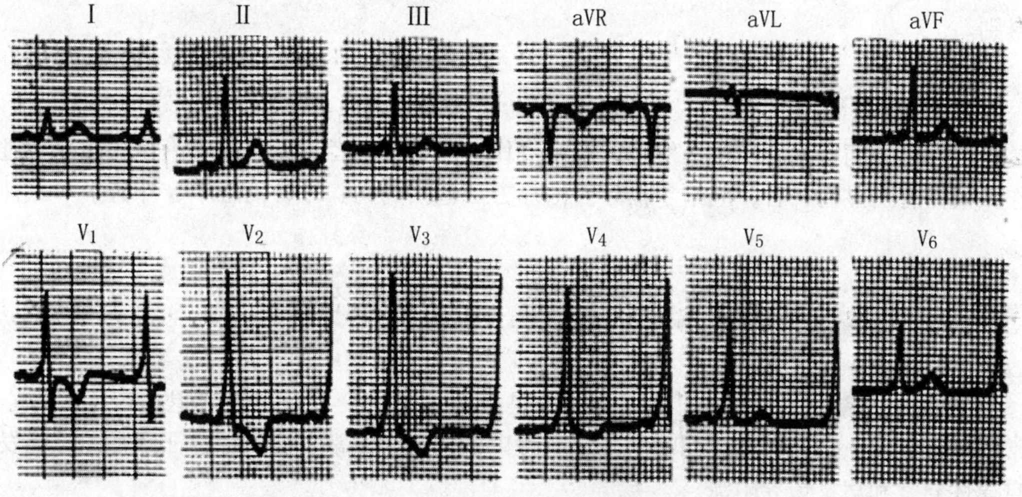

图 2－12　A 型预激综合征心电图

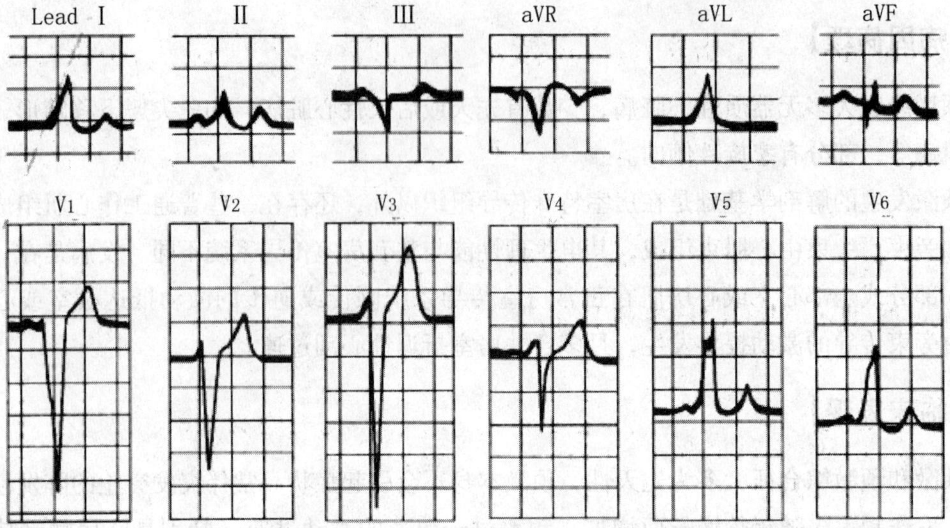

图 2-13 B 型预激综合征心电图

【诊断与鉴别诊断】

一、诊断依据

可根据心电图及心脏电生理检查作出诊断。

二、鉴别诊断

预激伴心动过速发作可表现为窄或宽 QRS 心动过速。窄 QRS 心动过速可由窦速、房速、房室结折返性心动过速（AVNRT）或正向性房室折返性心动过速（AVRT）引起，心电图辅以颈动脉窦按摩可作出鉴别。宽 QRS 心动过速的心电图诊断常需心脏电生理检查帮助鉴别。

【治疗】

预激综合征病人无心动过速发作或偶有发作但症状轻微者，无需给予治疗。如心动过速发作频繁伴有明显症状者，应给予治疗。治疗方法包括药物、导管消融术、外科手术三种。

第三节 病态窦房结综合征

病态窦房结综合征（简称病窦综合征）是由窦房结病变导致功能减退，产生多种心律失常的综合表现。病人可在不同时间出现一种以上的心律失常。病窦综合征经常同时伴发心房自律性异常和房室传导阻滞。

【病因病理】

众多病变过程，如淀粉样变性、甲状腺功能减退、某些感染（布氏杆菌病、伤寒）、纤维化与脂肪浸润、硬化与退行性变等，均可损害窦房结，使窦房结与心房的联系中断。窦房结周围神经或心房肌的病变，窦房结动脉供血减少亦为病因之一。此外，迷走神经张力增高，某些抗心律失常药物抑制窦房结功能等，亦可发生窦房结功能障碍。

【临床表现】

病人表现出与心动过缓有关的心、脑等脏器供血不足的症状，如发作性晕眩、黑矇、乏力等，严重者可发生晕厥。如有心动过速发作，则可出现心悸、心绞痛等症状。

【实验室及其他检查】

心电图主要表现包括：①持续而显著的窦性心动过缓（50次/分以下），且并非由于药物引起；②窦性停搏与窦房传导阻滞；③窦房传导阻滞与房室传导阻滞同时存在；④心动过缓-心动过速综合征，这是指心动过缓与房性快速性心律失常交替发作，后者通常为心房扑动、心房颤动或房性心动过速。

【诊断与鉴别诊断】

一、诊断依据

根据临床症状、心电图及阿托品试验、心脏电生理检查作出诊断。

二、鉴别诊断

药物或迷走神经兴奋引起的心动过缓需通过食道调搏或阿托品试验加以鉴别。

【治疗】

若病人无心动过缓有关症状，不必接受治疗，仅定期随诊观察。对于有症状的病态窦房结综合征病人，应选择起搏治疗。如病人有间歇发作的心动过缓，可采用按需式心室起搏；慢性持续或频繁发作之心动过缓，宜选用双腔起搏以维持正常的房室激动顺序。

药物治疗。心动过缓-心动过速综合征病人发作心动过速，单独应用抗心律失常药物治疗，有可能加重心动过缓。洋地黄仍可应用于治疗病窦综合征并发的房性快速性心律失常，一般不会加重窦性心动过缓或房室阻滞。应用起搏治疗后，病人仍有心动过速发作，可同时应用抗快速心律失常药物治疗。

第四节　心脏骤停与复苏

心脏骤停是指各种原因导致心脏突然失去有效的舒缩功能，使有效的血液循环突然停止，而以突然出现昏迷、抽搐、呼吸停止、脉搏及大动脉搏动消失为主要临床表现的一种病证。患者过去有或无心脏病史，在急性症状开始的1小时内（亦有规定为24小时）发生心脏骤停，导致脑血流的突然中断，出现意识丧失。对心脏骤停迅速采取的一系列有效抢救措施，称为“复苏”，其目的在于保护心、肺、脑等重要器官，避免出现不可逆的损伤，并尽快恢复自主呼吸和循环功能，最终使脑功能得以恢复。

【病因病理】

一、病因及高危因素

心脏骤停的病因可分为心源性和非心源性两大类。心源性心脏骤停以冠心病居首位，约占80%，此外尚有心肌炎、心肌病、心脏瓣膜病、心导管检查及其他各种心脏病引起的电生理异常。非心源性心脏骤停包括触电、溺水、药物中毒、过敏反应、电解质紊乱和酸碱平衡失调、手术和麻醉意外等。

二、发病机制

无论是心源性还是非心源性，其发病机理均为影响心肌的稳定性，诱发致命性心律失常，其中80%为心室颤动，20%为心室停搏，其次为缓慢性心律失常或心室停顿，持续性室性心动过速，较少见为无脉搏性电活动。

【临床表现】

心脏骤停的主要临床表现为：①意识丧失或伴短暂抽搐；②心音、大动脉搏动消失、血压测不出；③呼吸断续或停止；④瞳孔散大；⑤皮肤苍白或发绀。其中，早而可靠的临床表现为意识突然丧失伴以大动脉搏动消失。

【实验室及其他检查】

心电图检查。

一、心室颤动

心电图QRS波群消失，代之以连续的不规则的心室颤动波，频率150～400次/分。

二、心室停搏

心电图直线或仅有心房波，室上性激动不能达到心室。

三、心电－机械分离

亦称无脉搏性电活动。心电图上有正常或宽而畸形、振幅较低的 QRS 波群，频率多在 20～30 次/分。此型较少见。

【诊断与鉴别诊断】

根据临床表现及心电图作出诊断。

【治疗】

一、基础生命支持

（一）畅通气道　畅通气道的方法为：置患者于仰卧位，将一手置于患者前额用力加压，使其头部后仰；另一手托起颈部或用食指、中指将下颏上抬，让下颌尖、耳垂与平地垂直，使舌根离开咽后壁以畅通气道。在手法开放气道的基础上，应迅速清除口腔及呼吸道分泌物、呕吐物或其他异物，发现义齿立即取下。

（二）人工呼吸　在心脏骤停现场，若因条件限制不能立即对病人行气管内插管机械通气，应迅速采用口对口或口对鼻人工呼吸等措施，以免延误抢救时机。如有条件应尽快使用简易呼吸器或气管内插管行机械通气。

（三）人工循环　建立有效人工循环的主要方法是胸按压。包括胸外心脏按压及胸内心脏按压。

二、进一步生命支持

包括气管内插管 、电除颤、药物治疗、人工心脏起搏。

给药途径有心内、静脉、气管三种。主要药物：①肾上腺素；②利多卡因；③阿托品；④异丙肾上腺素；⑤纠正酸碱平衡及代谢紊乱。

可供选择的临时人工心脏起搏方法有：①经静脉心内膜起搏；②经皮穿刺心腔内起搏；③体外胸壁心脏起搏。

复苏的有效指征：①能触到大动脉搏动，上肢血压达60mmHg 以上；②颜面、口唇色泽红润；③瞳孔缩小，对光反射存在；④自主呼吸恢复；⑤眼睫毛反射恢复；⑥能挣扎。

三、长程生命支持

长程生命支持主要是指自主循环和呼吸恢复后继续采取一系列措施，确保脑功能的恢复，同时继续维护其他器官的功能。

（一）脑复苏　包括改善脑灌注、降温、脱水、防止抽搐、促进脑组织代谢药物及高压氧治疗。

（二）维护其他器官功能　包括维护循环功能、维持呼吸功能、防治肾衰竭、防治胃肠道出血等。

第五节　人工心脏起搏、心脏电复律和心血管病介入治疗、先天性心脏病手术

人工心脏起搏

人工心脏起搏是通过人工心脏起搏器或程序刺激器发放人造的脉冲电流刺激心脏，以带动心脏搏动的治疗方法。主要用于治疗缓慢的心律失常，也用于治疗快速的心律失常和诊断，且已成为临床心脏电生理检查中不可缺少的手段。

【机制】

人工心脏起搏的作用实际是提供人造的异位兴奋灶，以代替正常的起搏点来激动心脏。如此时心脏仍保持兴奋、收缩以及心肌纤维间传导的功能，则以人工心脏起搏器发出一定形式微弱的脉冲电流，通过导线和电极的传导，刺激电极所接触的心肌而使之兴奋，继而兴奋沿心肌向四周传导扩散，即可使心房或心室兴奋和收缩。

【适应证】

完全性房室传导阻滞、第二度Ⅱ型房室传导阻滞、双侧分支和三分支传导阻滞，伴有心动过缓引起的症状尤其有阿－斯综合征发作或心力衰竭者。

病态窦房结综合征心率极慢引起心力衰竭、意识模糊或心绞痛症状，或有心动过缓－心动过速综合征者；反复发作的颈动脉窦性昏厥和心室停顿；异位快速心律失常药物治疗无效者；用抗心动过速起搏器或自动复律除颤器者；外科手术前后的“保护性”应用。

【起搏方法】

包括临时性经静脉心内膜起搏和永久性经静脉心内膜起搏。

【并发证】

经静脉心内膜起搏法的并发症有电极移位，因而与心内膜脱离接触，起搏阈值增高，起搏器感知障碍，电极或导线损坏和断裂，心脏穿孔，膈、胸壁或腹壁肌肉抽动，血栓栓塞，心律失常和局部感染等；长期心室起搏可因心室充盈量下降、心排血量下降而出现“起搏器综合征”，这些并发症可导致起搏失败或使病人不适，甚至危及病人的生命，需要及时加以处理。

心脏电复律

心脏电复律是用高能电脉冲直接或经胸壁作用于心脏，治疗多种快速心律失常，使之转变为窦性心律的方法。

【机制】

在极短暂的时间内给心脏通过强电流，可使所有心脏自律细胞在瞬间同时除极化，并使所有可能存在的折返通道全部失活，然后心脏起搏系统中具有最高自律性的窦房结可以恢复主导地位控制心搏，使心律转复为窦性。

【适应证】

心室颤动与心室扑动、室性心动过速、阵发性室上性心动过速、心房扑动、心房颤动。

【禁忌证】

绝对禁忌症：①洋地黄中毒引起的心律失常；②室上性心律失常伴完全性房室传导阻滞；③伴有病态窦房结综合征；④复率后在奎尼丁或胺碘酮的维持下又复发房颤或不能耐受药物维持治疗者；⑤阵发性心动过速反复频繁发作者；⑥近期有动脉栓塞或经超声心动检查心房内存在血栓而未接受抗凝治疗者。

相对禁忌症：①拟进行心脏瓣膜病外科手术者；②洋地黄过量或低血钾患者，电复律应在纠正后进行；③甲状腺功能亢进伴房颤而未对前者进行正规治疗者；④心力衰竭未纠正或有风湿活动或有急性心肌炎者；⑤心脏明显扩大者。

【复律方法】

一、非同步电除颤

包括胸外心脏电除颤和胸内心脏电除颤。

二、同步直流电复律

三、埋藏式自动心脏复律除颤器（ICD）

【并发症】

低血压、心律失常、急性肺水肿、栓塞、心肌损害、皮肤灼伤。

心血管病介入治疗

心血管介入治疗是指采用心导管技术将各种治疗用的器械送入心脏或血管等部位来施行治疗。

【机制】

主要使动脉管腔扩大与斑块压缩、管壁被动性扩张和适度的血管内膜夹层分离以及后期的血管重构。

【适应证】

一、冠心病的介入治疗

一般的适应证为：病人有>70%的一支或多支供应中等大小心肌范围的冠状动脉病变，并有：①心肌梗死后再出现心绞痛；②在药物治疗中，仍有心肌缺血的证据；③药物对心绞痛治疗无反应；④无急性心肌梗死情况出现心脏骤停或持续性室速被复苏成功者；⑤有心绞痛或心肌缺血证据，而又必须进行高危非心脏手术者；⑥急性心肌梗死后有条件进行急症经皮腔内冠状动脉成形术（PTCA）者。

二、经皮球囊导管瓣膜成形术

（一）经皮球囊肺动脉瓣成形术（PBPV）适应证 ①右心室与肺动脉间收缩压差大于40mmHg的单纯肺动脉瓣狭窄；②严重肺动脉瓣狭窄合并有继发性右心室流出道狭窄；③法洛四联症外科手术后肺动脉瓣口再狭窄等也可考虑应用；④轻型瓣膜发育不良型肺动脉瓣狭窄（应用超大球囊扩张法）。

（二）经皮二尖瓣球囊扩张术（PBMV）适应证

1. 理想适应证 ①中至重度单纯瓣膜狭窄，瓣膜柔软，无钙化和瓣下结构异常；②窦性心律，无体循环栓塞史；③有明确的临床症状，无风湿活动；④超声心动图积分<8分。

2. 相对适应证 ①瓣叶硬化，钙化不严重；②心房颤动患者食管超声心动图证实左心房内无栓塞（但需要抗凝治疗2~4周）；③做过分离手术后再狭窄而无禁忌者；④严重二尖瓣狭窄合并重度肺动脉高压，或心、肝、肾功能不全，不适于外科手术者；⑤伴重度二尖瓣关闭不全或主动脉关闭不全；⑥超声心动图积分8~12分。

三、心导管消融治疗

有症状、药物治疗无效或对药物治疗顺从性差的心律失常患者，包括房室结折返性心动过速、显性或隐匿性预激综合征合并心房颤动或房室结折返性心动过速、阵发性快速性心房扑动和房颤、特发性或束支折返性室性心动过速。

四、先天性心血管病的心导管介入治疗

常见的先心病介入治疗有：①房间隔缺损；②动脉导管未闭；③肺动脉瓣狭窄；④冠状动脉静脉瘘；⑤主动脉瓣狭窄。

五、周围血管病的介入治疗

周围动脉粥样硬化病变都可考虑应用类似于冠状动脉粥样硬化的各种介入疗法进行治疗。非外科性下腔静脉阻断术防止下肢静脉血栓脱落引起的肺动脉栓塞、选择性注入溶栓药物以溶解血栓栓塞、以带球囊的导管协助取出动脉或静脉内的血栓等。近年来还使用带膜支架治疗腹或胸主动脉瘤。

【禁忌证】

一、冠心病的介入治疗

一般认为左主干病变（狭窄 >50%）或与左主干等同的病变为 PTCA 的绝对禁忌证。相对禁忌证包括：①三支病变或多支严重病变，能从旁路移植术长期获益者；②合并有非急性缺血所致的严重瓣膜病变；③冠状动脉痉挛引起的变异性心绞痛；④狭窄 <50%；⑤不稳定性心绞痛（待病情稳定后进行）。

二、经皮球囊导管瓣膜成形术

（一）PBPV　①沙漏样畸形的瓣膜发育不良型肺动脉瓣狭窄；②合并有心内其他畸形者。

（二）PBMV　①二尖瓣狭窄伴中重度二尖瓣或主动脉返流，主动脉瓣狭窄；②瓣下结构病变严重；③左心房或左心耳有血栓者，可与华法林抗凝 4～6 周或更长时间后复查超声心动图，血栓消失者或左心耳处血栓未见增大或缩小时，也可进行 PBMV；④体循环有栓塞史者（若左房无血栓）抗凝 6 周后可考虑；⑤合并其他心内畸形；⑥高龄患者，应除外冠心病；⑦超声心动图积分 >12 分。

【常用方法】

一、冠心病的介入治疗

包括经皮冠状动脉腔内成形术、冠状动脉支架置入术、粥样斑块机械旋磨切除术、定向粥样斑块切除术、腔内粥样斑块抽吸切除术、激光冠状动脉成形术、超声血管成形术、冠状动脉内血栓去除术、经皮激光心肌血管成形术。

二、经皮球囊导管瓣膜成形术

包括经皮球囊肺动脉瓣成形术、经皮球囊二尖瓣成形术。

三、心导管消融治疗

四、先天性心血管病的心导管介入治疗

五、周围血管病的介入治疗

【并发证】

一、冠心病的介入治疗

PTCA 的死亡率为 0.1%～0.5%，并发症有动脉内膜夹层分离（25%～60%）、冠状动脉急性闭塞（2% ~11%）、冠状动脉痉挛（4.2%）、急症旁路移植术（2% ~5%）、心肌梗死（1% ~2%）。其他尚有冠状动脉穿孔、心脏穿孔及心包填塞、无复流现象等，均较少见。室性心动过速或心室颤动的发生率（2%）略高一般心导管术。

二、经皮球囊导管瓣膜成形术

心包填塞、重度二尖瓣关闭不全、体循环栓塞（脑栓塞多见）、医源性房水平分流、急性肺水肿。PBMV 因为并发症需紧急手术约 1.5%。死亡率 0 ~1%。

三、心导管消融治疗

射频消融并发症较少，有些与操作技术水平有关。有完全性房室传导阻滞、血栓形成与栓塞、主动脉瓣穿孔、出血、肺静脉瓣狭窄（见于房颤局灶性消融），严重的有心房、心室壁穿破以至心脏压塞。

先天性心脏病手术

先天性心脏血管病简称先心病，为胎儿心脏在母体内发育有缺陷或部分停顿所造成，病孩出生后即有心脏血管病变，是最常见而且病种繁多的先天性畸形。

【病因病理】

目前认为本病是多因素疾病，属遗传因素和子宫内环境因素相互作用的结果。据统计患先心病的母亲和父亲其子女的先心病患病率分别为3% ~16%和1% ~3%，远高于人群的患病率。子宫内环境因素包括子宫内病毒感染、药物、高原环境、早产及产妇高龄、营养不良、患糖尿病、苯丙酮尿症、高钙血症等，另外接触放射线等均可导致先心病发生。

【临床表现】

先心病的临床表现与先天性畸形所引起的病理解剖和病理生理变化密切相关。

（一）症状 常见心悸、气急、咳嗽、咯血、胸痛、容易疲劳、头痛、头晕、昏厥、紫绀、下蹲习惯和浮肿等，病人还有吞咽困难、喂养不良、体重不增、呕吐、易出汗、易患呼吸道感染等。此外，本病常发生感染性心内膜炎或动脉内膜炎并引起相应症状，偶尔还有发生严重心律失常、血栓栓塞表现和突然死亡。

（二）体征 多数先心病有特征性的心脏或血管杂音、异常心音。还可见发育不良、紫绀、杵状指（趾）、胸廓畸形、心脏浊音界增大、心前区抬举性搏动、血压和脉搏变化等。

【实验室及其他检查】

常需做血常规、胸部 X 线片、心脏超声心动图、心电图检查。部分病人可行心脏导管检查、选择性指示剂稀释曲线测定和选择性心血管造影。近年开展的彩色多普勒血流显像、多平面经食管超声心动图和动态三维显像以及磁共振和 CT 断层显像可有助诊断。

【诊断与鉴别诊断】

根据病史、体征及上述检查即可作出诊断。如果心脏检查时听到杂音，应与心脏瓣膜病进行鉴别，主要靠心脏超声心动图来鉴别，部分依据心脏导管检查、选择性指示剂稀释曲线测定和选择性心血管造影来明确。

【治疗】

治疗本病的根本办法是施行外科手术彻底纠正心脏血管的畸形，从而消除该畸形所引起的病理生理改变。这种手术往往要切开心脏在直视下施行，因此需要低温麻醉或体外循环的条件。学龄前儿童期是施行手术的适合年龄，严重的或必要时在婴儿期即可施行手术，不能耐受矫治手术的婴儿或儿童，可先行姑息性手术，部分地改善其病理生理变化，为以后矫治手术创造条件。近年有采用心导管进行成形术的介入性治疗方法，对病人的创伤性较轻。

第六节 风湿热、慢性风湿性心脏病

风湿热

风湿热是一种与 A 族乙型溶血性链球菌感染有关的自身免疫性疾病。主要病变为全身结缔组织非细菌性炎症，以心脏、关节和皮肤受累最为显著。

【病因病理】

一、病因

尚未完全明了，从临床观察看，风湿热与 A 族乙型溶血性链球菌感染密切相关，但并非 A 族乙型溶血性链球菌直接作用的结果。

二、病理

本病的病理改变为全身结缔组织非细菌性炎症，病变过程分为 3 期：变性渗出期、增生期、硬化期。本病的自然病程为 4～6 个月，反复发作，新旧病变多同时并存，关节和心包以渗出为主，病变可完全吸收；瘢痕形成主要限于心内膜（特别是心瓣膜）和心肌。

【临床表现】

一、全身症状

发病前 1～3 周，多数患者有咽峡炎或扁桃体炎等上呼吸道链球菌感染的病史。起病有急有缓，以不规则的轻、中度发热为多见，少数有弛张型高热，伴有多汗、乏力、面色苍白、精神萎靡、食欲不振、心动过速等。

二、心脏炎

包括心肌炎、心内膜炎。

三、关节炎

典型表现：① 多侵犯膝、踝、肘、肩和腕等大关节；② 关节局部红、肿、热、痛，活动受限；③ 具有多发性、游走性、对称性；④ 炎症消退后，关节功能完全恢复而不留畸形。

四、皮肤病变

包括环形红斑、皮下结节。

五、舞蹈症

是神经系统受累的表现。

【实验室及其他检查】

血常规常有轻度红细胞计数和血红蛋白含量降低，白细胞计数轻、中度增高，中性粒细胞增多；红细胞沉降率增快；血清溶血性链球菌抗体测定阳性，但只能说明近期有溶血性链球菌感染。

【诊断与鉴别诊断】

一、诊断依据

主要表现为心脏炎、多发性关节炎、舞蹈症、环形红斑、皮下结节；次要表现为既往风湿热病史、关节痛、发热；实验室检查及其他检查。

链球菌感染依据：咽拭培养链球菌阳性，升高或正在升高的链球菌抗体滴度，近期患猩红热。

如有A族乙型溶血性链球菌感染的依据，同时有两个主要表现或一个主要表现及两个次要表现，则表示急性风湿热的高度可能性。上述主要、次要表现出现越多，风湿热的可能性就越大。

二、鉴别诊断

（一）类风湿性关节炎 ① 侵犯指趾的小关节为主，多发性；②发病前无溶血性链球菌感染史；③ 近端指间关节呈梭形肿胀，有晨僵；④ 类风湿因子阳性；⑤ 抗链球菌溶血素“O”滴度（ASO）多不高。

（二）结核感染过敏性关节炎 ① 体内有其他结核病灶；② 结核菌素实验强阳性；

③ ASO不增高；④ 无心脏受累表现；⑤ 抗结核治疗有效；⑥ 水杨酸制剂治疗无效。

（三）亚急性感染性心内膜炎　多有心瓣膜病或人造瓣膜植入。患者有发热、进行性贫血、杂音程度及性质改变、脾肿大、皮肤黏膜淤点、杵状指及动脉栓塞现象。超声心动图可见瓣膜上的赘生物，血培养阳性，抗生素治疗有效。

（四）病毒性心肌炎　发病前 1～3 周常有上呼吸道或肠道病毒感染史，无链球菌感染的证据。

（五）系统性红斑狼疮　多见于青年女性，颜面蝶形红斑，有肝、肾等多脏器损害，血白细胞和血小板计数减少，抗核抗体阳性；血液和（或）骨髓图片可以找到狼疮细胞；血清补体 C_3 降低；糖皮质激素及免疫抑制剂治疗有效。

【治疗】

一、一般治疗

卧床休息，保暖避寒。无明显心脏受损表现者，血沉正常后即可起床活动；有心脏受损者，症状消失、血沉正常后继续卧床休息 3～4 周。

二、消除链球菌感染的治疗

常规给予抗生素以消除咽部链球菌感染。

三、抗风湿治疗

可应用水杨酸制剂和糖皮质激素。

慢性风湿性心脏病

慢性风湿性心脏病简称风心病，是风湿性心脏炎后遗留的心脏瓣膜病变，也称风湿性心瓣膜病，属心脏瓣膜病范畴。

【病因病理】

风心病最常累及二尖瓣，依次为主动脉瓣、三尖瓣和肺动脉瓣。风湿性心脏炎反复发作后，相邻瓣膜相互粘连，瓣膜增厚、变硬，或瓣环硬化缩窄等引起瓣膜口狭窄。瓣膜关闭不全是因为瓣膜增厚、变硬、卷曲、缩短，瓣膜破裂、穿孔，或腱索增粗、缩短或粘连引起。瓣膜狭窄或关闭不全可单独出现，但两者常可同时存在；病变可累及一个瓣膜，或两个以上瓣膜同时或先后受累。

【临床表现】

一、二尖瓣狭窄

（一）症状　① 呼吸困难，开始为劳力性呼吸困难，以后可有夜间阵发性呼吸困难、端坐呼吸，严重时可有急性肺水肿；② 咯血，多为痰中带血，急性肺水肿时可咯出或自口鼻涌出浆液性粉红色泡沫样痰，并发肺梗死时咯血量大，多为暗红色；③ 咳嗽，频繁咳嗽，多在夜间睡眠时及劳累后加重；④ 压迫症状，扩张的左肺动脉压迫左喉返神经引起声音嘶哑，扩张的左房压迫食管产生吞咽困难；⑤右心衰竭，患者可因体循环静脉淤血而出现食欲不振、恶心、呕吐、少尿、夜尿增多、肝区胀痛甚至黄疸等症状。

（二）体征 可见两颧潮红、口唇轻度紫绀，即“二尖瓣面容”；心尖部可触及舒张期震颤；叩诊心浊音界向左扩大，心腰消失而呈梨形；听诊发现心尖区局限性舒张中晚期低调、隆隆样、递增型杂音；肺动脉区第二心音亢进；也可以在三尖瓣区闻及收缩期吹风样杂音。

二、二尖瓣关闭不全

（一）症状 轻度二尖瓣关闭不全可无症状；心排血量减少时有疲乏、心悸；肺淤血时有呼吸困难，后期也可出现右心衰的症状。

（二）体征 心尖搏动增强呈抬举性，向左下移位，心尖搏动较弥散；心尖区可闻及响亮、粗糙、音调较高的响度在3/6级或以上的全收缩期吹风样杂音，向左腋下、左肩胛下部传导，吸气时减弱，呼气时增强。

三、主动脉瓣关闭不全

（一）症状 轻度早期常无症状，重者可有心悸、头部搏动感和心前区不适；左心衰竭肺淤血时产生呼吸困难；少数可因心肌缺血而发生心绞痛。

（二）体征 心尖搏动向左下移位、增强呈抬举样；心浊音界向左扩大；胸骨左缘第三、四肋间可在舒张期听到高调、递减型、吹风样杂音；显著的主动脉瓣关闭不全时可出现收缩压增高、舒张压降低以及脉压差增大、水冲脉、毛细血管搏动征、枪击音、杜氏双重杂音、颈动脉搏动明显及随心搏呈节律性点头运动等周围血管征。

四、主动脉瓣狭窄

（一）症状 轻度狭窄多无症状，病变加重时出现疲乏、劳力性呼吸困难，心绞痛出现几率为50%；部分出现黑朦或晕厥，也有部分患者发生猝死。

（二）体征 心尖搏动呈抬举样，可有主动脉瓣区收缩期震颤；胸骨右缘第二肋间听到响亮粗糙的、喷射性收缩期杂音，向颈动脉及锁骨下动脉传导；重度狭窄者可出现收缩压下降、脉压差小，脉搏细弱。

【实验室及其他检查】

主要依据超声心动图。二尖瓣狭窄：M型超声可见EF斜率下降，双峰不明显，前后叶于舒张期呈同向运动即城垛样改变；二尖瓣瓣叶增厚、畸形、钙化；左房增大且排空减慢；左心室腔正常或减小；可有右室肥大。二尖瓣关闭不全：多普勒超声能清楚显示二尖瓣关闭不全时左房内出现的高速异常返流束，并能评定返流程度。主动脉瓣关闭不全：多普勒超声可通过左室流出道记录到舒张期返流束并估计其程度。主动脉瓣狭窄：多普勒超声可诊断主动脉狭窄并估计其程度。

心电图及X线也出现相应的改变。

【诊断与鉴别诊断】

一、诊断依据

根据病史、症状、体征及确切的超声心动图检查不难确诊，心电图及X线也可提供诊断依据。

二、鉴别诊断

（一）二尖瓣狭窄　① 左房黏液瘤。症状与体征随体位而改变、且为间歇性，听诊听到肿瘤扑落音，心脏造影可见充盈缺损，超声心动图可见左房内有云雾状光团往返于左房和二尖瓣口之间；② 二尖瓣相对性狭窄。扩张性心肌病、左至右分流的先天性心脏病、严重的主动脉瓣或二尖瓣关闭不全等，均可致左心室显著增大，产生相对的二尖瓣狭窄，出现舒张期杂音，但常无第一心音增强及开瓣音，超声心动图检查有助于区别。

（二）二尖瓣关闭不全　①三尖瓣关闭不全。为全收缩期杂音，在胸骨左缘第4、5肋间最清晰，右室扩大显著时，杂音可移至心尖区，但杂音传导不会超过腋中线，且吸气时加强；② 室间隔缺损。为全收缩期杂音，在胸骨左缘第4、5肋间最清晰，不向腋下传导，常伴收缩期震颤；③ 相对性二尖瓣关闭不全。发生于高血压性心脏病、主动脉瓣关闭不全、心肌炎、扩张型心肌病、贫血性心脏病等，均可在心尖区或心前区听到比较响亮的收缩期杂音，伴有左室扩大及二尖瓣环扩大，但无二尖瓣增厚及钙化；④ 二尖瓣脱垂综合征。大多为原发性，也可由多种疾病引起，如马方综合征、心肌病等，主要为瓣膜的黏液样变。当心脏收缩时，二尖瓣即脱垂入左心房而形成二尖瓣关闭不全，可在心尖区闻及收缩中晚期喀喇音，伴有收缩晚期杂音并广泛放散。

（三）主动脉瓣关闭不全　① 动脉粥样硬化性主动脉瓣关闭不全。多见于50岁以上的患者，多有动脉粥样硬化的病史，主动脉瓣区第二心音亢进。X线发现主动脉延长增宽且可有钙化影，不伴有二尖瓣器质性病变；②肺动脉瓣关闭不全。常为肺动脉高压引起，可听到Graham－Steell杂音，在胸骨左缘第二肋间最响，沿胸骨左缘向下传导，吸气时更明显，无周围血管征及血压改变，常有肺动脉瓣区第二心音亢进、肺动脉高压体征，多普勒超声可鉴别。

（四）主动脉瓣狭窄 ①肥厚梗阻型心肌病。收缩期杂音在心尖与胸骨左缘之间，不向颈部及锁骨下传导，不占整个收缩期，很少有收缩期震颤，无收缩早期喷射音；②先天性主动脉瓣狭窄。无风湿热病史，年龄很小即有主动脉瓣狭窄的征象且杂音随年龄增长而改变，超声心动图有助于诊断。

【治疗】

一、一般治疗

保持和改善心脏代偿功能，限制体力活动，防治链球菌感染，防治风湿复发，防治并发症。如出现心力衰竭和房颤时应积极治疗。

二、经皮气囊瓣膜成形术

此术适用于单纯性瓣膜狭窄者，包括二尖瓣、三尖瓣和主动脉瓣、肺动脉瓣。气囊导管经外周血管插至狭窄的心瓣膜处，利用气囊加压充盈产生的膨胀力使狭窄的瓣膜口扩大。

三、人工瓣膜替换术

适应症：风心病患者，心功能Ⅲ或Ⅳ级，经积极内科治疗无效者；有明显主动脉瓣和（或）二尖瓣关闭不全致左室明显增大者；瓣膜广泛钙化而不能分离或修复者。

第七节　高血压病、妊娠高血压综合征

高血压病

高血压病是以体循环动脉压增高为主要表现的临床综合征，是最常见的心血管疾病。可分为原发性及继发性两大类。在绝大多数患者中，高血压的病因不明，称之为原发性高血压，占高血压患者的95% 以上。

【病因病理】

原发性高血压的病因尚未阐明，目前认为是在一定的遗传背景下，由于多种后天环境因素作用，使正常血压调节机制失代偿所致。主要与下列因素有关：遗传因素、肾素－血管紧张素－醛固酮系统（RAAS）平衡失调、钠过多、胰岛素抵抗、神经、精神作用。小动脉病变是高血压病最重要的病理改变，早期阶段全身小动脉痉挛，长期反复的痉挛使小动脉内膜因压力负荷增加、缺血缺氧出现玻璃样变，中层则因平滑肌增殖、肥大而增厚，出现血管壁的重构，最后管壁纤维化、管腔狭窄呈现不可逆病变。病变最终导致组织器官的缺血损伤，主要累及心脏、肾脏、中枢神经系统、视网膜、主动脉等。

【临床表现】

头晕、头痛、头胀是高血压病常见的神经系统症状，也可有头部沉重或颈项扳紧感。长期血压增高引起心脏改变，出现胸闷、胸痛。累及于肾出现血尿、尿频、夜尿等。高血压危象出现剧烈头痛、头晕、气急、视力模糊、腹痛、尿频、尿少、排尿困难等，有的可伴发热、口干、出汗、兴奋、皮肤潮红或面色苍白、手足发抖等，严重者可出现心绞痛、肺水肿。高血压脑病出现剧烈头痛、头晕、恶心、呕吐、烦躁不安、脉搏多慢而有力，可有呼吸困难或减慢、视力障碍、黑朦、抽搐、意识模糊、甚至昏迷，也可出现暂时性偏瘫、失语、偏身感觉障碍等。

【实验室及其他检查】

为了解靶器官的功能状态，并正确选择治疗药物，应进行下列实验室检查：血尿常规、肾功能、尿酸、血脂、电解质（尤其血钾）、心电图、胸部X线和眼底检查。

【诊断与鉴别诊断】

一、诊断依据

（一）高血压的诊断标准

根据1999年世界卫生组织建议的18岁以上成人血压水平分类标准，分类如下。

类别	收缩压（mmHg）	舒张压（mmHg）
理想血压	<120	<80
正常血压	<130	<85
正常血压高值	130～139	85～89
1级高血压（轻度）	140～159	90～99
亚组：临界高血压	140～149	90～94
2级高血压（中度）	160～179	100～109
3级高血压（重度）	≥180	≥110
单纯收缩期高血压	≥140	<90
亚组：临界收缩期高血压	140～149	<90

以上诊断标准适用于男女任何年龄的成人。对于儿童，目前尚无公认的高血压诊断标准，但通常低于成人高血压诊断标准。

上述高血压的诊断必须以非药物状态下二次或二次以上非同日多次重复血压测定所得的平均值为依据，偶然一次增高不能诊断为高血压，必须重复和进一步观察。

（二）高血压病的分级标准　1999年WHO/ISH高血压指南委员会总结了可影响高血压病人预后的因素并结合影响因素对病人的危险性进行分层。

心血管疾病的危险因素包括吸烟，高脂血症，糖尿病，年龄男性>55岁、女性>65岁，心血管疾病家族史（发病年龄男性<55岁，女性<65岁）。

靶器官损害及合并的临床疾病包括心脏疾病；脑血管疾病；周围动脉疾病；高血压视网膜病变。

低危组：高血压水平1级，年龄男性<55岁，女性<65岁，无任何其他危险因素。

中危组：高血压2级或1~2级伴1~2个危险因素。

高危组：高血压1级或2级，兼有3种或更多的危险因素，兼靶器官损伤或糖尿病，或高血压3级但无其他危险因素。

很高危组：高血压水平3级同时有1种以上危险因素，或靶器官损害、糖尿病，或高血压水平1~3级兼有临床相关病变。

二、鉴别诊断

一旦诊断有高血压，应与下列继发性高血压鉴别。

（一）肾实质病变 急、慢性肾小球肾炎，糖尿病肾病。

（二）肾动脉狭窄 可为单侧或双侧性。大剂量断层静脉造影、放射性核素图有助于诊断，肾动脉造影可明确诊断。

（三）嗜铬细胞瘤 凡血压波动明显，阵发性血压增高伴心动过速、头痛、出汗、面色苍白等症状，对一般降压药物无效，或高血压伴血糖升高、代谢亢进等表现者均应疑及本病。

（四）原发性醛固酮增多症 临床上以长期高血压伴顽固的低血钾为特征，可有肌无力、周期性麻痹、烦渴、多尿等。血压多为轻、中度增高。实验室检查有低血钾、高血钠、代谢性碱中毒、血浆肾素活性降低、尿醛固酮排泄增多等。螺内酯试验阳性具有诊断价值。

（五）库欣综合征 除高血压外，有向心性肥胖、满月脸、水牛背、皮肤紫纹、毛发增多、血糖增高等特征。24小时尿中17-羟及17-酮类固醇增多、地塞米松抑制试验及肾上腺皮质激素兴奋试验阳性有助于诊断。

（六）主动脉缩窄 特点为上肢血压增高而下肢血压不高或降低，呈上肢血压高于下肢血压的反常现象。在肩胛间区、胸骨旁、腋部可有侧支循环动脉的搏动和杂音，腹部听诊有血管杂音。胸部X线摄影可显示肋骨受侧支动脉侵蚀引起的切迹。主动脉造影可确定诊断。

【治疗】

一、非药物治疗

通过改变不良的生活方式来达到降低血压的目的。包括：①减轻体重；②限制饮酒；③限制钠盐摄入；④增加体育活动；⑤戒烟；⑥健康的饮食习惯；⑦正确处理日常生活中的应激事件。

二、降压药物治疗

目前常用降压药物包括肾上腺素能受体阻滞剂、钙拮抗剂、血管紧张素转换酶抑制剂、血管紧张素Ⅱ受体拮抗剂、利尿剂、血管扩张剂等。

妊娠高血压综合征

妊娠高血压疾病是妊娠期特有的疾病，包括妊娠期高血压、子痫前期、子痫、慢性高血压并发子痫前期以及慢性高血压。其中妊娠高血压、子痫前期和子痫统称为妊娠高血压综合征。

【病因病理】

一、病因

至今尚未完全阐明，目前认为子痫前期－子痫的发病起源于胎盘病理生理改变，进一步导致全身血管内皮细胞损伤，引发子痫前期的一系列临床症状。子痫前期－子痫的发病机制可能与遗传易感性、免疫适应不良、胎盘缺血和氧化应激反应有关。

二、病理

全身小动脉痉挛是子痫前期－子痫的基本病变。由于小动脉痉挛，外周阻力增大，血管内皮细胞损伤，通透性增加，体液及蛋白渗漏，表现为血压升高、水肿、蛋白尿及血液浓缩。脑、心、肺、肝、肾等重要器官严重缺血可导致心、肝及肾功能衰竭，肺水肿及脑水肿，甚至抽搐、昏迷；胎盘梗死、出血而发生胎盘早剥及胎盘功能减退，危及母儿安全；血小板、纤维素沉积于血管内皮，激活凝血过程，消耗凝血因子，导致弥散性血管内凝血（DIC）。

【临床表现】

典型临床表现为妊娠 20 周后出现高血压、水肿、蛋白尿。视病变程度不同，轻者可无症状或有轻度头晕，血压轻度升高，伴水肿或轻微蛋白尿；重者出现头痛、眼花、恶心、呕吐、持续性右上腹疼痛等，血压明显升高，蛋白尿增多，水肿明显，甚则昏迷、抽搐。

【实验室及其他检查】

一、血液检查

包括全血计数、血红蛋白含量、红细胞比容、血黏度、凝血功能。

二、肝肾功能测定

肝细胞受损时可出现丙氨酸氨基转移酶（ALT），天门冬氨酸氨基转移酶（AST）升高，患者可出现白蛋白缺乏为主的低白蛋白血症；肾功能受损时，血清肌酐、尿素氮、尿酸升高。

三、尿液检查

应测尿比重、尿常规。尿比重≥1.020 提示尿液浓缩，尿蛋白（＋）时尿蛋白含量约为

300mg/24h；尿蛋白（3+）时尿蛋白含量5g/24h。

四、眼底检查

通过眼底检查可以直接观察到视网膜小动脉的痉挛程度，是子痫前期－子痫严重程度的重要参考指标。

【诊断与鉴别诊断】

一、诊断依据

（一）病史 有本病的高危因素及上述临床表现。

（二）高血压 至少出现两次以上血压升高（≥140/90mmHg），其间隔时间≥6小时才能确诊。

（三）蛋白 应留取24小时尿作定量检查。

（四）水肿 一般为凹陷性水肿，自踝部开始，逐渐向上延伸，经休息后不缓解。

二、鉴别诊断

妊娠高血压疾病应与慢性肾炎合并妊娠相鉴别，子痫应与癫痫、脑炎、脑肿瘤、脑血管畸形破裂出血、糖尿病高渗性昏迷、低血糖昏迷相鉴别。

【治疗】

妊娠高血压疾病治疗的原则是镇静、解痉、降压、利尿，适时终止妊娠。

一、妊娠高血压

一般采用休息、镇静、对症处理，若血压升高，可予以降压治疗。

二、子痫前期

除了一般处理，还要进行解痉、降压等治疗，必要时终止妊娠。

三、子痫

需要及时控制抽搐发生，防治并发症，经短时间控制病情后及时终止妊娠。

第八节　冠状动脉粥样硬化性心脏病

冠状动脉粥样硬化性心脏病指冠状动脉粥样硬化使血管腔狭窄或阻塞，或（和）因冠状动脉功能性改变（痉挛）导致心肌缺血缺氧或坏死而引起的心脏病，统称冠状动脉性心脏病，简称冠心病，亦称缺血性心脏病。

本病多发生在40岁以后，男性多于女性。1979年WHO将冠心病分为以下5型：无症状性心肌缺血、心绞痛、心肌梗死、缺血性心肌病、猝死。

冠心病心绞痛

冠心病心绞痛是冠状动脉供血不足，心肌急剧的、暂时的缺血与缺氧所引起的临床综合征。其特点为阵发性的前胸压榨性疼痛感觉，可伴有其他症状，疼痛主要位于胸骨后部，可放射至心前区与左上肢，常发生于劳累或情绪激动时，持续数分钟，休息或用硝酸酯制剂后消失。

【病因病理】

当冠状动脉供血与心肌需血之间发生矛盾，冠状动脉血流量不能满足心肌代谢需要，引起心肌急剧、暂时的缺氧时，即产生心绞痛。

产生疼痛的直接因素，可能是在缺血缺氧情况下，心肌内积聚过多的代谢产物，如乳酸、丙酮酸、磷酸等酸性物质；或类似激肽的多肽类物质，刺激心脏内自主神经的传入纤维末梢，经1－5胸交感神经节和相应的脊髓段，传至大脑，产生疼痛感觉。这种痛觉反映在与自主神经进入水平相同脊髓段的脊神经所分布的皮肤区域，即胸骨后及两臂的前内侧与小指，尤其是在左侧，而多不在心脏解剖位置处。有人认为，在缺血区内富有神经供应的冠状血管的异常牵拉或收缩，可以直接产生疼痛冲动。

【临床表现】

典型心绞痛发作是突然发生的位于胸骨体上段或中段之后的压榨性、闷胀性或窒息性疼痛，亦可能波及大部分心前区，可放射至左肩、左上肢前内侧，达无名指和小指，偶可伴有濒死的恐惧感觉，往往迫使病人立即停止活动，重者还出汗。疼痛历时1～5分钟，很少超过15分钟；休息或含用硝酸甘油片，在1～2分钟内（很少超过5分钟）消失。常在劳累、情绪激动（发怒、焦急、过度兴奋）、受寒、饱食、吸烟时发生，贫血、心动过速或休克亦可诱发。不典型的心绞痛，疼痛可位于胸骨下段、左心前区或上腹部，放射至颈、下颌、左肩胛部或右前胸，疼痛可以很轻或仅有左前胸不适发闷感。

世界卫生组织和国际心脏病学会联合会制定的“缺血性心脏病的命名及诊断标准”，将心绞痛分为劳力性和自发性两大类，并提到有两者混合发生者。

一、劳力性心绞痛

稳定型劳力性心绞痛　心绞痛发作在1～3个月内每日或每周疼痛发作次数、诱发因素、疼痛的性质、时间、部位并无改变，用硝酸甘油后也在相同时间内发生疗效。

恶化型劳力性心绞痛　指原有稳定型心绞痛的病人，在3个月内疼痛的频率、程度、诱发因素经常变动，进行性恶化，病人的痛阈逐步下降。发作时心电图显示ST段明显压低与T波倒置，但发作后又恢复，且不出现心肌梗死的变化。

二、自发性心绞痛

心绞痛发作与心肌需氧量无明显关系，疼痛持续时间一般较长，程度较重，且不易为硝酸甘油所缓解。包括四种类型：

（一）卧位型心绞痛 指在休息或熟睡时发生的心绞痛，其发作时间较长，症状也较重，发作与体力活动或情绪激动无明显关系，常发生在半夜，偶尔在午睡或休息时发作。

（二）变异型心绞痛 本型病人心绞痛的性质与卧位型心绞痛相似，也常在夜间发作，但发作时心电图表现不同，显示有关导联的 ST 段抬高，而与之相对应的导联中则 ST 段压低。

（三）中间综合征 亦称冠状动脉功能不全。心绞痛发作历时较长，达 30 分钟到 1 小时以上，发作常在休息时或睡眠中发生，但心电图、放射性核素和血清酶学检查无心肌坏死的表现，常是心肌梗死的前奏。

（四）梗塞后心绞痛 在急性心肌梗死后不久或数周后发生的心绞痛。

三、混合性心绞痛

劳力性和自发性心绞痛混合出现。

按劳累时发生心绞痛的情况，又可将心绞痛的严重程度分为四级：Ⅰ级：日常活动时无症状，较日常活动重的体力活动，如平地小跑步、快速或持重物上三楼、上陡坡等即引起心绞痛。Ⅱ级：日常活动稍受限。一般体力活动，如常速步行 1.5～2 公里、上三楼、上坡等即引起心绞痛。Ⅲ级：日常活动明显受限，较日常活动轻的体力活动，如常速步行 0.5～1 公里、上二楼、上小坡等即引起心绞痛。Ⅳ级：轻微体力活动即引起心绞痛，严重者休息时亦发生心绞痛。

【实验室及其他检查】

主要根据静息心电图、动态心电图或心脏负荷试验心电图改变，放射性核素心肌显像、超声心动图发现病人有心肌缺血的改变，而无其他原因解释，又伴有动脉粥样硬化的易患因素。进行选择性冠状动脉造影检查或冠脉内超声检查可确立诊断。心脏 X 线检查可无异常发现或见主动脉增宽、心影增大、肺充血等。化验可有血脂异常，近年报导冠心病病人多伴有超敏 C 反应蛋白增高。

【诊断与鉴别诊断】

一、诊断依据

根据疼痛的部位、性质、时限、诱发因素及用硝酸酯类药是否缓解不难作出诊断。心电图检查、24 小时动态心电图检查、心脏负荷试验、冠状动脉造影可助诊断。

二、鉴别诊断

（一）X 综合征　目前被认为是小冠状动脉舒缩功能障碍所致，以反复发作劳力性心绞痛为主要表现，疼痛亦可在休息时发生。发作时可有心电图改变，但冠状动脉造影阴性。

（二）心脏神经官能症　病人常诉胸痛，叹息性呼吸。多在疲劳之后出现，而轻度活动反觉舒适，有时可耐受较重的体力活动而不发生胸痛或胸闷。含用硝酸甘油无效或在 10 多分钟后才“见效”，常伴有心悸，疲乏及其他神经衰弱的症状。

（三）急性心肌梗死　本病疼痛部位与心绞痛相仿，但性质更剧烈，持续时间可达数小时，含用硝酸甘油多不能使之缓解，常伴有休克、心律失常及心力衰竭，并有发热。心电图及心肌酶改变可明确诊断。

（四）其他疾病引起的心绞痛　包括严重的主动脉瓣狭窄或闭塞、肥厚型心肌病肥厚心肌相对缺血、先天性冠状动脉畸形使部分心肌供血不足等均引起心绞痛。

（五）肋间神经痛　本病疼痛常累及 1 ~ 2 个肋间，但并不一定局限在前胸，为刺痛或灼痛，多为持续性而非发作性，咳嗽、用力呼吸和身体转动可使疼痛加剧，沿神经走行处有压痛，手臂上举活动时局部有牵拉疼痛，故与心绞痛不同。

【治疗】

一、发作时治疗

1. 休息　发作时立刻休息，一般患者在停止活动后症状即可消除。
2. 药物治疗　较重的发作，可使用作用较快的硝酸酯制剂。

二、缓解期治疗

1. 硝酸酯类制剂　硝酸酯类药物可口服、舌下含服、经皮肤或经静脉给药，可分为短效和长效制剂。
2. β 受体阻滞剂　常用制剂有普萘洛尔，氧烯洛尔，阿普洛尔，吲哚洛尔，索他洛尔，醋丁洛尔，美托洛尔，纳多洛尔。
3. 钙离子拮抗剂　常用制剂有维拉帕米，硝苯地平，氨氯地平，地尔硫卓。
4. 抗血栓药物　肝素或低分子肝素静脉注射或皮下注射。口服阿斯匹林，噻氯吡啶，氯吡格雷等。

三、冠状动脉血管重建术

包括经导管介入治疗及冠状动脉旁路手术治疗。

心肌梗死

心肌梗死是冠状动脉闭塞，血流中断，使部分心肌因严重的持久性缺血而发生局部坏死。临床上有剧烈而持久的胸骨后疼痛、发热、白细胞增多、红细胞沉降率加快、血清肌钙蛋白和心肌酶活力增高及进行性心电图变化，可发生心律失常、休克或心力衰竭。

【病因病理】

在冠状动脉粥样硬化病变的基础上并发粥样斑块破裂、出血、血管腔内血栓形成，动脉内膜下出血或动脉持续性痉挛，使管腔迅速发生持久而完全的闭塞时，可致心肌坏死。在粥样硬化病变使冠状动脉管腔狭窄的基础上，发生心排血量骤降（出血、休克或严重的心律失常），或左心室负荷剧增（重度体力活动、情绪过分激动、血压剧升或用力大便）时，也可使心肌严重持久缺血，引起心肌坏死。饱餐（特别是进食多量脂肪时）后血脂增高、血液黏稠度增高，引起局部血流缓慢，血小板易于聚集而致血栓形成；睡眠时迷走神经张力增高，使冠状动脉痉挛；介入诊治的操作损伤，都可加重心肌缺血而致坏死。心肌梗死既可发生于频发心绞痛的病人，也可发生在原来并无症状者中。

【临床表现】

一、疼痛

是最先出现的症状，疼痛程度较重，范围较广，持续时间可长达数小时或数天，休息或含服硝酸甘油片多不能缓解，病人常烦躁不安、出汗、恐惧，有濒死感。部分病人无疼痛，而事后才发现得过心肌梗死。

二、全身症状

主要是发热，一般在疼痛发生后24～48小时出现，体温一般在38℃上下，很少超过39℃，持续1周左右。胃肠道症状：约1/3有疼痛的病人，在发病早期伴有恶心、呕吐和上腹胀痛，肠胀气也不少见，重症者可发生呃逆。

三、心律失常

见于75%～95%的病人，多发生于起病后1～2周内，尤其24小时内。以室性心律失常为最多，尤其是室性过早搏动。

四、低血压和休克

疼痛期血压下降常见，可持续数周后再上升。休克多在起病后数小时到1周内发生，见于20%的病人。严重的休克可在数小时内致死，一般持续数小时至数天，可反复出现。

五、心力衰竭

主要是急性左心衰竭，可在起病最初数日内发生或在疼痛、休克好转阶段出现。发生率约为20%～48%。

六、体征

心脏浊音界可轻度至中度增大；心率增快或减慢；心尖区第一心音减弱，可出现第三或第四心音奔马律。约10%～20%病人在发病后2～3天出现心包摩擦音，可在1～2天内消失，少数持续1周以上；发生二尖瓣乳头肌功能失调者，心尖区可出现粗糙的收缩期杂音；发生心室间隔穿孔者、休克或心力衰竭者出现有关的体征和血压变化。

【实验室及其他检查】

一、实验室检查

白细胞计数增多，红细胞沉降率增快，血清酶学呈动态改变，血肌钙蛋白、肌红蛋白增高。

二、心电图

心电图呈进行性改变或特征性改变。

（一）特征性改变　ST段抬高性心肌梗死心电图表现特点为：

1. ST段抬高呈弓背向上型，在面向坏死区周围心肌损伤区的导联上出现。

2. 宽而深的Q波（病理性Q波），在面向透壁心肌坏死区的导联上出现。

3. T波倒置，在面向损伤区周围心肌缺血区的导联上出现。

在背向心肌梗死的导联则出现相反的改变，即R波增高，ST段压低和T波直立并增高。

（二）动态性改变　ST段抬高性心肌梗死者：

1. 起病数小时内，可尚无异常或出现异常高大两肢不对称的T波。

2. 数小时后，ST段明显抬高，弓背向上，与直立的T波连接，形成单相曲线。数小时～2天内出现病理性Q波，同时R波减低。

3. 在早期如不进行治疗干预，ST段抬高持续数日至两周左右，逐渐回到基线水平，T波则变为平坦或倒置，是为亚急性期改变。

4. 数周至数月后，T波呈V形倒置，两肢对称，波谷尖锐，为慢性期改变。T波倒置可永久存在，也可在数月至数年内逐渐恢复。

三、其他检查

放射性核素心肌显影，选择性冠状动脉造影，超声心动图检查，磁共振心脏断层显像等。

【诊断与鉴别诊断】

一、诊断依据

根据典型的临床表现、特征性心电图改变和实验室检查结果，可以明确诊断。部分患者并无疼痛。凡年老病人突然出现休克、严重的心律失常、心力衰竭、上腹部胀痛或呕吐等，都应动态观察心电图及血清心肌酶学改变，以便确诊。

二、鉴别诊断

（一）心绞痛 疼痛的时间、性质不同，心电图及心肌酶不呈动态改变。

（二）急性心包炎 可有较剧烈的心前区疼痛，心电图见广泛的ST段弓背向下抬高，但无异常Q波，心肌酶学无变化。

（三）急性肺动脉栓塞 可有胸痛、气急、休克，但有右心负荷急剧增加的表现。心电图示心电轴右偏，Ⅰ导联出现S波或原有的S波加深，Ⅲ导联出现Q波和T波倒置，aVR导联出现高R波，胸导联过渡区向左移，右胸导联T波倒置等。

（四）主动脉夹层分离 可出现剧烈胸痛，但疼痛开始即达高峰，常放射到背、肋、腹、腰和下肢，两上肢血压及脉搏可有明显差别，X线胸片、CT、超声心动图可鉴别。

【治疗】

一、一般治疗

卧床休息，吸氧，监测，半流质饮食，保持大便通畅，保持情绪稳定。解除疼痛用吗啡、度冷丁、罂粟碱皮下或肌肉注射，口服或静脉应用硝酸酯类药物。

二、再灌注治疗

（一）溶栓治疗 早期静脉应用溶栓药物能提高急性心肌梗死（AMI）病人的生存率，在症状出现后1~2小时开始用药，治疗效果最显著。常用药物有尿激酶，链激酶，重组组织型纤维蛋白溶酶原激活剂（rt-PA）。药物溶栓应注意禁忌证、适应症及溶栓再通的判断指标。

（二）经皮腔内冠状动脉成形术

（三）外科冠状动脉旁路搭桥手术

三、消除心律失常

一般心律失常无需处理，严重的心律失常可考虑给予抗心律失常治疗（参见心律失常篇）

第九节 病毒性心肌炎

病毒性心肌炎是由于病毒感染所致心肌的急性或慢性，局限性或弥漫性的炎症病变。临床以心悸、气短、心前区不适或隐痛为主症，某些病例无典型的临床症状。病情轻重不一，轻者心肌细胞呈局灶性病变可无症状，重者大片心肌细胞水肿坏死，可出现心律失常，心力衰竭，心源性休克或猝死。多数患者发病前有发热、全身酸痛、咽痛、腹泻等病史。

病毒性心肌炎的确切发病率不详。潜伏期约 1～4 周，可发生于任何年龄，多见于儿童和青少年，成人病毒性心肌炎以 20～30 岁居多。男性较女性多见。发病季节以夏秋两季多见。

【病因病理】

一、病因

多种病毒均可引起心肌炎，如流感病毒、风疹病毒、柯萨奇病毒、埃可病毒、脊髓灰质炎病毒、麻疹病毒、单纯疱疹病毒、腮腺炎病毒、肝炎病毒及人体免疫缺陷病毒（HIV）等，其中以肠道病毒包括 A、B 组病毒，孤儿病毒，脊髓灰质炎病毒等为常见，尤其是柯萨奇 B 组病毒，约占 30%～40%。

二、发病机制

本病的发病机制尚不十分清楚。一般认为，与病毒直接作用和免疫反应有关。病毒对心肌的直接作用，包括急性病毒感染及持续病毒感染对心肌的损害。心肌中可直接分离出病毒，病毒荧光抗体检查结果阳性。病毒分离在慢性期为阴性，心肌内有抗原抗体复合物，抗心肌抗体为阳性，补体 C_3 降低均证实有免疫反应存在。

三、病理

病变范围大小不一，可为弥漫性和局限性，随病程发展可为急性或慢性。病变较重者心肌外观非常松弛，呈灰色或黄色，心腔扩大。较轻者外观无明显异常，只有在显微镜下才能看到病变，病变性质多以心肌间质组织和附近血管周围单核细胞、淋巴细胞及中性粒细胞浸润为主，少数为心肌变性、溶解或坏死。病变可涉及心肌与间质，也可涉及心脏的起搏与传导系统，成为心律失常的发病基础。还可影响心包，引起病毒性心包炎。心肌坏死之后由纤维组织增生替代。

【临床表现】

病毒性心肌炎的临床表现轻重相差悬殊，变异很大，轻者几无症状，重者可致猝死。

一、症状

约半数患者于发病前 1～3 周有病毒感染前驱症状，如发热，全身倦怠感，即所谓“感冒”样症状，或恶心、呕吐等消化道症状。然后出现心悸、胸闷、乏力、头晕、心前区隐痛、浮肿，可出现晕厥，甚至阿－斯综合征。

二、体征

（一）心律失常　最常见，往往是首先引起患者注意的临床表现。各种心律失常都可出现，其中以期前收缩，尤其是室性期前收缩最多见，其次为房室传导阻滞；此外，心房颤动，病窦综合征也可出现。

（二）心率改变 可见与发热程度不平行的心动过速，如心率过缓应考虑是否存在房室传导阻滞可能。

（三）心音改变 心尖部第一心音减弱或分裂，病理性第三心音和（或）第四心音，心音可呈胎心音样。心尖区可有收缩期吹风样杂音或舒张期杂音。杂音的强度多不超过三级，心肌炎好转后多消失。合并心包炎者可有心包摩擦音。

（四）心脏扩大 轻者心脏多不扩大，心脏显著扩大反映心肌炎严重而广泛。

（五）重症弥漫性心肌炎 患者可出现急性心力衰竭的体征。左右心可先后或同时出现衰竭，表现为颈静脉怒张，肺部可闻及细湿啰音，肝肿大，下肢凹陷性水肿等体征。易合并心源性休克。

【实验室及其他检查】

一、血液学检查

急性期白细胞计数可升高，血沉可加速，C 反应蛋白增加。部分患者血清谷草转氨酶、乳酸脱氢酶、肌酸磷酸激酶、肌钙蛋白增高，反映心肌坏死。免疫球蛋白可增高，补体 C_3 降低。

二、病毒学检查

咽拭子及粪便分离病毒，病变早期阳性率高，当心脏症状出现时往往呈阴性，且有些正常人也可阳性，只有辅助诊断价值。心肌、心内膜及心包液中分离出病毒或用免疫荧光法在病变部位检出病毒抗体存在，则与心肌炎高度相关。

三、抗体测定

中和抗体和血凝抑制实验方法测定抗体，急性初期血清与两到四周后第二份血清测定抗体效价，如有四倍以上增高或一次大于 1∶640 则为阳性标准。

四、心电图

心电图常见 ST－T 改变和各型心律失常。

五、X 线

局灶性心肌炎无异常变化，弥漫性心肌炎或合并心包炎的患者心影扩大，心搏减弱，严重者可见肺淤血或肺水肿。

六、超声心动图

可示正常，可有左心室收缩或舒张功能异常，节段性及区域性室壁运动异常，左心室增大或附壁血栓等。

七、放射性核素

心肌显像可有花斑样改变，心血池可有心脏扩大，室壁运动减弱，心脏收缩舒张功能减低。

【诊断与鉴别诊断】

一、诊断依据

病毒性心肌炎临床表现及多数辅助检查均缺乏特异性，故其诊断相当困难。1999 年 8 月在镇江召开的全国心肌病学术会议修订的“成人急性病毒性心肌炎的诊断参考标准”，可作参考。

（一）病史与体征　在上呼吸道感染、腹泻等病毒感染后 3 周内出现心脏表现，如出现不能用一般原因解释的感染后重度乏力、胸闷、头昏、心尖区第一心音明显减弱、舒张期奔马律、心包摩擦音、心脏扩大、充血性心力衰竭或阿－斯综合征等。

（二）上述感染后 3 周内新出现下列心律失常或心电图改变　①窦性心动过速、房室传导阻滞、窦房阻滞、或束支阻滞；②多源、成对室性早搏，自主性或交界性心动过速，阵发或非阵发性室性心动过速，心房或心室扑动或颤动；③2 个以上导联 ST 段呈水平型或下斜型下移≥0.05mV，或 ST 段异常抬高，或出现异常 Q 波。

（三）心肌损伤的参考标志　病程中血清心肌肌钙蛋白 I 或肌钙蛋白 T、CK－MB 明显增高。超声心动图示心腔扩大或室壁活动异常和（或）核素心功能检查证实左室收缩或舒张功能减弱。

（四）病原学依据　①在急性期从心内膜、心肌、心包、或心包穿刺液中检测出病毒、病毒基因片段或病毒蛋白抗原；②病毒抗体。第二份血清中同型病毒抗体滴度较第一份血清升高 4 倍或一次抗体效价 640 者为阳性，320 者为可疑阳性；③病毒特异性 IgM。以≥1∶320 者为阳性。如同时有血中肠道病毒核酸阳性者更支持有近期病毒感染。

对同时具有上述第（一）、（二）（①②③中任何一项）、（三）中任何两项，在排除其他原因心肌疾病后，临床上可诊断急性病毒性心肌炎。如同时具有（四）项中的第①项者，可从病原学上确诊急性病毒性心肌炎；如仅有第（四）项中②③项者，在病原学上只能拟诊为急性病毒性心肌炎。

如患者有阿－斯综合征发作、充血性心力衰竭伴或不伴心肌梗死样心电图改变、心源性休克、急性肾功能衰竭、持续性室性心动过速伴低血压或心肌心包炎等一项或多项表现，可诊断为重症病毒性心肌炎；如仅在病毒感染后 3 周内出现少数早搏或轻度 T 波改变，不宜轻易诊断为急性病毒性心肌炎。

二、鉴别诊断

（一）风湿性心肌炎　两者都可有抗溶血性链球菌“O”增高，血沉加快，心肌酶增高及心电图改变等。但风湿性心肌炎有咽、扁桃体等部位的A族溶血性链球菌感染史，可伴有游走性关节炎，皮下结节、环形红斑或舞蹈症等特征。心电图改变以房室传导阻滞为多见。心瓣膜受损性杂音亦常明显。病毒学检查阴性，抗风湿治疗有效。

（二）冠心病 两者均可出现心前区疼痛及ST－T改变等，但冠心病发病年龄多较大，常伴有高血压、高脂血症、肥胖、糖尿病等冠心病易患因素。其心前区闷痛为阵发性，持续时间短，硝酸甘油可缓解，超声心动图可见心肌节段性运动减弱，冠状动脉造影可鉴别。

（三）原发性心肌病 两者均可出现心脏扩大，充血性心力衰竭，而表现为扩张性心肌病样改变。但原发性心肌病起病慢，无前驱感染史，无病毒感染证据，活检以心肌肥大或心肌变性坏死为主，超声心动图示心室腔明显扩大等可与区别，但与心肌炎晚期则鉴别较难。

（四）β受体亢进综合征 两者均为年轻患者多见，均有心电图ST－T改变及窦性心动过速等。但β受体亢进综合征患者常有一些精神因素为诱因，主诉多变而客观指征较少，无心脏扩大及心功能不全等表现，亦无发热及血沉增速，普萘洛尔试验可使ST－T改变恢复正常。病毒性心肌炎所致ST－T改变，一般不能在用药后片刻内使之恢复正常。

（五）甲状腺功能亢进 本病可出现窦性心动过速，多种期前收缩，阵发性室上性心动过速，阵发性或持久性心房颤动或扑动及房室传导阻滞等心律失常，需与病毒性心肌炎相鉴别。但前者多见于20～40岁女性，以神经兴奋性与功能代谢增高为主要表现，如兴奋、易激动、怕热多汗、心率增快、体重下降、食欲亢进、双手细颤等。伴有双眼突出，甲状腺肿大，血清三碘甲状腺原氨酸（T_3）、甲状腺素（T_4）和甲状腺^{131}I摄取率增高，促甲状腺激素（TSH）降低。

（六）二尖瓣脱垂综合征 多见于年轻女性，心电图上可有ST－T改变及各种心律失常，但本病多数患者在心尖部闻及收缩中－晚期喀喇音或伴收缩晚期或全收缩期杂音。超声心动图检查可资鉴别。

（七）其他疾病 如尿毒症，肠伤寒，大叶性肺炎，菌痢，立克次体感染，亦可伴发心肌炎，通常程度较轻，均有原发病的相应表现，不难鉴别。某些化学品或药物如吐根素，三价锑，阿霉素等，也可引起中毒性心肌炎。根据接触史或用药史可以鉴别。

【治疗】

病人应注意休息，重症心肌炎患者应严格卧床休息。因病毒感染易于继发细菌感染，因而亦应酌情选用抗生素治疗。保护心肌细胞的代谢是治疗的重要手段之一。对病毒性心肌炎无特殊治疗，目的在于减轻心脏负荷，防止心脏扩大，控制心律失常和改善心功能。

一、一般治疗

急性期患者应充分休息，重症心肌炎患者应严格卧床休息。饮食以富有营养，容易消化为原则。居住环境的空气应保持流通，新鲜。并应及时退热止痛，解除焦虑等对症处理，以减轻心脏负荷。有严重心律失常者，应进行连续心电监护，防止因严重心律失常而猝死，必要时吸氧。

二、控制感染

（一）抗病毒治疗　目前对各种抗病毒药物的疗效尚难以肯定，一般主张流感病毒所致心肌炎可试用吗啉胍、金刚烷胺。疱疹病毒性心肌炎可试用阿糖胞苷、三氮唑核苷。

（二）抗生素应用　为了防止继发细菌感染，可用青霉素或先锋霉素。

三、改善心肌代谢，促进心肌恢复的治疗

大量维生素C。能量合剂：三磷酸腺苷（ATP）或三磷酸腺苷加辅酶A加细胞色素C；辅酶Q_{10}；肌苷。极化液（GIK）：氯化钾加胰岛素；门冬氨酸钾镁；1，6－二磷酸果糖等。

四、调节细胞免疫功能药物

人白细胞干扰素、聚肌胞、免疫核糖核酸；胸腺素：用简化胸腺素；转移因子。

五、激素应用

病毒性心肌炎在急性期和非危重病人不主张用糖皮质激素。对重症心肌炎，有高热，短期内心脏扩大，心功能不全，心源性休克，严重房室传导阻滞时，应用激素要及时，足量和短期使用。可用氢化可的松或氟美松。激素一般应用3～5天或改用强的松，短期内停药。

六、对症治疗

（一）纠正心律失常　原则上按一般心律失常处理，如系偶发早搏，可先观察而不给予抗心律失常药物；如为完全房室传导阻滞时，应使用临时心脏体外起搏器，可在短期内恢复。

（二）心力衰竭　应及时控制，但使用洋地黄类药物必须谨慎，宜从小剂量开始，逐步增加，以避免发生毒性反应，除洋地黄类药外，扩血管药和利尿剂也可使用。

七、恢复期处理

根据病情可逐渐增加活动量，对于心脏增大者，应密切观察心功能状态，遗留完全房室传导阻滞者应安装永久性人工心脏起搏器。

第十节　心肌病

心肌病是指除冠状动脉、高血压性、风湿性、肺源性、先天性心脏病或心包疾病之外的以心肌本身病变为主的一类疾病，其主要特征为心脏增大，易发生心力衰竭、心律失常、栓塞及猝死等。可分为扩张型、肥厚型、限制型和未定型心肌病四类。

扩张型心肌病

扩张型心肌病主要特征是单侧或双侧心腔扩大，心肌收缩功能减退，伴或不伴有充血性心力衰竭。

【病因病理】

一、病因

病因迄今不明，除特发性、家族遗传性外，近年来认为持续性病毒感染是其主要的原因。此外尚有围生期、酒精中毒、抗癌药物、心肌能量代谢紊乱和神经激素受体异常等多因素也可引起本病。

二、病理

主要病理改变以心腔扩大为主，肉眼可见心室扩张，室壁多变薄，纤维瘢痕形成，且常伴有附壁血栓。瓣膜、冠状动脉多无改变。组织学为非特异性心肌细胞肥大、变性，特别是程度不同的纤维化等病变混合存在。

【临床表现】

一、症状

心悸、呼吸困难、胸痛、浮肿、头晕、心律失常、乏力，充血性心力衰竭。但有6%的病例无症状。

二、体征

心脏扩大，常可听到第三或第四心音，心率快时呈奔马律。常合并各种心律失常。

【实验室及其他检查】

一、胸部X线检查

心影常明显增大，心胸比例 >50%。

二、心电图

全部病例均示异常，包括ST-T变化，室性早搏，左心室增大，房室传导阻滞，左、右束支传导阻滞，房性早搏，房颤，异常Q波，室性心动过速等。

三、超声心动图

在病早期即可有心腔轻度扩大，后期各心腔均扩大，以左心室扩大早而显著，室壁运动普遍减弱。二、三尖瓣在收缩期不能退至瓣环水平，彩色血流多普勒显示二、三尖瓣反流。

【诊断与鉴别诊断】

本病缺乏特异性的诊断标准，临床上看到心脏增大、心律失常和充血性心力衰竭的患者时，如超声心动图证实有心腔扩大和心脏弥漫性搏动减弱，即考虑有本病的可能，但应排除各种病因明确的器质性心脏病，如急性病毒性心肌炎、风湿性心脏病、冠心病、先天性心血管病及各种继发性心肌病等后方可确立诊断。

【治疗】

因病因未明，尚无特殊的防治方法。在病毒感染时密切注意心脏情况及时治疗，有一定的实际意义。目前治疗原则是针对充血性心力衰竭和各种心律失常。

肥厚型心肌病

肥厚型心肌病的特征为心室肌肥厚，以左心室、室间隔为甚，偶尔可呈向心性，左心室腔正常或缩小。病变亦可发生在右心室。

【病因病理】

病因未明，目前认为遗传因素是主要病因，通常为常染色体显性遗传。病变以心肌肥厚为主，心脏重量增加。显微镜下见心肌细胞排列紊乱，细胞核畸形，细胞分支多，心肌细胞极度肥大，细胞内糖原含量增多，此外，尚有间质纤维增生。

【临床表现】

一、症状

心悸、呼吸困难、胸部压迫感、易疲劳。梗阻性肥厚型心肌病还可见眩晕或晕厥。

二、体征

心浊音界向左扩大，心尖搏动向左下移位，有抬举样搏动。听诊非特异性收缩期杂音。

【实验室及其他检查】

一、心电图

ST－T变化，左室高电压，异常Q波，QRS波群增宽。

二、超声心动图

室中隔肥厚，舒张期室间隔与左室后壁厚度之比≥1.3。

三、心肌活检

形态奇特的心肌细胞，心肌排列杂乱（但并非为本病的特异性变化）。

【诊断与鉴别诊断】

一、诊断依据

约1/3有家族史，症状发生于30岁之前，男女同样罹患。除典型症状及体征外，超声心动图是极为重要的无创性诊断方法，心导管检查及左心室造影对诊断也具有价值。

二、鉴别诊断

须与心室间隔缺损、主动脉瓣狭窄、风湿性二尖瓣关闭不全、冠心病鉴别。从听诊及超声心动图、心导管检查即可区分。

【治疗】

治疗的目标为解除症状和控制心律失常的发生。现有治疗包括：①β受体阻滞剂；②钙拮抗剂；③抗心律失常药，以胺碘酮常见；④对晚期出现心衰者，同心衰治疗。

限制型心肌病

限制型心肌病的特点为原发性心肌及（或）心内膜纤维化，或是心肌的浸润型病变，引起心脏充盈受阻的舒张功能障碍。

【病因病理】

病因迄今未明，除浸润性病变外，非浸润性的本型心肌病的发病机理研究，集中于嗜酸性细胞。在浸润性病变所致的本病中，有淀粉样变性、类肉瘤、血色病、糖原累积症等种类。非浸润性病变中，有心肌心内膜纤维化与Loffler心内膜炎两种。心脏外观轻度或中度增大，心内膜显著纤维化与增厚，附壁血栓易形成，心室腔缩小。

【临床表现】

一、症状

心悸、乏力、头晕、浮肿、气急。

二、体征

心脏轻度增大，心尖搏动减弱，心音低钝，心率快，一般无杂音，可有舒张期奔马律，颈静脉怒张，肝脏肿大，腹水，下肢水肿，脉压小，脉搏细弱，偶有奇脉，可有栓塞表现。

【实验室及其他检查】

一、心电图

左心房或左心室肥大，心肌损害，异常 Q 波及右束支传导阻滞等变化。

二、X 线检查

心影扩大，心搏减弱，选择性左心室造影见心室腔缩小，心内膜可有线性钙化现象。

三、超声心动图

心室壁增厚，心腔内径缩小，心内膜反光（回光）增强，心房扩大。

【诊断与鉴别诊断】

一、诊断依据

早期症状不明显，不易做出诊断，症状出现后可依据各项检查、超声心动图协助诊断。心肌心内膜组织活检有助于诊断。

二、鉴别诊断

须与缩窄性心包炎鉴别。缩窄性心包炎有急性心包炎病史，X 线示心包钙化，胸部 CT 或磁共振检查示心包增厚。超声心动图有助于鉴别。

【治疗】

治疗以对症为主。有心房纤颤者可给洋地黄类，有浮肿和腹水者可利尿治疗，可用抗凝药防止栓塞。近年来用手术切除纤维化增厚的心内膜，人造瓣膜置换术，可有较好效果。

第十一节　心脏神经症

心脏神经症是神经症的一种类型，系神经机能失常导致的心血管功能紊乱，在病理解剖上一般无器质性病变，在临床上出现心悸、胸痛、气短、乏力、失眠等神经症，多见于 20～40岁女性，尤其是更年期妇女，约占心血管疾患的 10%。

【病因病理】

本病病因不清楚，可能与体质、神经、行为、外周环境、遗传等因素有关。

由于精神、环境等刺激造成神经、内分泌系统失调，交感神经张力过高，糖皮质激素分泌增加。心血管系统受神经和内分泌系统调节，二者功能失调必造成心血管功能失常而患心脏神经症。另外，由于器质性心脏病或重病后体力活动过少，循环系统缺乏适当锻炼，以致稍微活动或劳累即不能适应或耐受者，容易产生过度的心血管系统反应而发病。

【临床表现】

一、症状

心血管系统功能失调的表现有心悸，患者能感觉到心跳、心前区搏动或心前区不适，运动或情绪激动时更明显。心前区部位不固定的、一过性刺痛或持久性隐痛，以位于左前胸乳部或乳下者为多见，也可在胸骨下或右前胸，多在活动后或精神疲劳后，甚至休息时出现，心前区的肋骨、软组织及其表面皮肤可有压痛点。气短，主要是患者主观上感到空气不足，呼吸不畅，但呼吸频率常不增快。平常经常有叹息样的呼气，有时由于过度换气导致呼吸性碱中毒，伴四肢发麻、手足搐搦、头晕等。

自律神经功能紊乱的表现有多汗，手足冷，两手震颤，失眠，睡眠不深或多梦或焦虑，头昏。

二、体征

体格检查可无异常发现。患者可有焦虑和紧张的表情，手掌汗多，两手颤抖，体温有时略升高，血压轻微升高且易波动。心率增快、心搏强而有力和心音增强，可能伴有心前区1~2级柔和的收缩期杂音，或胸骨左缘第二、三肋间2级左右的收缩期杂音，偶有过早搏动。

【实验室及其他检查】

心电图可示窦性心动过速，房性或室性过早搏动，或非特异性ST-T变化。ST-T变化主要表现为ST段J点压低或水平样下移，T波低平、双相或倒置。ST-T改变多局限在Ⅱ、Ⅲ、aVF或V_4~V_6导联。双倍二阶梯或活动平板运动负荷试验阳性。心得安等β受体阻滞剂大多能使心率减慢，症状减轻或消失，心电图ST-T改变恢复正常，并使运动负荷试验转为阴性。

【诊断与鉴别诊断】

一、诊断依据

根据上述心血管系统功能失调的症状，加上全身性神经症的表现，且经详细的全身和心血管系统方面检查证实并无器质性心脏病证据时，应考虑本病的诊断。

二、鉴别诊断

（一）甲状腺机能亢进症　心悸、心率增快、心尖搏动增强、情绪紧张、焦虑、易激动、多汗、手抖以及部分患者的心电图 ST－T 改变而类似心脏神经症。但甲亢患者大多有甲状腺肿大并有血管杂音，可触到震颤，以及血清 T_3、T_4 和甲状腺 ^{131}I 吸收率增高，可资鉴别。

（二）嗜铬细胞瘤　心悸呈阵发性，心率增快时多伴有血压增高，发作时尿中儿茶酚胺及其代谢产物增高，酚妥拉明试验、组织胺激发试验阳性则可鉴别。

（三）冠心病心绞痛　冠心病心绞痛多见于 40 岁以上的男性患者，有冠心病易患因素存在。典型的心绞痛多在运动或情绪激动时发作，部位大多固定在胸骨后，呈压迫感，可放射至左肩和左臂内侧达无名指和小指，持续时间不超过 15 分钟，常需停止活动或舌下含化硝酸甘油片才能中止发作。不典型的冠心病心绞痛和心脏神经症心电图上都可有 ST－T 改变，鉴别诊断有困难，可做心得安试验以资鉴别，前者心得安试验阳性，后者心得安试验阴性。必要时可做铊心肌显像和冠状动脉造影。

（四）二尖瓣脱垂综合征　心悸胸痛、气短乏力、焦虑不安、过度换气等极易与心脏神经症混淆。但前者心尖部闻及第一心音亢进，收缩中期喀喇音和收缩中晚期杂音。超声心电图示二尖瓣后叶或（和）前后叶脱入左心房图象则可鉴别。

（五）病毒性心肌炎　病毒性心肌炎多有上呼吸道感染、腹泻等病史。心脏神经官能症多伴有失眠多梦、眩晕、多汗、眼颤、舌颤、手颤等表现；心脏神经症 ST－T 改变可由 β 受体阻滞剂心得安纠正。临床上可用心得安试验来加以鉴别。病毒性心肌炎所出现的早搏多为频发多源平行心律型或呈现 R 波落在 T 波降支上（R on T）等恶性早搏，多无明显的自觉症状，活动后次数增多等，借此鉴别功能性早搏和器质性早搏。

【治疗】

医务人员必须用诚恳的态度对待病人，以获得病人的信任。通过多种手段向病人说明本病的性质，以解除病人的焦虑，并使其相信没有器质性心脏病。同时向病人说明精神因素对本病的影响、治疗的效果，以及治疗过程中病情反复的可能，使病人树立起战胜疾病的信心，为治疗创造有利条件。

为减轻病人症状，可给予必要药物治疗：①小量镇静药，如安定、利眠宁；②β－受体阻滞剂，如心得安。按照上述方法治疗取得一定疗效后，要再维持治疗 2～3 月以上，以后逐渐停药。否则病情容易反复，可加重患者的顾虑，甚至使患者丧失信心。

第三章 消化系统疾病

第一节 反流性食管炎

反流性食管炎是由于胃和（或）十二指肠内容物反流入食管，引起食管黏膜的炎症、糜烂、溃疡等病变，出现烧心、反酸、胸骨后疼痛等症状，属于胃食管反流病。胃食管反流病在西方国家十分常见，但近年来在我国其发病率逐年增高。

【病因病理】

一、病因

反流性食管炎是由多种因素造成的消化道动力障碍性疾病，存在胃酸和其他有害物质的食管反流。

（一）食管抗反流屏障减弱 食管胃连接处是抗反流屏障，其中最重要的结构是食管下端括约肌（LES），LES 构成一个压力屏障，起着防止胃内容物反流入食管的作用。任何影响 LES 压降低的因素，以及贲门失弛缓症术后均可影响 LES 压降低而导致反流性食管炎。

（二）食管黏膜屏障下降 任何导致食管黏膜屏障作用下降的因素（长期吸烟、饮酒以及抑郁等），将使食管黏膜不能抵御反流物的损害。

（三）反流物对食管黏膜攻击作用 胃酸与胃蛋白酶是反流物中损害食管黏膜主要成分。其中非结合胆盐和胰酶成为主要的攻击因子，损害食管黏膜。

二、病理

反流性食管炎患者其病理组织学基本改变有：①复层鳞状上皮细胞层增生；②黏膜固有层乳头向上皮腔面延长；③固有层内炎症细胞主要是中性粒细胞浸润；④糜烂及溃疡；⑤胃食管连接处以上出现 Barrett 食管改变（Barrett 食管是指食管与胃交界的齿状线 2cm 以上出现柱状上皮替代鳞状上皮）。

【临床表现】

一、症状

（一）胸骨后烧灼感或疼痛 为本病主要症状。症状多在食后 1 小时发生，卧位、身体前驱或剧烈运动后可诱发，进食过热、过酸食物可使症状加重。烧灼感严重程度与病变轻重不成正比。

（二）烧心和反酸 烧心是指胸骨后或剑突下烧灼感，常于食后 1 小时出现，卧位、弯腰或腹压增高时加重。伴有恶心呕吐，呕吐物多呈酸性，称反酸。反酸常伴烧心。

（三）吞咽困难和吞咽痛 部分病人有吞咽困难，由食管痉挛、食管狭窄引起。症状呈间歇性，进食固体食物加重。食管炎伴黏膜糜烂或溃疡者可伴吞咽疼痛。

（四）其他 一些患者诉咽部不适，有异物感、棉团感或堵塞感，但无真正吞咽困难，称为癔球症。

二、体征

除胸骨后不适或轻压痛无其他阳性体征。

三、并发症

（一）上消化道出血 反流性食管炎患者，因食管黏膜炎症、糜烂及溃疡可以导致上消化道出血，临床表现有呕血和（或）黑便以及不同程度的缺铁性贫血。

（二）食管狭窄 食管炎反复发作致使纤维组织增生，最终导致瘢痕狭窄，这是严重食管炎表现。

【实验室及其他检查】

一、内镜检查

内镜检查是诊断反流性食管炎最准确的方法，根据内镜下所见食管黏膜的损害程度进行反流性食管炎分级，目前按萨－米勒（Savary－Miller）分级法将反流性食管炎分为四级：A 级为单个或几个非融合性病变，表现为红斑或浅表溃疡；B 级为融合性病变，但未弥漫或累及食管环周；C 级病变弥漫食管环周，有糜烂但无狭窄；D 级呈慢性病变，表现为溃疡、狭窄、食管缩短及 Barrett 食管。

二、24 小时食管 pH 监测

该检查为诊断反流性食管炎的重要诊断方法。当 $pH<4$ 时，被认为是酸反流指标，24 小时食管内 pH 监测的各项参数均以此作基础。但要注意本项检查前 3 日应停用抑酸药与促胃肠动力药。

三、食管测压

可测定 LES 的长度和部位、LES 压、LES 松弛压、食管体部压力及食管上括约肌压力等。LES 静息压为 10～30mmHg，如 LES 压 <6mmHg 易导致反流。

【诊断与鉴别诊断】

一、诊断依据

反流性食管炎的诊断：①有明显的反流症状；②内镜下可能有反流性食管炎的表现；③食管过度酸反流的客观证据。如患者有典型的烧心和反酸症状，可作出反流性食管炎的初步临床诊断。内镜检查如发现有反流性食管炎并能排除其他原因引起的食管病变，本病诊断可成立。

二、鉴别诊断

（一）心源性胸痛 胸骨后疼痛可见于心源性胸痛如心绞痛，呈阵发性，无反酸、嗳气，应做心电图及运动试验以排除之。

（二）食管癌 有吞咽困难者，应与食管癌相鉴别。一旦出现吞咽困难，食管癌已至晚期，多伴有恶心、呕吐、消瘦等。

【治疗】

一、一般治疗

为了减少卧位及夜间反流，可将床头抬高 15～20cm。避免睡前 2 小时内进食，白天进餐后亦不宜立即卧床。应避免进食使 LES 压降低的食物，应戒烟及禁酒。避免应用降低 LES 压的药物和引起胃排空延迟的药物。

二、药物治疗

（一）促胃肠动力药 这类药物的作用是增加 LES 压力、改善食管蠕动功能、促进胃排空，使胃内容物不反流或少反流到食管。目前常用西沙必利，常用量为每次 5～15mg，每天 3～4 次，疗程 8～12 周。由于西沙比利有引起严重心律失常的个别报道，应用时要注意。

（二）抑酸药

1. H_2 受体拮抗剂（H_2RA） 能减少 24 小时胃酸分泌 50%～70%，但不能有效抑制进食刺激的胃酸分泌，因此适用于病情轻、中度者。因副作用较多，不可长期应用。

2. 质子泵抑制剂（PPI） 抑酸作用强，适用于症状重、有严重食管炎的患者。疗程 4～6 周。对个别疗效不佳者可倍量或与促胃肠动力药联合使用。

（三）胃黏膜保护剂 常用麦滋林－S 颗粒（有效成分为 L－谷氨酰胺和甘菊环烃，是一种新型消炎性抗溃疡剂）0.67g/次，3 次/日，饭前半小时吞服。

三、手术治疗

主要适用于食管瘢痕狭窄及内科治疗无效、反复出血、反复并发肺炎者，如同时合并食管裂孔疝，进行裂孔修补及抗反流术，目的是阻止胃内容物反流入食管。

第二节　胃炎

胃炎是指胃黏膜的炎症，发病率在消化系统疾病中居首位。因胃镜检查的广泛开展和幽门螺杆菌（Hp）的发现及深入研究，对胃炎的病因病机认识与治疗有了很大的进展。按临床发病的缓急，分为急性胃炎、慢性胃炎。

急性胃炎

急性胃炎是指各种原因引起的胃黏膜的急性炎症，可局限于胃窦、胃体或弥漫分布于全胃。其中以充血、水肿等非特异性炎症为主要表现者为急性单纯性胃炎；以糜烂、出血为主要表现者为急性糜烂出血性胃炎。

【病因病理】

一、病因

（一）生物因素　包括细菌及病毒感染导致胃黏膜的急性炎症，幽门螺杆菌感染也常引起急性胃炎。

（二）理化因素　过冷过热的食物、粗硬食物、异物、乙醇、咖啡、浓茶、尼古丁及刺激性的食物损伤胃黏膜，诱发急性炎症。

（三）非甾体抗炎药　可直接损伤胃黏膜上皮细胞，破坏胃黏膜屏障。糖皮质激素则刺激胃蛋白酶和胃酸分泌，减少黏液分泌，抑制黏膜上皮细胞修复而损伤胃黏膜。

（四）应激　大手术、大面积烧伤、休克、脏器衰竭、精神创伤常使机体处于应激状态，胃黏膜因血管痉挛而缺血，黏液分泌下降，前列腺素合成不足，黏膜屏障破坏，H^+离子反弥散导致黏膜糜烂、出血，甚至出现溃疡。

二、病理

急性单纯性胃炎多发于全胃或胃窦部黏膜，表现为黏膜水肿、充血、渗出，表面覆盖黏液及渗出物，可有点状出血或轻度糜烂，黏膜固有层可见炎症细胞浸润。化脓性炎症常引起黏膜坏死、脱落，甚至导致胃壁坏死、穿孔。

【临床表现】

一、症状

急性胃炎多起病迅速，出现上腹部饱胀、疼痛、恶心、呕吐、食欲减退等症状。急性胃肠炎患者还表现有腹部绞痛、水样腹泻，严重者可伴有发热、脱水、甚至休克的表现。急性糜烂出血性胃炎可出现少量间歇性出血，但多能自止；少数出血量多者可见呕血和黑便。应激性胃炎主要表现为上消化道大出血。

二、体征

上腹部压痛，肠鸣音亢进。

【实验室及其他检查】

一、幽门螺杆菌（Hp）检查

部分急性胃炎患者 Hp 检测阳性。

二、胃镜检查

可明确胃炎的性质、部位及炎症程度。

【诊断与鉴别诊断】

一、诊断依据

据患者急性起病，上腹不适、疼痛，有饮食不当或服用药物或应激状态等诱因，一般可诊断急性胃炎。发病后 24～48 小时内胃镜检查，可明确诊断不同类型的胃炎。

二、鉴别诊断

（一）胆囊炎 以右上腹痛为主，莫菲征阳性，B 超检查可明确诊断。

（二）消化性溃疡 以上腹部疼痛为主症，伴反酸、嗳气等，胃镜检查可明确诊断。

【治疗】

首先应立即去除病因，停用非甾体消炎药，给予流质或软食，严重呕吐者应禁食。腹痛明显应肌注阿托品解痉止痛，呕吐次数较多者可肌内注射胃复安，并积极补液，纠正失水、电解质紊乱和酸碱平衡失调。细菌性胃炎或胃肠炎可予相应抗菌药治疗；Hp 阳性者抗 Hp 治疗；糜烂性胃炎在去除病因的同时，给予胃酸分泌抑制药和胃黏膜保护剂。胃出血者按上消化道出血治疗原则止血治疗。

慢性胃炎

慢性胃炎是指胃黏膜的慢性炎症性病变。本病十分常见，约占接受胃镜检查病人的 80%～90%，男性多于女性，随着年龄增长发病率逐步增高。

【病因病理】

一、病因

慢性胃炎的病因目前还未完全阐明，一般认为主要与幽门螺杆菌感染、自身免疫、胆汁反流等因素有关。

（一）幽门螺杆菌（Hp）感染　目前认为 Hp 感染是慢性胃炎最主要病因。Hp 在慢性胃炎的检出率高达 80% 以上。Hp 可以造成黏膜上皮细胞的变性坏死及黏膜的炎症反应。Hp 的抗原物质还能引起宿主对黏膜的自身免疫反应。

（二）自身免疫反应　部分慢性胃炎患者血液中能检测到壁细胞抗体（PCA）和内因子抗体（IFA），说明慢性胃炎与自身免疫具有密切关系。这些自身抗体与壁细胞结合后，在补体的参与下，破坏壁细胞，壁细胞数目减少，最终造成胃酸分泌缺乏，维生素 B_{12}吸收不良，导致恶性贫血。

（三）十二指肠液反流　幽门括约肌松弛或胃部手术胃肠吻合后，十二指肠液易发生反流，其中的胆汁和胰液可削弱胃黏膜屏障功能，易使胃黏膜受损害，引起胆汁反流性胃炎。

二、病理

胃炎的病理变化主要发生于黏膜层，从浅表逐渐向深部扩展至腺区，随病程发展表现为黏膜炎症、萎缩、上皮化生等基本的病理过程。除见慢性浅表性胃黏膜炎症病变外，病损还累及腺体，导致腺体萎缩。在慢性萎缩性胃炎的胃黏膜中常见有幽门腺化生和肠腺化生。异型增生是胃癌的癌前病变。为了区分慢性胃炎的类型及其严重程度，要求判明病位，有无幽门螺杆菌，并对形态学变化（炎症、活动性、萎缩、肠化生）按无、轻、中、重进行分级。

【临床表现】

一、症状

慢性胃炎起病隐匿，症状多无特异性。可以出现上腹痛、饱胀不适，以餐后明显；有时伴嗳气、反酸、恶心、呕吐，少数患者有上消化道少量出血的表现。慢性胃体胃炎可有厌食、体重减轻及贫血表现，恶性贫血患者尚有舌炎、四肢感觉异常等表现。

二、体征

慢性胃炎除了上腹可有轻压痛外，一般无明显的腹部体征。慢性萎缩性胃炎可有贫血征。

【实验室及其他检查】

一、胃液分析

B 型胃炎（病变常局限于胃窦部，而胃体黏膜基本正常，又称为胃窦胃炎）胃酸分泌正常，有时降低或升高。A 型胃炎（炎症局限于胃体或胃底，又称为胃体胃炎）黏膜萎缩严重者，使壁细胞损伤、数目减少，胃酸分泌则减少，严重者胃酸缺如。

二、血清学检查

慢性萎缩性胃体炎常表现高胃泌素血症，90% 病例抗壁细胞抗体阳性，约 75% 抗内因子抗体阳性。因为胃酸缺乏，G 细胞反馈性高分泌胃泌素。慢性胃窦炎血清促胃泌素水平的下降视 G 细胞的破坏程度而定，血清中也有抗壁细胞抗体的存在，但滴度低。

三、胃镜及活组织检查

胃镜检查及胃活组织病理学检查是最准确的诊断方法。胃镜诊断按悉尼标准分为充血渗出性胃炎、平坦糜烂性胃炎、隆起糜烂性胃炎、萎缩性胃炎、出血性胃炎、反流性胃炎和皱襞增生性胃炎。

四、Hp 检测

目前临床上可做血清 Hp 抗体测定、活检标本快速尿素酶试验。亦可做^{13}C－或^{14}C－尿素呼气试验，其敏感性和特异性均高。

【诊断与鉴别诊断】

一、诊断依据

慢性胃炎无特异性临床表现，确诊依赖于胃镜检查和胃黏膜活检。消化性溃疡、胃癌、胃神经官能症、慢性胆囊炎都可以上腹部疼痛或不适为主症，胃镜检查可明确诊断。

二、鉴别诊断

（一）胆囊炎 以右上腹痛为主，可有发冷、发热，B 超检查可明确诊断。

（二）消化性溃疡 临床症状、体征与本病相似，胃镜检查可明确诊断。

【治疗】

一、一般治疗

尽量避免进食刺激性食物，如烟酒、浓茶、咖啡等，宜易消化软食，饮食规律，保持心情舒畅。

二、抗 Hp 治疗

对于 Hp 感染引起的慢性胃炎，尤其是活动性者，应采用联合用药予以根治。目前临床上多以质子泵抑制剂为主，配合两种或三种抗菌药物，如阿莫西林或替硝唑、克拉霉素，抗菌治疗 1～2 周。

三、保护胃黏膜

目前常用的胃黏膜保护剂有麦滋林－S 颗粒、铝碳酸镁颗粒（唯泰颗粒）等。保护胃黏膜不受非甾体抗炎药（NSAID）和胆汁的侵害，有利于胃黏膜的修复。

四、对症处理

腹胀、恶心、呕吐者可用胃动力药吗丁啉或西沙必利；胃痛者可用解痉药；恶性贫血者应给予维生素 B_{12} 和叶酸。萎缩性胃炎可给予胃复春、维酶素等。

第三节　消化性溃疡

消化性溃疡是发生于胃和十二指肠的慢性溃疡，由于溃疡的形成与胃酸和胃蛋白酶对黏膜的消化作用有关而得名。消化性溃疡包括胃溃疡（GU）和十二指肠溃疡（DU）。消化性溃疡是常见病，呈全球性分布，在不同国家和地区其发病率有明显差异。国外资料统计约有10%的人一生中曾患过此病。本病的发作有季节性，秋冬为好发季节。

【病因病理】

一、病因

（一）胃酸和胃蛋白酶　消化性溃疡的形成是由于胃酸－胃蛋白酶自身消化所致。胃酸由壁细胞分泌，胃蛋白酶是由主细胞分泌的胃蛋白酶原经胃酸激活转化而来，胃蛋白酶的活性依赖于胃内一定的酸性环境。由于胃蛋白酶的活性受到胃酸的制约，因而在探讨消化性溃疡发病机制和治疗措施时，主要考虑胃酸的作用，所谓"无酸不成溃疡"。

（二）幽门螺杆菌（Hp）感染　临床研究证实，Hp感染是引起消化性溃疡的主要病因之一。DU患者的Hp感染率为90%～100%，GU患者的感染率为80%～90%。

（三）非甾体类抗炎药（NSAID）　NSAID对胃和十二指肠黏膜有明显的损害作用。长期应用NSAID可诱发消化性溃疡，增加溃疡复发率，可发生出血、穿孔等并发症。

（四）神经精神因素　胃酸的分泌受神经、体液调节。长期精神紧张、焦虑、抑郁、恐惧可使胃酸分泌增加，进而引起应激性溃疡。

（五）其他因素　消化性溃疡发病有明显地区性差异和季节性。吸烟、嗜酒、饮浓茶、过食辛辣、暴饮暴食、饮食不规律均可能诱发本病。

二、病理

GU多发于胃小弯，DU多发于球部。溃疡可以单发，也可以多发，胃或十二指肠发生两处或以上的溃疡称为多发性溃疡。胃和十二指肠均发生溃疡称为复合性溃疡。典型溃疡呈圆形或椭圆形，边缘整齐略高，深达黏膜下，基底光滑、清洁，表面覆盖灰白色苔膜。溃疡深达浆膜层，可出现急性穿孔，慢性穿透性溃疡若在后壁，可与胰腺、肝或结肠粘连。DU多次复发，愈合后可留有瘢痕，可致十二指肠变形或幽门梗阻。

【临床表现】

典型的消化性溃疡表现为慢性、周期性、节律性的上腹部疼痛，体征多不典型。但是少数可无症状，部分患者以上消化道出血，胃、十二指肠穿孔等并发症为首发症状。

一、症状

上腹部疼痛为其主要症状，多为胀痛、灼痛、隐痛。其疼痛特点表现为长期性：由于消化性溃疡愈合后又好复发，故常有上腹部疼痛反复发作；周期性：上腹疼痛呈周期性发作，尤以十二指肠溃疡明显；节律性：溃疡疼痛与进食的关系具有明显的相关性与节律性，胃溃疡具有进食－疼痛－缓解，十二指肠溃疡具有疼痛－进食－缓解的特点。本病除中上腹疼痛外，还可伴有烧心、反胃、泛酸、嗳气、恶心、呕吐等消化道症状。

二、体征

溃疡活动期上腹部可有局限性压痛，程度不重，其压痛部位多与溃疡的位置相符。若并发梗阻、穿孔、出血时，则出现相应体征。

三、并发症

（一）出血　上消化道出血是本病最常见的并发症，其发生率约在20%～25%。消化性溃疡出血速度快且量多者，可表现为呕血及黑便；出血量少，出血速度慢而持久，则表现为低色素性小红细胞性贫血和粪便潜血试验阳性。短时间内大量出血，可出现头晕、眼花、无力、心悸、晕厥，甚至休克。

（二）穿孔　消化性溃疡并发穿孔的发生率在5%～10%左右。穿孔的典型临床表现为：突发上腹部疼痛，疼痛剧烈，持续加剧，并迅速向全腹弥漫。常伴恶心、呕吐，可有发热。患者多烦躁不安、面色苍白、四肢湿冷、心动过速。腹部压痛、反跳痛、腹肌强直，肝浊音界缩小或消失。周围血白细胞总数及中性粒细胞增高。腹部X线透视发现右膈下新月状游离气体影，是诊断穿孔的重要依据。

（三）幽门梗阻　多由DU及幽门管溃疡引起。此类幽门梗阻随着炎症的好转而缓解，故称为功能性梗阻。由溃疡瘢痕收缩或与周围组织粘连所致者，称为器质性梗阻或外科梗阻。呕吐是幽门梗阻的主要症状，可伴有反酸、嗳气、上腹饱胀不适。

（四）癌变　少数GU可发生癌变。癌变易发生于溃疡的边缘。凡中年以上胃溃疡患者，经严格内科治疗无效、疼痛的节律性消失、食欲减退、体重明显减轻、粪便隐血试验持续阳性，应警惕溃疡癌变的可能，需定期复查。

【实验室及其他检查】

一、X线钡餐检查

气钡双重对比造影能更好地显示黏膜象。溃疡的X线钡餐检查有直接和间接两种征象。

直接征象为龛影，对溃疡有确诊意义。

二、胃镜检查和黏膜活检

胃镜检查可以直接观察胃十二指肠黏膜，明确病变部位，溃疡的大小、数目、表面形态，同时可以取活组织做病理检查和Hp检测，是诊断消化性溃疡最有价值的检查方法。内窥镜下溃疡可分为活动期（A）、愈合期（H）、瘢痕期（S），每个病期又可分为1和2两个阶段。

三、幽门螺杆菌检测

幽门螺杆菌检测已成为消化性溃疡的常规检测项目。快速尿素酶试验是侵入性试验中诊断Hp感染的首选方法，具有简便、快速、特异性和敏感性高的特点。非侵入性试验主要有^{13}C－或^{14}C－尿素呼气试验和血清学试验，该试验特异性、敏感性高，无痛苦。

【诊断与鉴别诊断】

一、诊断依据

典型的慢性、周期性、节律性上腹部疼痛是诊断消化性溃疡的主要依据。但有溃疡症状者不一定有消化性溃疡，而部分消化性溃疡患者上腹疼痛常不典型。确诊依赖于胃镜检查。

二、鉴别诊断

（一）功能性消化不良　患者常有上腹疼痛、烧灼感、反酸、嗳气、上腹饱胀、恶心、呕吐、食欲减退等症状，易与消化性溃疡相混淆，但并无溃疡病灶。需胃镜检查鉴别。

（二）慢性胆囊炎与胆石症　疼痛常与进食油腻食物有关，疼痛位于右上腹，放射至背部，伴发热、黄疸，检查右上腹压痛明显、莫菲氏征阳性，部分患者可触及胆囊。B超检查可鉴别。

（三）胃癌　胃癌和胃溃疡有时难以鉴别，尤其是胃癌早期和胃溃疡在症状上有很多相似之处，胃镜及活组织检查可确诊。但需强调的是，高度怀疑胃癌者，须在短期内复查胃镜并活检。

【治疗】

一、一般治疗

生活要有规律，劳逸结合，避免劳累和精神紧张。饮食宜定时、定量、易于消化，少饮浓茶、咖啡、避免酸辣刺激性食物，戒除烟酒。

二、药物治疗

（一）抑制胃酸分泌

1. H_2受体拮抗剂（H_2RA）　雷尼替丁150mg，早晚各1次，口服；或法莫替丁20mg，早晚各1次。此类药有一定副作用，不宜长期服用。

2. 质子泵抑制剂（PPI） 具有抑酸作用强而持久、临床疗效好、副作用少的特点，因此广泛用于临床。常用的有奥美拉唑20mg/d、兰索拉唑30mg/d、雷贝拉唑10mg/d。疗程为4~8周。

（二）根除Hp治疗 根除Hp的治疗方案，目前常用的三联疗法包括一种PPI或一种胶体铋剂加上克拉霉素、阿莫西林、替硝唑3种抗菌药物中的2种（表3-1）。疗程一般为7天，根据感染程度可适当延长。

表3-1 根除Hp三联疗法方案

PPI或胶体铋剂	抗菌药物
奥美拉唑40mg/d	克拉霉素500~1000mg/d
兰索拉唑60mg/d	阿莫西林1000~2000mg/d
枸橼酸铋钾（胶体次枸橼酸铋）480mg/d	替硝唑500mg/d
选择一种	选择两种
上述剂量分2次服，疗程7天	

（三）保护胃黏膜 胃黏膜保护剂有麦滋林-S颗粒等，麦滋林-S颗粒具有促进胃黏液分泌、促使D细胞分泌生长抑素、促进黏膜前列腺素E_2合成、抑制胃蛋白酶活性及抑制Hp感染等，具有较好的胃黏膜修复作用。

三、外科手术治疗

目前外科手术治疗主要限于少数有并发症者，包括大出血经内科治疗无效、急性穿孔、瘢痕性幽门梗阻、胃溃疡疑有癌变、内科正规治疗无效的顽固性溃疡。

第四节 胃 癌

胃癌是指发生于胃黏膜的最常见的恶性肿瘤，源于胃黏膜上皮，属腺癌。在消化系统恶性肿瘤的死亡病例中，约有半数死于胃癌。胃癌属全球性疾病，我国的发病率比较高。

【病因病理】

一、病因

（一）幽门螺杆菌（Hp）感染 临床研究表明，Hp感染与胃癌的发生有一定关系。世界卫生组织下属的癌肿研究机构已将Hp列为人类胃癌的致癌源。

（二）饮食因素 流行病学调查证实饮水中亚硝酸盐含量高的地区胃癌发病率高。我国西北地区的土壤、饮水和食物中硝酸盐含量较高，饮食中腌制蔬菜较多，这种蔬菜含有大量硝酸盐和亚硝酸盐，因而患病率高。

（三）遗传因素　不同家族，其胃癌发病率有明显差异；不同血型、不同人种，其胃癌发病率亦有差异，提示有遗传因素存在。

（四）癌前病变　癌前病变包括慢性萎缩性胃炎伴肠上皮化生、腺瘤型胃息肉、残胃炎、恶性贫血胃体萎缩者、少数恶性胃溃疡患者。

二、病理

（一）早期胃癌　早期胃癌主要由胃镜发现，可占胃镜检出胃癌总数的50%以上。病理上以肠型和浸润型出现，后者大多为低分化及未分化癌。早期胃癌可分为隆起性（息肉型）、平坦性（胃炎型）和凹陷性（溃疡型）。

（二）进展期胃癌　进展期胃癌较常见，形态类型仍按 Borrmann 提出的分型法：I 型，又称息肉型，肿瘤向胃腔内生长隆起；II 型，又称溃疡型，单个或多个溃疡，边缘隆起，与黏膜分界清楚，常见；III 型，又称溃疡浸润型，隆起而有结节状的边缘向四周浸润，与正常黏膜无清晰分界，最常见；IV 型，又称弥漫浸润型，癌发生于黏膜表层之下，向四周浸润扩散，少见。

（三）组织分型　根据组织结构可分为 4 型：①腺癌；②未分化腺癌；③黏液癌，即印戒细胞癌；④特殊类型癌，包括腺鳞癌、鳞状细胞癌、类癌等。

【临床表现】

一、症状

进展期胃癌可出现以下症状：

（一）消化系统症状　上腹疼痛是最常见症状。早期仅为上腹部不适、饱胀、隐痛，餐后为甚，经治疗可缓解，易延误病情。部分患者有明显的上腹痛，腹痛可呈持续性，且不能被抑酸剂所缓解。伴食欲不振、食后饱胀、恶心呕吐、呕吐物为宿食的腐臭味。早期可出现大便持续隐血，晚期可出呕血、便血。

（二）全身症状　因癌肿增殖消耗能量与代谢障碍导致抵抗力下降、营养不良等，表现为乏力、食欲下降、消瘦、贫血、水肿、低热、毛发脱落等。

二、体征

早期胃癌可无体征，中晚期胃癌可出现腹部肿块，肿块位于上腹部偏右相当于胃窦部，触及质硬可移动的结节状肿块，有压痛。如果肿瘤转移可在相应部位触及肿块，转移到肝脏可使肝肿大。腹膜有转移可发生腹水，出现腹部移动性浊音。癌肿通过淋巴系统转移，在左锁骨上可触到肿大的淋巴结。

【实验室及其他检查】

一、实验室检查

半数病人有缺铁性贫血，由长期失血所致。胃癌标志物血清癌胚抗原（CEA）可作参考。粪便隐血试验常呈持续阳性，有辅助诊断意义。

二、胃镜检查

胃镜检查结合黏膜活检是诊断早期胃癌的可靠手段。胃镜下见黏膜变色，或局部黏膜呈颗粒状粗糙不平，或轻度隆起，对这些轻微的变化均要做活检，且需多点取材。放大胃镜能更仔细观察微细病变，提高早期胃癌的诊断率。中晚期胃癌大多从肉眼观察作出拟诊：肿瘤表现为凹凸不平、表面污秽的肿块，常见渗血及溃烂；或表现为不规则的较大溃疡，可见渗血，溃疡边缘见结节状隆起。

【诊断与鉴别诊断】

一、诊断依据

胃癌的早期诊断主要依赖于胃镜及其活检。故凡上腹不适、消瘦、食欲下降、黑便者；慢性萎缩性胃炎伴肠化及不典型增生者；胃溃疡经严格内科治疗溃疡扩大者；胃息肉大于2cm者；应即行胃镜检查并活检。中晚期胃癌具有明显的消化系统症状及全身症状，经内镜加活组织检查，即可明确诊断。

二、鉴别诊断

胃癌须与胃溃疡、胃内息肉、重度萎缩性胃炎伴肠上皮化生以及胃内其他良性肿瘤相鉴别。借助胃镜及活检可鉴别。

【治疗】

一、手术治疗

手术治疗目前是胃癌的最佳治疗手段。对早期胃癌做胃部分切除手术，如已有部分淋巴结转移，亦应同时加以清扫。对进展期患者，如未发现远处转移，也应尽可能手术切除，有时须做扩大根治术；已有远处转移者，一般不做胃切除，仅做姑息手术以保证消化道通畅和改善营养。

二、内镜下治疗

早期胃癌在胃镜下用电灼、激光，或微波作局部灼除，此法具有直接、有效、不良反应小等优点。但早期胃癌可有局部淋巴结转移，故不如手术可靠。中晚期胃癌不能手术者亦可在胃镜下作激光、微波治疗或局部注射抗肿瘤药等。

三、化学治疗

抗肿瘤药常用以辅助手术治疗，在术前、术中和术后应用，或作为不能手术的姑息治疗，以抑制或杀灭癌细胞。一般早期胃癌术后不予化疗，中晚期胃癌手术后必须给予化疗。

四、免疫治疗

可用免疫增强剂，如转移因子、白细胞介素-2、胸腺素、左旋嘧啶，提高患者的免疫力，但效果不肯定。

第五节　功能性消化不良

功能性消化不良（FD）是以上腹部隐痛、上腹胀、早饱、嗳气、食欲不振、恶心、呕吐等上腹不适症状，经检查排除上消化道器质性疾病的一组临床综合征。

【病因病理】

一、病因

功能性消化不良的病因和发病机制至今尚未清楚，研究提示可能与多种因素有关。

（一）上胃肠道动力障碍　上胃肠道动力障碍是FD的主要病理生理学基础，证据是过半数FD患者有胃固体排空延缓、近端胃及胃窦运动异常、幽门十二指肠运动协调失常、消化间期III相胃肠运动异常等胃肠动力障碍的表现。

（二）精神和应激因素　精神因素和应激因素一直被认为与FD的发病有密切关系。调查表明，FD患者存在个性异常，焦虑、抑郁积分显著高于正常人。

二、病理

胃镜检查结果提示，约半数FD患者有幽门螺杆菌感染及由此而引起的慢性胃炎，但研究至今未发现幽门螺杆菌感染及慢性胃炎与FD症状有明确的相关性；且长期随访证明，经治疗幽门螺杆菌被根除并伴慢性胃炎病理组织学改善之后，大多数患者症状并非得到改善，因此，目前多数学者认为，幽门螺杆菌感染及慢性胃炎在FD发病中不起主要作用。

【临床表现】

一、症状

功能性消化不良无特征性的临床表现，主要有上腹痛、腹胀、早饱、嗳气、食欲不振、恶心、呕吐等。常以某一个或某一组症状为主，在病程中症状也可发生变化。

早饱，腹胀、嗳气亦为常见症状，可单独或以一组症状出现，伴或不伴有腹痛。早饱是指有饥饿感但进食后不久即有饱感，致摄入食物明显减少。上腹胀多发生于餐后，或呈持续性进餐后加重。早饱和上腹胀常伴有嗳气。

二、体征

本病无明显阳性体征。

【实验室及其他检查】

一、胃镜检查

胃镜检查未发现食管、胃、十二指肠有器质性病变。

二、实验室、B 超检查

排除肝胆胰疾病。

三、Hp 检测

部分患者可检出幽门螺杆菌。

【诊断与鉴别诊断】

一、诊断依据

1. 上腹痛、腹胀、早饱、嗳气、恶心、呕吐等上腹不适症状，至少持续 4 周或在 12 月中累计超过 12 周。

2. 胃镜检查未发现胃及十二指肠溃疡、糜烂、肿瘤等器质性病变，未发现食管炎，也无上述疾病病史。

二、鉴别诊断

临床上应与其他病因的食管炎、消化性溃疡、各种原因的消化不良、胆、胰等疾病鉴别。

【治疗】

主要是对症治疗，遵循综合治疗和个体化治疗的原则。

一、一般治疗

建立良好的生活习惯，避免烟、酒及服用非甾体抗炎药。注意根据患者不同特点进行心理治疗。失眠、焦虑者可适当予以镇静药。

二、药物治疗

无特效药，主要是经验性治疗。

（一）抑制胃酸分泌药　一般适用于以上腹痛为主要症状的患者，可选择 H_2 受体拮抗剂如法莫替丁或质子泵抑制剂泰美尼克等。

（二）促胃肠动力药　多潘立酮 10mg，3 次/日；或西沙必利 5～10mg，3 次/日，均在餐前 15～30 分钟服用，疗程 2～8 周。西沙必利疗效略优于多潘立酮，但有严重心律失常等不良反应的报道。

（三）根除幽门螺杆菌治疗　对部分有幽门螺杆菌感染的 FD 患者可能有效，对于症状严重者可试用。可用 PPI 制剂和替硝唑及克拉霉素三联疗法。

（四）抗抑郁药　上述治疗疗效欠佳而伴随精神症状明显者可试用。常用药有三环类抗抑郁药多虑平等，宜从小剂量开始，注意药物的不良反应。

附：小儿营养不良

小儿营养不良是由于缺乏能量和（或）蛋白质所致的一种营养缺乏症，主要见于 3 岁以下的婴幼儿，除体重明显减轻、皮下脂肪减少和皮下水肿以外，常伴有多个器官的功能紊乱。

【病因病理】

一、病因

（一）长期摄入不足　摄入量不足常见于母乳不足而未及时添加其他乳品；突然停奶而未及时添加辅食；不良的饮食习惯如偏食、挑食、吃零食过多或早餐、午餐摄入不足等。

（二）消化吸收障碍　消化系统解剖或功能上异常。

（三）需要量增多　急、慢性传染病（如麻疹、结核）后的恢复期、双胎早产、生长发育快速阶段等均可因需要量增多而造成相对缺乏。

二、病理

（一）新陈代谢异常

1. 蛋白质　由于蛋白质摄入不足，使体内蛋白质代谢处于负平衡。
2. 脂肪　机体动员脂肪以维持必要的能量消耗，故血清胆固醇浓度降低。
3. 水、盐代谢　由于消耗大量脂肪，故细胞外液容量增加，低蛋白血症可进一步加重。

（二）各系统功能低下

1. 消化系统　由于消化液和酶的分泌减少，酶活力降低，易致消化功能低下或腹泻。
2. 循环系统　心脏收缩力减弱，心搏出量减少，血压偏低，脉细弱。
3. 神经系统　精神抑郁，表情淡漠，反应迟钝，记忆力减退。

【临床表现】

一、症状与体征

体重不增是最早出现的症状，继而身长也低于正常，皮下脂肪逐渐减少以至消失。随着病程进展，各种临床症状也逐步加重，初起仅体重减轻、皮下脂肪变薄、皮肤干燥，但身高无影响；继之，体重和皮下脂肪进一步减少，身高停止增长，皮肤干燥、苍白，肌肉松弛；甚者体重明显减轻，皮下脂肪消失，身高明显低于同龄儿，皮肤苍白、干燥无弹性，肌肉萎缩，精神萎靡、反应差。

二、并发症

（一）营养性小细胞性贫血 最为常见，与缺乏铁、叶酸、维生素 B_{12}、蛋白质等造血原料有关。

（二）各种维生素缺乏 常见者为维生素 A 缺乏，有时也有维生素 B、C、D 的不足。

（三）感染 由于免疫功能低下，故易患各种感染，特别是婴儿腹泻，常迁延不愈。

【实验室及其他检查】

血清白蛋白浓度降低是最突出的表现，近年来认为某些代谢周期较短的血浆蛋白质具有早期诊断价值，如视黄醇结合蛋白、前白蛋白、甲状腺结合前白蛋白等。

【诊断】

根据小儿的年龄，喂养情况，体重下降，皮下脂肪减少，全身各系统功能紊乱及其他营养素缺乏的症状和体征，典型病例的诊断并不困难。

一、体重低下

其体重低于同年龄、同性别参照人群值的中位数 -2SD，如在中位数 -2SD ~ -3SD 为中度；在中位数 -3SD 以下为重度。

二、生长迟缓

其身长低于同年龄、同性别参照人群值的中位数 -2SD，如在中位数 -2SD ~ -3SD 为中度；在中位数 -3SD 以下为重度。

【治疗】

营养不良的治疗原则是去除病因、调整饮食、促进消化和治疗合并症。

一、去除病因

在查明病因的基础上，积极治疗原发病。

二、调整饮食

患儿的消化道已适应低营养的摄入，故饮食调整应根据实际的消化能力和病情逐步增加，不能操之过急。

三、促进消化

（一）西药　可补充B族维生素和胃蛋白酶、胰酶等，以助消化。苯丙酸诺龙是蛋白质同化类固醇制剂，能促进蛋白质合成、增加食欲，每次肌注0.5～1.0mg/kg，每周1～2次，连续2～3周，用药期间应供给充足的热量和蛋白质。

（二）中药　参苓白术散能调整脾胃功能，改善食欲；针灸、推拿、捏脊、割治等也有一定疗效。

附：小儿维生素D缺乏症

维生素D缺乏性佝偻病，是由于儿童体内维生素D不足致使钙磷代谢失常的一种慢性营养性疾病，以正在生长的骨骺端软骨板不能正常钙化、造成骨骼病变为其特征。

【病因病理】

一、病因

（一）日照不足　婴幼儿缺乏户外活动可导致内源性维生素D生成不足。

（二）摄入不足　天然食物中含维生素D较少，不能满足需要；乳类含维生素D量甚少，虽然人乳中钙磷比例适宜（2∶1），有利于钙的吸收，但母乳喂养儿若缺少户外活动，或不及时补充鱼肝油、蛋黄、肝泥等富含维生素D的辅食，亦易患佝偻病。

（三）生长过速　早产或双胎婴儿体内贮存的维生素D不足，且出生后生长速度快，需要多量的维生素D，易发生维生素D缺乏性佝偻病。

（四）疾病因素　多数胃肠道或肝胆疾病会影响维生素D的吸收，如慢性腹泻等。

二、病理

维生素D缺乏造成肠道吸收钙、磷减少和低血钙症，以致甲状旁腺功能代偿性亢进，甲状旁腺素（PTH）分泌增加以动员骨钙释出使血清钙浓度维持在正常或接近正常的水平；但PTH同时也抑制肾小管重吸收磷，使尿磷排出增加、血磷降低，骨样组织因钙化过程发生障碍而局部堆积，成骨细胞代偿增生、碱性磷酸酶分泌增加，临床即出现一系列佝偻病症状和血生化改变。

【临床表现】

一、初期

多见于6个月以内的婴儿，主要表现神经兴奋性增高，如易激惹、烦闹、夜间啼哭、睡眠不安、汗多刺激头皮而摇头出现枕秃等。

二、激期

维生素 D 缺乏的婴儿如不经治疗，症状会继续加重，出现甲状旁腺功能亢进，钙、磷代谢失常和典型的骨骼改变。

三、恢复期

患儿经治疗和日光照射后，临床症状和体征会逐渐减轻、消失；血清钙、磷浓度逐渐恢复正常。

【实验室及其他检查】

一、实验室检查

血清 25－（OH）$_2$D$_3$ <8μg/ml 时为维生素缺乏症。

二、X 线检查

骨骼 X 线检查符合维生素 D 缺乏症。

【诊断与鉴别诊断】

一、诊断依据

正确的诊断必须源自对病史资料、临床表现、血生化检测结果和骨骼 X 线检查的综合判断。血清 25－(OH)$_2$D$_3$ 在早期即明显降低，是可靠的诊断标准，当 <8μg/ml 时即为维生素 D 缺乏症。

二、鉴别诊断

（一）先天性甲状腺功能低下 出生 3 个月后呈现生长发育迟缓、体格明显矮小、出牙迟、前囟大而闭合晚，神情呆滞，腹胀及食欲不振等。患儿智能低下，有特殊面容。血清促甲状腺激素（TSH）、甲状腺素（T_4）测定可资鉴别。

（二）软骨营养不良 本病出生时即可见四肢粗短、头大、前额突出、腰椎前突、臀部后突。根据特殊的体态（短肢型矮小）和骨骼 X 线检查可作出诊断。

【治疗】

目的在于控制病情活动、防止骨骼畸形。治疗应以口服维生素 D 为主，剂量为每日 50～100μg（2000～4000IU），或 1，25－（OH）$_2$D$_3$（罗钙全）0.5～2.0μg，视临床和 X 线骨片改善情况于 2～4 周后改为维生素 D 预防量，每日 10μg（400IU）。

第六节　肝硬化

肝硬化是由不同病因长期损害肝脏所引起的慢性、进行性、弥漫性肝病。其病理特点是弥漫性肝细胞变性、坏死、再生，广泛纤维组织增生，形成假小叶，导致肝脏逐渐变形、变硬而形成肝硬化。临床主要表现为肝功能损害和门静脉高压。晚期可出现消化道出血、肝性脑病、自发性腹膜炎等严重并发症。

【病因病理】

一、病因

（一）病毒性肝炎　主要由乙型、丙型和丁型肝炎病毒感染，经过慢性肝炎阶段演变而来。

（二）慢性酒精中毒　长期大量饮酒时，乙醇及其中间代谢产物（乙醛）的毒性作用，引起酒精性肝炎，继而发展为肝硬化。

（三）胆汁淤积　胆道系统长期的肝内淤胆或肝外胆管梗阻，造成胆汁淤积，可引起原发性或继发性胆汁淤积性肝硬化。

二、病理

肝硬化的早期，肝脏变形、肿大；晚期明显缩小，肝的硬度增加，重量减轻。表面有弥漫性大小不匀的结节和塌陷区，外观呈棕黄色和灰褐色，边缘薄锐，肝包膜增厚。

组织学改变，正常肝小叶结构破坏，被假小叶所取代。假小叶内的肝细胞常出现不同程度的浊肿、脂肪变性和坏死，并常出现再生的肝细胞。

【临床表现】

一、症状与体征

临床上将肝硬化分为肝功能代偿期和失代偿期，但两期的界限很难截然分清。

（一）代偿期　症状轻微，临床表现出乏力、食欲减退、腹部不适、恶心、上腹部隐痛、轻微腹泻等。上述症状多呈间歇性。肝轻度肿大，质地偏硬，无或轻度压痛，脾轻或中度肿大。肝功能检查多数正常或轻度异常。

（二）失代偿期　主要表现为肝功能减退和门静脉高压症两大症候群，同时可有全身多系统的症状。

1. 肝功能减退的临床表现

（1）全身症状　营养状况差，消瘦乏力、精神萎靡、面色黝黑、夜盲、浮肿、不规则低热等。

(2) 消化道症状　食欲不振、甚至厌食、上腹部饱胀不适、恶心或呕吐、稍进油腻食物易腹泻。因腹水和胃肠积气而终日腹胀难受。

(3) 出血倾向和贫血　牙龈出血、鼻衄、皮肤黏膜出血、贫血等，出血与贫血是由凝血因子合成减少、脾功能亢进、营养不良等因素引起。

(4) 内分泌失调　肝硬化促性腺激素分泌减少时可致男性睾丸萎缩、性欲减退、毛发脱落、乳房发育，女性月经失调、闭经、不孕等。

2. 门静脉高压症的表现

(1) 脾肿大　脾脏呈充血性肿大，多为轻、中度肿大，部分可达脐下。上消化道大出血时，脾可短暂缩小。晚期脾大常伴有白细胞、血小板和红细胞计数减少，称为脾功能亢进。

(2) 侧支循环建立和开放　主要有食管和胃底部静脉曲张、腹壁和脐周静脉曲张、痔静脉曲张及腹膜后组织间隙静脉曲张。

(3) 腹水　是肝硬化失代偿期最突出的临床表现，腹水出现常提示肝硬化已属晚期。

二、并发症

（一）上消化道出血　上消化道出血是肝硬化最常见的并发症，多出现大量呕血与黑便，可引起出血性休克，并诱发肝性脑病，死亡率高。出血病因大多数为食管、胃底静脉曲张破裂。

（二）肝性脑病　肝硬化晚期易并发肝性脑病，是肝硬化最严重的并发症。肝性脑病的临床表现往往不一致。急性肝性脑病常见于暴发型肝炎，肝细胞大量坏死，患者在起病数日内即进入昏迷直至死亡，昏迷前可无前驱症状。

（三）感染　肝硬化患者抵抗力低下，易并发各种感染，如肺炎、支气管炎、胆道感染、自发性腹膜炎。

（四）原发性肝癌　多在大结节性或大小结节混合性肝硬化基础上发生。患者短期内肝脏增大、持续性肝区疼痛、肝表面发现肿块或腹水呈血性等，应怀疑并发原发性肝癌，并作进一步检查。

（五）肝肾综合征　其特征是少尿或无尿、氮质血症、低血钠和低尿钠，但肾却无重要病理改变。

【实验室及其他检查】

一、血常规

肝功能代偿期多正常，失代偿期有轻重不等的贫血。脾功能亢进时，白细胞和血小板计数减少。

二、肝功能试验

肝硬化代偿期的肝功能试验大多正常或有轻度异常。失代偿期有较全面的肝损害，重症者血清胆红素升高，转氨酶亦升高，以 ALT（谷丙转氨酶）增高较显著。肝细胞严重坏死时 AST（谷草转氨酶）活力常高于 ALT，胆固醇酯亦低于正常。血清总蛋白可正常或降低，白蛋白降低而球蛋白增高，白蛋白与球蛋白比例降低或倒置。

三、影像学检查

食管静脉曲张时，CT 和 MRI 检查可显示早期肝大，晚期肝左、右叶比例失调，右叶萎缩，左叶增大，肝表面不规则，脾大，腹水。

【诊断与鉴别诊断】

一、诊断依据

主要根据有：①有病毒性肝炎、长期营养缺乏、血吸虫病等病史及长期饮酒史；②肝功能减退和门静脉高压症的临床表现；③肝脏质地坚硬有结节感；④肝功能试验异常；⑤肝活组织检查见假小叶形成。

二、鉴别诊断

（一）与肝肿大的疾病鉴别　主要与慢性肝炎、原发性肝癌、脂肪肝或血吸虫病等鉴别。

（二）与脾肿大的疾病鉴别　主要与慢性粒细胞性白血病、特发性门脉高压症或疟疾等鉴别。

【治疗】

目前肝硬化无特效治疗。关键在于早期诊断，及时针对病因治疗和加强一般治疗，防止病程进展。对已进入失代偿期患者主要采取对症治疗，改善肝功能和抢救危急的并发症。

一、一般治疗

（一）休息　肝硬化患者在肝功能代偿期可参加轻工作，注意劳逸结合，防止过劳；肝功能失代偿期，应卧床休息。

（二）饮食　宜进高热量、高蛋白、维生素丰富、低脂肪及易消化的食物。有腹水者，应低盐或无盐饮食。肝功能衰竭或有肝性脑病先兆时，应限制或禁食蛋白；禁酒及避免进食粗糙、坚硬食物，禁用损害肝脏的药物。

二、药物治疗

（一）保护肝细胞药物　用于转氨酶及胆红素升高的肝硬化患者。

1. 促进胆汁排泄及保护肝细胞　如熊去氧胆酸等。

2. 维生素类　维生素 B 族有防止脂肪肝和保护肝细胞作用，维生素 C 有促进代谢和解毒作用，维生素 E 有抗氧化和保护肝细胞作用，维生素 K 有凝血障碍时可应用，慢性营养不良者，可适当补充维生素 B_{12} 和叶酸。

（二）抗肝纤维化药物 目前尚无特效药物，可用丹参制剂、安络化纤丸等。

三、腹水治疗

（一）限制水、钠摄入 肝硬化腹水的形成一般都有水钠潴留，限制钠盐的摄入可减少腹水的产生。一般每天限制摄入钠盐在 2g 以下；进水量限制在 1000ml/d 以内，如有显著低钠血症，则应限制在 500ml/d 以内。

（二）利尿 主要使用安体舒通和速尿。对轻度腹水患者可单独使用一种利尿剂，首选安体舒通。疗效不佳或腹水较多的患者，目前主张安体舒通和速尿联合应用。安体舒通与速尿的剂量比例为 100mg∶40mg 。

（三）提高血浆胶体渗透压 提高血浆胶体渗透压对肝功能恢复和腹水消退有利。常用人血白蛋白 10～20g/d，也可用血浆，定期、少量、多次静脉滴注。

（四）放腹水疗法 仅限用于利尿剂治疗无效，或由于大量腹水引起呼吸困难者。大量放腹水的主要并发症有严重水和电解质紊乱，诱发肝性脑病、肝肾综合征。

四、并发症治疗

（一）上消化道出血 应采取急救措施，包括禁食、静卧、加强监护、迅速补充有效血容量（静脉输液、鲜血）以纠正出血性休克和采用有效止血措施（详见本篇第十五节）及预防肝性脑病。

（二）肝性脑病

1. 去除诱因 如上消化道出血，感染，水、电解质和酸碱平衡失调，麻醉药，大量放腹水等。

2. 减少肠道毒物的生成和吸收

（1）饮食 限制蛋白质摄入，以碳水化合物为主要食物，病情改善后，应逐日增加蛋白质的供给量，可先供给植物性蛋白质。

（2）灌肠或导泻 口服乳果糖或中药导泻。用大黄、食用醋灌肠，清除肠内有害物质和其他含氮物质，减少氨的产生和吸收。口服乳果糖对急性门体分流性脑病特别有效。

3. 降低血氨药物

（1）谷氨酸盐 谷氨酸钠（每支 5.75g/20ml）或谷氨酸钾（每支 6.3g/20ml），每次 4 支，加入葡萄糖液中静脉滴注，每天 1～2 次，常用于轻度的抑制性肝性脑病。谷氨酸钾、钠比例视血清钾、钠浓度和病情而定。

（2）精氨酸 以 25% 盐酸精氨酸 40～80ml 加入葡萄糖液中静脉滴注，每日 1 次。仅在单纯性门体分流性脑病、有碱中毒的轻度肝性脑病中应用。

（三）自发性腹膜炎　并发腹膜炎后可迅速加重肝的损害，应积极应用抗菌药物。强调早期、足量和联合用药。常用头孢类如头孢他啶和环丙沙星等。

第七节　脂肪肝

脂肪肝是因肝脏自身及其他肝外原因引起的肝细胞内脂质长期过度堆积所致之疾病。正常肝脏的脂肪含量约占肝湿重的3%～5%，而在脂肪堆积时，肝的脂肪含量可达肝重的40%～50%。

【病因病理】

一、病因

（一）酗酒　合成甘油三酯的前驱物是脂肪酸和α－磷酸甘油，酒精可使肝内脂肪酸氧化减少，积存增加。另一方面，酒精又使肝内NADH（烟酰胺腺嘌呤二核苷酸）增加，致使磷酸－二羟丙酮变为α－磷酸甘油，从而导致甘油三酯合成增加并在肝内积聚。

（二）营养不良　主要指蛋白质缺乏性营养不良，这是引起脂肪肝的主要原因。由于蛋白质的缺乏，从而使肝内载脂蛋白合成不足，影响了肝内脂质的释放，导致甘油三酯积存而形成脂肪肝。

（三）肥胖病　过量摄取糖类食物是本病的主要原因。50%的肥胖者有肝内脂肪浸润。

二、病理

脂肪肝是甘油三酯的合成和分泌二者之间的不平衡所致，引起这些不平衡的原因是多方面的，大多数情况下是肝脏本身的原因。甘油三酯在肝细胞内堆积可以由甘油三酯合成过多或肝细胞本身排除甘油三酯过少而致。

【临床表现】

一、症状

食欲减退、恶心、呕吐、腹胀、肝区疼痛或不适、神疲、乏力、体重减轻或加重，月经过多或闭经，睾丸萎缩或阳痿。

二、体征

肝脏肿大、肝脏质地较硬、肝区压痛或触痛，可有脾肿大或出现腹水或下肢肿，或出现蜘蛛痣、肝掌，乳房发育失常，睾丸萎缩或阳痿。

【实验室及其他检查】

一、实验室检查

血清总胆固醇≥9.1mmol/L，甘油三酯≥2.8mmol/L，β-脂蛋白≥1.12g/L。血浆蛋白总量的改变和白、球蛋白倒置是最常见的生化异常，特别是血浆蛋白电泳α1、α2及β脂蛋白增加。

二、影像学检查

（一）B型超声 脂肪肝呈强回声的“明亮”肝而外形和大小变化较少。B超对重度脂肪肝的灵敏度达95%，但脂肪肝和肝纤维化很难区别，酒精性肝硬化伴脂肪浸润也很难鉴别。

（二）CT CT示肝密度普遍降低，甚至低于脾及肝内血管的密度。脂肪肝可以累及全肝或一叶肝脏或呈灶性分布。动态的CT变化可反映肝内脂肪浸润的增减。

（三）核磁共振影像（MRI） 可检出T2（横向驰豫时间）时间与肝脂肪含量呈正相关，凡脂肪堆积量愈多，MRI的T1（纵向驰豫时间）、T2时间愈长。高能营养引起的肝脂肪浸润MRI也可以检出。

【诊断与鉴别诊断】

一、诊断依据

根据临床症状、体征、实验室检查以及影像学检查多可确诊。

二、鉴别诊断

（一）慢性病毒性肝炎 脂肪肝由多种原因导致脂质在肝细胞内堆积，肝功能多正常；慢性病毒性肝炎则有明显的急性病毒性肝炎史，肝功能示肝脏炎症性变化。

（二）肝硬化 脂肪肝质地柔韧，B超显示为“亮肝”，肝活检可见肝细胞内充满脂滴；肝硬化之肝脏质地坚硬，B超显示肝表面凸凹不平，肝内光点普遍增粗增强，肝静脉狭小，肝外门静脉明显扩张，肝活检有假小叶形成。

【治疗】

一、治疗原发病

脂肪肝并不是一种独立的疾病，寻找与消除病因是治疗本病的根本方法，轻度或中度脂肪肝在去除病因后即可获得恢复或好转。酒精性脂肪肝戒酒，并给予足量蛋白质饮食，即能有效地去除肝内积存的脂肪；肥胖性脂肪肝在于有效地控制体重；糖尿病性脂肪肝在于积极地治疗糖尿病；营养失调性脂肪肝在于调整营养物质的平衡，避免营养过剩，也不可营养不足。

二、调整饮食

调整饮食是脂肪肝治疗的重要环节。饮食应以高蛋白、低脂肪、低糖为原则。肥胖性脂肪肝应节制饮食，并进行运动锻炼以减轻体重；营养不良性脂肪肝应补充足量的蛋白质。

三、药物治疗

氯化胆碱口服，每日 3 次，每次 1g；可选用叶酸、复合维生素 B、蛋氨酸及半胱氨酸，上述药物均能增加脂蛋白的合成，促进肝内脂肪的输出。

第八节　原发性肝癌

原发性肝癌是指发生于肝细胞或肝内胆管细胞的恶性肿瘤。肝癌为我国常见恶性肿瘤之一，死亡率高，在消化系统恶性肿瘤中居第三位。

【病因病理】

一、病因

（一）病毒性肝炎　流行病学调查发现，肝癌患者中乙型、丙型肝炎感染的阳性率分别高达 90% 和 5% ~8%，均显著高于健康人群，说明乙型病毒性肝炎病毒（HBV）和丙型病毒性肝炎病毒（HCV）与原发性肝癌有着明显的相关性。

（二）黄曲霉毒素　在肝癌高发区调查显示肝癌流行可能与黄曲霉菌对食物的污染有关，这是由于黄曲霉素的代谢产物黄曲霉毒素 B_1 有强烈的致癌作用。

（三）肝硬化　肝硬化与肝癌密切相关。原发性肝癌合并肝硬化占 50% ~90%。

二、病理

（一）分型

1. 块状型　最多见，癌块直径在 5cm 以上，大于 10cm 者称巨块型，可呈单个、多个或融合成块，多为圆形、质硬，呈膨胀型生长，易发生肝破裂。

2. 结节型　为大小和数量不等的结节，直径一般不超过 5cm，结节多数在肝右叶，常伴肝硬化。

3. 弥漫型　有米粒至黄豆大小的癌结节散布全肝，肝大不明显，甚至反而缩小，此型最少见，常因肝功能衰竭而死亡。

4. 小癌型　孤立的直径小于 3cm 的癌结节，或相邻两个癌结节直径之和小于 3cm 者，称为小肝癌。患者一般无临床症状，但血清甲胎蛋白（AFP）阳性，肿瘤切除后可至正常。

（二）转移途径

1. 血行转移　血行转移包括肝内转移和肝外转移。肝内血行转移发生最早、最常见，可侵犯门静脉分支并形成瘤栓，脱落后在肝内引起多发性转移灶。肝外转移中以肺转移常见，还可累及骨、肾、脑等器官。

2. 淋巴转移　经淋巴转移至肝门淋巴结最多，也可转移到主动脉旁、脾、胰及锁骨上淋巴结。

【临床表现】

原发性肝癌起病隐匿，早期无典型症状与体征。经甲胎蛋白（AFP）普查检出的无症状病例，称为亚临床肝癌。一旦出现临床症状多属于中晚期，其临床表现有：

一、症状

（一）肝区疼痛　最常见，呈持续性胀痛或隐痛，由癌肿迅速生长使肝包膜绷紧所致。如病变侵犯膈肌，可放射至右肩背。癌肿向后生长可致右腰疼痛。当肝表面的癌结节破裂，坏死的癌组织经血液流入腹腔时，可突然引起剧痛，产生急腹症表现。

（二）转移灶症状　因肝癌的转移部位不同而异，如肺转移可引起咳嗽、咳血、呼吸困难；胸膜转移可引起血性胸水。脊柱转移引起局部疼痛，脊神经损害时可引起截瘫。颅内转移可出现相应的定位症状或体征，颅内高压可导致脑疝而突然死亡。

（三）全身症状　进行性消瘦、乏力、发热、食欲不振，营养不良或恶病质。

二、体征

进行性肝肿大是原发性肝癌的主要体征之一，肝脏质地坚硬，边缘不规则，表面呈结节状，部分伴有明显压痛。当合并肝硬化、门静脉高压时可出现腹水、脾肿大。

【实验室及其他检查】

一、肿瘤标记物检测

（一）甲胎蛋白（AFP）　是目前诊断肝细胞癌最具特异性的标记物，广泛用于肝细胞癌的普查、诊断、判断治疗效果、预测复发。肝细胞癌 AFP 阳性率为 70% ~90%。AFP 检查诊断肝细胞癌的标准为：①AFP 大于 500μg/L 持续四周；②AFP 由低浓度逐渐升高不降；③AFP 在 200μg/L 以上持续 8 周。AFP 浓度通常与肝癌大小呈正相关。

（二）γ－谷胺酰转移酶同工酶Ⅱ（GGT_2）　应用聚丙烯酰胺凝胶电泳可将血清 γ－谷氨酰转移酶（GGT）分出同工酶各条带，其中 GGT_2 在原发性和转移性肝癌的阳性率可提高到 90%，特异性达 97%。

二、超声显像

肝脏 B 超检查能显示癌实质性暗区或光团，确定肝脏占位性病变的部位、播散及转移情况。

三、电子计算机X线体层显像（CT）、磁共振显像（MRI）

CT图像能显示肝肿瘤为周界比较清楚的密度减低区，可显示直径2cm以上的肿瘤。阳性率在90%以上。MRI能清楚显示肝细胞癌内部结构特征，对显示子瘤和癌栓有价值。

四、肝穿刺活检

在超声和CT引导下用细针穿刺癌结节，吸取癌组织检查癌细胞，阳性者即可确诊。是诊断原发性肝癌的金标准。

【诊断与鉴别诊断】

一、诊断依据

1. 有肝病史的中年人，尤其是男性患者，如有不明原因的肝区疼痛、食欲下降、消瘦、黄疸、进行性肝肿大。

2. 肿瘤标记物检测达标者，应做AFP、B超、CT等有关检查。

3. B超、CT检查符合肝癌者。

二、鉴别诊断

（一）继发性肝癌　原发于消化道、肺部、泌尿生殖系统、乳房等处的癌灶常转移至肝脏。一般病情发展较缓慢，症状较轻，AFP多为阴性，通过病理检查和找到肝外原发癌可以确诊。

（二）肝脓肿　临床表现为发热，肝区疼痛，触痛明显，肝脏表面平滑无结节。B超检查可探到肝内液性暗区，超声引导下行诊断性肝穿刺有助于确诊。周围血象示白细胞升高。

（三）肝硬化　原发性肝癌多发生在肝硬化基础上，肝硬化病情发展较慢有反复，肝功能损害较显著。B超、CT等影像学检查可鉴别。

【治疗】

早期治疗是改善肝癌预后的主要因素，早期肝癌应尽量采取手术治疗。对不能手术者采用综合疗法。

一、手术治疗

肝癌的治疗仍以手术切除为首选，早期切除是提高生存率的关键。适应证为：①诊断明确，病变局限于一叶或半肝者；②肝功能储备良好，凝血酶原时间不低于正常的50%，无明显黄疸、腹水或远处转移者；③心、肝、肾功能良好，能耐受手术者。

二、介入性治疗

近年来随着介入放射学和超声引导技术的发展，各种物理方法（如射频、激光、微波等导入)、栓塞物质及栓塞方法的不断改进，肝癌的介入性治疗已在国内被广泛应用，成为肝癌治疗的主要方法：①经皮股动脉穿刺肝动脉栓塞术（TAE）；②肝动脉灌注性化疗(HAI)；③经皮无水乙醇直接注入瘤内疗法（PEI)。

第九节 胆囊炎

胆囊炎有急性与慢性之分。急性胆囊炎是由于胆囊管阻塞，化学性刺激和细菌感染引起的急性胆囊炎症性疾病。急性胆囊炎分急性结石性胆囊炎和急性非结石性胆囊炎。慢性胆囊炎中一部分有急性胆囊炎的病史，一部分则无。

急性结石性胆囊炎

【病因病理】

一、病因

（一）胆囊管梗阻 结石可突然阻塞或嵌顿于胆囊管或胆囊颈，嵌顿的结石也直接损伤受压部位的黏膜引起炎症，以致胆汁排出受阻，胆汁滞留，胆汁浓缩。高浓度的胆汁酸盐具有细胞毒性，能溶解细胞膜中的脂类，引起细胞损害，加重黏膜的炎症，水肿，甚至坏死。

（二）细菌感染 多为继发性感染，致病菌可通过胆道逆行侵入胆囊，或经血循环或淋巴途径进入胆囊。

二、病理

病变开始时胆囊管梗阻，胆囊肿大，压力升高，黏膜充血水肿、渗出增加，称为急性单纯性胆囊炎。若此时梗阻未解除或炎症未控制，病变波及胆囊壁全层，出现囊壁增厚，血管扩张，甚至浆膜面也有纤维素和脓性渗出物，称为急性化脓性胆囊炎。如胆囊梗阻仍未解除，胆囊内压力继续升高，胆囊壁张力增高，血管受压导致血供障碍，引起胆囊缺血坏疽，则称为坏疽性胆囊炎。

【临床表现】

一、症状

本病女性多于男性，多数病人发作前曾有胆囊疾病的表现。急性发作表现为突发右上腹阵发性绞痛，常在饱餐、进油腻食物后，或在夜间发作。疼痛常放射至右肩部、肩胛部和背部，伴恶心呕吐、厌食、发热等。

二、体征

右上腹可有不同程度、不同范围的压痛、反跳痛及肌紧张，莫菲征阳性。有的病人可扪及肿大而有触痛的胆囊。

【实验室及其他检查】

一、实验室检查

大多数病人有轻度白细胞升高，血清转氨酶升高，AKP（碱性磷酸酶）升高较常见，1/2病人有血清胆红素升高，1/3病人血清淀粉酶升高。

二、B超检查

B超检查，可显示胆囊增大，囊壁增厚甚至有“双边”征，以及胆囊内结石光团，其对急性结石性胆囊炎诊断的准确率为65%~90%。

【诊断与鉴别诊断】

一、诊断依据

根据典型临床表现，结合实验室及影像学检查，诊断一般无困难。

二、鉴别诊断

应注意与胃十二指肠溃疡穿孔、急性胰腺炎、高位阑尾炎、肝脓肿、结肠肝曲癌以及右下肺炎、胸膜炎和肝炎等疾病鉴别。

【治疗】

急性结石性胆囊炎的最终治疗是手术治疗。手术时机及手术方法的选择应根据病人的具体情况而定。

一、非手术疗法

包括禁食，输液，纠正水、电解质及酸碱代谢失衡，全身支持疗法；选用对革兰阴性、阳性细菌及厌氧菌均有作用的广谱抗生素；解痉止痛等对症处理。

二、手术治疗

手术时机的选择。急诊手术适用于：①发病在48~72小时以内者；②经非手术治疗无效且病情恶化者；③有胆囊穿孔、弥漫性腹膜炎、急性化脓性胆管炎、急性坏死性胰腺炎等并发症者。其他病人，特别是年老体弱的高危病人，应争取在病人情况处于最佳状态时行择期性手术。

慢性胆囊炎

慢性胆囊炎是急性胆囊炎反复发作的结果，约70%~95%的病人合并胆囊结石。

【病因病理】

一、病因

（一）胆囊结石 大部分慢性胆囊炎患者胆囊内存有结石。

（二）感染 由细菌、病毒、寄生虫等引起胆囊慢性感染。

二、病理

由于炎症、结石等的反复刺激，胆囊壁有不同程度的炎性细胞浸润，纤维组织增生，囊壁增厚，与周围组织粘连等慢性炎症表现。病变严重者，胆囊壁瘢痕形成，可发生不同程度的萎缩，甚至胆囊仅有拇指头大小，与肝床紧贴，完全失去功能。

【临床表现】

一、症状

多数病人有胆绞痛病史，常有厌油腻、腹胀、嗳气等消化道症状，经常出现右上腹部和肩背部隐痛，但较少有畏寒、高热。

二、体征

体格检查时右上腹胆囊区有轻压痛和不适感，莫菲征可呈阳性，部分病人出现黄疸。

【实验室及其他检查】

一、实验室检查

十二指肠引流：引流出的胆汁中可检出致病菌及寄生虫卵等。

二、B 超检查

可测定胆囊的大小、胆石的存在及囊壁的厚度和有无毛糙。

【诊断与鉴别诊断】

一、诊断依据

根据临床症状、体征及 B 超示胆囊壁增厚或毛糙，排空功能减退或消失，如显示结石影可明确诊断。胆囊造影表现为胆囊显影淡薄或不显影，收缩功能减低。如双剂量法胆囊造影仍不显影，则更支持诊断。

二、鉴别诊断

需与胃十二指肠溃疡、胃炎等鉴别。胃镜检查有助于鉴别诊断。

【治疗】

对伴有胆石者均应行胆囊切除术。对未伴结石、症状较轻，影像学检查显示胆囊无明显萎缩并具有一定功能者，手术治疗应慎重，特别是年轻女性病人，可先行消炎利胆及制酸等非手术治疗。对年老体弱不能耐受手术者可采用非手术治疗，包括限制脂类饮食，服用去氧胆酸、消炎利胆中成药及中医辨证论治等中西医结合治疗。

第十节　急性胰腺炎

急性胰腺炎（AP）是指胰酶在胰腺内被激活后引起胰腺组织自身消化的急性化学性炎症。临床表现以急性上腹痛、恶心、呕吐、发热及血、尿淀粉酶增高为特点。

【病因病理】

一、病因

（一）胆道疾病　胆石症、胆道感染是急性胰腺炎最常见的病因。80%以上的人胆总管和胰管在进入十二指肠降段前先形成一个共同通道，因而胆汁极易反流入胰腺实质，形成胆源性急性胰腺炎。

（二）胰管梗阻　胰管结石、胰管炎症、蛔虫、肿瘤等均可引起胰管阻塞，部分或完全性阻断胰液外流而致胰腺炎。

（三）饮食因素　暴饮暴食，尤其是进食大量高脂肪、高蛋白质饮食时，引起大量胰液分泌。乙醇中毒是急性胰腺炎的常见原因。

（四）感染　细菌感染引起严重败血症，可导致急性化脓性胰腺炎；急性腮腺炎约15%患者伴有急性胰腺炎。

二、病理

各种病因可通过毛细血管、淋巴管、血循环，或直接作用于胰腺，虽然引起急性胰腺炎的途径各异，但都具有共同的发病过程，即胰腺各种消化酶被激活并造成胰腺急性炎症。急性胰腺炎的病理变化分两型：

（一）水肿型（又称间质型）　此型多见，约占90%。表现为胰腺肿大、水肿，分叶模糊，质脆，病变累及部分或整个胰腺，胰腺周围有少量脂肪坏死。显微镜下见间质充血、水肿、炎症细胞浸润，可见散在点状脂肪坏死。

（二）出血坏死型　此型少见，但病变比水肿型严重。其基本病变为胰实质坏死，血管损害引起水肿、出血和血栓形成，脂肪坏死伴随炎症反应。

【临床表现】

一、症状

（一）腹痛 腹痛为急性胰腺炎的首发症状，常在饮酒和饱餐后突然发生，呈持续性疼痛阵发性加剧，可为钝痛、刀割样痛、钻痛、绞痛，向腰背部呈带状放射，其疼痛部位在中上腹。出血坏死型病情发展快，腹痛剧烈，持续时间长，可引起全腹痛。

（二）恶心、呕吐及腹胀 多数病人有恶心、呕吐，常在进食后发生。呕吐物为胃内容物，吐后腹痛不减。同时伴有腹胀，甚至出现麻痹性肠梗阻。

（三）发热 多数为中度以上发热，少数为高热，持续3~5天。水肿型患者以中度发热为主，出血坏死型多呈高热。若体温持续不退或逐日升高，提示合并感染或并发胰腺脓肿。

（四）黄疸 黄疸的发生主要由于肿大的胰头部压迫胆总管所致。黄疸可于发病后1~2天出现，多为暂时性阻塞性黄疸。如黄疸持续不退并加深，多由胆总管结石引起。少数患者后期可因并发肝细胞损伤而引起肝细胞性黄疸。

二、体征

急性水肿型胰腺炎患者多有上腹部压痛，可有腹胀和肠鸣音减弱，无腹肌紧张和反跳痛。急性出血坏死型患者出现急性腹膜炎体征，腹肌紧张，全腹明显压痛和反跳痛，伴有明显的腹胀，肠鸣音弱或消失，可出现腹水。少数患者因胰酶、坏死组织及出血沿腹膜间隙与肌层渗入腹壁下，致两侧胁腹部皮肤呈暗灰蓝色，称 Grey - Turner（格瑞 - 特纳）征；可致脐周皮肤青紫，称 Cullen 征。

三、并发症

（一）局部并发症 出血坏死型胰腺炎，因胰腺及胰周坏死、继发感染而形成脓肿，出现高热、腹痛、腹部肿块等症状。

（二）全身并发症

1. 消化道出血 急性重症胰腺炎可合并呕血或便血。上消化道出血是由应激性溃疡或黏膜糜烂所致，下消化道出血是由胰腺坏死穿透横结肠引起。

2. 败血症及霉菌感染 出血坏死型胰腺炎机体防御机能严重失调，局部感染扩散到全身，引起败血症。严重病例机体抵抗力极低，加上大量抗生素的使用，极易产生霉菌感染，常见的有白色念珠菌等。

3. 多器官功能衰竭 出血坏死型胰腺炎常因合并多脏器功能衰竭而死亡，如并发急性呼吸窘迫症、急性肾衰竭、心力衰竭或心律失常、上消化道出血、胸腹腔积液、弥散性血管内凝血等。

【实验室及其他检查】

一、血、尿淀粉酶测定

血、尿淀粉酶测定是诊断该病的重要方法。大多数病人在症状出现后 6～12 小时，血清淀粉酶升高，超过 500Somogyi 单位可确诊，大于 350Somogyi 单位应考虑本病。分析血清淀粉酶应注意：①淀粉酶增高幅度与病情不成正比；②血清淀粉酶正常决不能排除急性胰腺炎；③血清淀粉酶升高还见于胃肠穿孔、胰腺肿瘤等。尿淀粉酶增高出现较晚，一般在发病后 12～24 小时开始升高，每小时排量超过 500～1000Somogyi 单位有诊断价值。

二、生化检查

持续空腹血糖高于 10mmol/L 反映胰腺坏死，表示预后严重。血清白蛋白降低，病死率高。低血钙程度与临床严重程度成正比，血钙低于 1.75mmol/L 见于出血性胰腺炎。

三、B 超与 CT 检查

B 超示胰腺肿大、脓肿及假性囊肿有诊断意义。CT 对鉴别水肿型与出血坏死型有较大价值，水肿型可见胰腺非特异性增大增厚，胰边缘不规则；出血坏死型可见胰周围区消失，网膜囊和网膜脂肪变性，密度增加。

【诊断与鉴别诊断】

一、诊断依据

根据临床表现和实验室检查，常可作出诊断。水肿型者有持续上腹部疼痛，恶心，呕吐，发热，上腹部压痛，血清、尿淀粉酶显著升高。出血坏死型者全腹剧痛，发热，恶心，呕吐，烦躁不安，四肢厥冷，有腹膜刺激征，血尿淀粉酶突然下降，白细胞升高，血钙下降至 2mmol/L 以下，血糖超过 11.2mmol/L。

二、鉴别诊断

（一）消化性溃疡急性穿孔　有溃疡病史，常因进食不当而突发上腹部刀割样疼痛，腹肌紧张、压痛、反跳痛，肝浊音界缩小或消失，X 线检查见膈下游离气体，血淀粉酶不超过 500 IU/L。

（二）胆囊炎和胆石症　常有胆绞痛病史，右上腹部疼痛，向右肩背部放射，黄疸，莫菲氏征阳性，血尿淀粉酶轻度升高，B 超检查可以确诊。

【治疗】

一、一般治疗

维持水、电解质平衡，保持血容量。重症者需心电监护，密切观察体温、呼吸、脉搏、血压和尿量。腹痛者给予阿托品或654－2肌注，疼痛剧烈者给予度冷丁50～100mg肌注。

二、减少胰腺分泌

（一）禁食 病重者给予插胃管以达到胃肠减压、减少胃酸与食物刺激胰液分泌的目的。

（二）抑制胃酸分泌 可用质子泵抑制剂减少胃酸，以抑制胰腺分泌。

（三）生长抑素及其类似物 是治疗坏死型胰腺炎的较好药物。生长抑素14肽（施他宁），首剂250μg，静脉注射，随后静脉滴注250μg/小时，持续24～48小时。

三、胰酶抑制剂

适用于出血坏死型胰腺炎的早期，如抑肽酶。

四、抗菌药物

多数急性胰腺炎与胆道感染有关，出血坏死型者常有胰腺坏死组织继发感染合并胆道感染，故多应用抗菌药物。常用喹诺酮类、头孢类。

第十一节　感染性腹泻

腹泻是一种常见症状，是指排便次数增多（每日2次以上），粪质稀薄（含水量超85%），排便量增加，伴有腹痛、发热、里急后重、黏液便等。

【病因病理】

一、病因

（一）病毒感染 轮状病毒、诺瓦克（Norwalk）病毒、肠腺病毒感染时，可发生小肠非炎症性腹泻。

（二）细菌感染 霍乱弧菌和产毒性大肠杆菌可致小肠非炎症性水泻。

（三）寄生虫感染 梨形鞭毛虫、隐孢子虫感染可致小肠非炎症性水泻。溶组织阿米巴侵犯结肠时引起炎症、溃疡。

二、病理

肠道受感染后肠腔内存在大量不能吸收、有渗透性的溶质，肠腔内电解质的过度分泌，炎症所致病理渗出物大量渗出，肠道运动功能失调而致肠运动亢进是导致感染性腹泻的病理基础。

【临床表现】

一、症状

感染性腹泻的病因诊断主要从病史、症状、体征、化验检查中获得依据。感染性腹泻起病急伴有发热、腹泻频繁伴里急后重，每次排粪量少，粪中夹有黏液。多有腹痛，位于下腹或左下腹，便后可减轻。

二、体征

脐周可有压痛，肠鸣音亢进。

【实验室及其他检查】

血常规检查可见白细胞升高，粪便检查可发现红细胞、脓细胞、原虫、虫卵、脂肪滴、未消化食物等。便培养可发现致病微生物。

【诊断与鉴别诊断】

一、诊断依据

根据临床症状及实验室检查可明确诊断。

二、鉴别诊断

慢性腹泻需与慢性结肠炎、结肠癌等鉴别，内镜检查可鉴别之。

【治疗】

一、病因治疗

肠道感染引起的腹泻必须抗感染治疗，应针对病原体抗菌治疗。喹诺酮类对菌痢、沙门菌或产毒性大肠杆菌、螺杆菌感染有效；甲硝唑、替硝唑对溶组织阿米巴、梨形鞭毛虫感染有效。因此，这些药物常用于急性感染性腹泻，包括治疗旅行性腹泻。

二、对症治疗

（一）止泻药　常用的止泻药有易蒙停（盐酸洛哌丁胺）2～4mg，每日3次；或思密达

0.5～1.0g，每日3次。使用止泻药的原则是要严格掌握适应证，诊断不明、不能排出感染时慎用，以避免成瘾及副作用。

（二）解痉止痛 可选用阿托品、654－2（山莨菪碱）等药物。

（三）纠正腹泻引起的失水、电解质紊乱及酸碱平衡失调。

（四）中医药治疗 常用葛根芩连汤治疗。

附：小儿腹泻

小儿腹泻是由多病原、多因素引起的以大便次数增多和大便性状改变为特点的儿科常见病。

【病因病理】

一、病因

（一）易感因素

1. 婴幼儿消化系统发育尚未成熟，胃酸和消化酶分泌少，酶活力偏低。

2. 机体防御功能差 婴儿胃酸偏低，胃排空较快，对进入胃内的细菌杀灭能力较弱。

3. 人工喂养 母乳中含有大量体液因子，有很强的抗肠道感染作用。故人工喂养儿肠道感染发生率明显高于母乳喂养儿。

（二）感染因素

1. 病毒感染 80%婴幼儿腹泻由病毒感染引起。

2. 细菌感染（不包括法定传染病）

二、病理

（一）感染性腹泻 各种侵袭性细菌感染可引起渗出性腹泻，细菌可直接侵袭小肠或结肠壁，使黏膜充血、水肿，炎症细胞浸润引起渗出或溃疡等病变。

（二）非感染性腹泻 主要由饮食不当引起，当进食过量或食物成分不恰当时，消化过程发生障碍，食物不能被充分消化和吸收而积滞在小肠上部，使肠腔内酸度降低，有利于肠道下部的细菌上移和繁殖，使食物发酵和腐败，使消化功能更为紊乱。

【临床表现】

一、轻型

起病可急可缓，以胃肠道症状为主，食欲不振，偶有溢乳或呕吐，大便次数增多及性状改变；无脱水及全身中毒症状，多在数日内痊愈，常由饮食因素及肠道外感染引起。

二、重型

常急性起病，除有较重的胃肠道症状外，还有较明显的脱水、电解质紊乱和全身中毒症状，如发热、烦躁、精神萎靡、嗜睡、昏迷、休克。多由肠道内感染引起。

【实验室及其他检查】

血生化、大便检查有助于诊断。

【诊断与鉴别诊断】

一、诊断依据

根据发病季节、病史、临床表现和大便性状，可作出临床诊断。必须判定有无脱水（程度和性质）、电解质紊乱和酸碱失衡；注意寻找病因，肠道内感染的病原学诊断比较困难，从临床诊断和治疗需要考虑，可先根据大便常规有无白细胞将腹泻分为两类：

（一）大便无或偶见少量白细胞者　为侵袭性以外的病因（如病毒、非侵袭性细菌、寄生虫等肠道内感染或喂养不当）引起的腹泻，多为水泻，有时伴脱水症状。

（二）大便有较多白细胞者　表明结肠和回肠末端有侵袭性炎症病变，常由各种侵袭性细菌感染所致，仅凭临床表现难以区别，必要时应进行大便细菌培养，细菌血清型和毒性检测。

二、鉴别诊断

（一）细菌性痢疾　常有接触史，排脓血便伴里急后重，大便镜检有较多脓细胞、红细胞和吞噬细胞，大便细菌培养可确诊。

（二）坏死性肠炎　中毒症状较严重，腹痛、腹胀、频繁呕吐、高热、逐渐出现典型的赤豆汤样血便，常伴休克，腹部立、卧位 X 线摄片呈小肠局限性充气扩张，肠间隙增宽，肠壁积气等。

【治疗】

治疗原则是调整饮食，预防和纠正脱水，合理用药，加强护理，预防并发症。

一、急性腹泻

（一）饮食疗法　应强调调整饮食，根据疾病的特殊病理生理状况、个体消化吸收功能和平时的饮食习惯进行合理调整。

（二）纠正水、电解质紊乱及酸碱失衡

1. 口服补液　世界卫生组织推荐的口服液（WHO ORS）可用于腹泻时预防脱水及轻、中度脱水而无明显周围循环障碍者。轻度脱水口服补液量约 50～80ml/kg，中度脱水约 80～100ml，于 8～12 小时内将累积损失量补足；脱水纠正后，将余量用等量水稀释按病情需要随意口服。

2. 静脉输液　适用于中度以上脱水或吐泻严重的患儿。

（1）第一天补液　总量包括补充累积损失量、继续损失量和生理需要量，一般轻度脱水约为 90～120ml/kg、中度脱水约为 120～150ml/kg、重度脱水约为 150～180ml/kg，对少数营养不良，心、肺、肾功能不全者尚应根据具体病情分别作较详细的计算。

（2）第二天及以后的补液　经第一天补液后，脱水和电解质紊乱已基本纠正，主要是补充继续损失量和生理需要量，继续补钾，供给热量。

（三）药物治疗

1. 控制感染

（1）水样便腹泻患者（约占 70%）　多为病毒及非侵袭性细菌所致，一般不用抗生素，应合理使用液体疗法，选用微生态制剂和黏膜保护剂。

（2）黏液、脓血便患者（约占 30%）　多为侵袭性细菌感染，应根据临床特点，针对病原选用抗菌药物，再根据大便细菌培养和药敏试验结果进行调整。

2. 微生态疗法　常用双歧杆菌、乳酸杆菌和粪链球菌制剂。

二、迁延性和慢性腹泻

1. 积极寻找引起病程迁延的原因，针对病因进行治疗，切忌滥用抗生素，避免肠道菌群失调。

2. 预防和治疗脱水，纠正电解质及酸碱平衡紊乱。

3. 药物治疗

（1）抗菌药物应慎用，仅用于分离出特异病原微生物的感染患儿，并根据药物敏感试验选用。

（2）补充微量元素和维生素，如锌、铁、烟酸、维生素 A、B_{12}、B_1、C 和叶酸等，有助于肠黏膜的修复。

（3）应用微生态调节剂和肠黏膜保护剂。

第十二节　肠易激综合征

肠易激综合征（IBS）是以腹痛或腹部不适伴排便习惯改变和大便异常为特征的功能性肠病。须经检查排除可引起这些症状的器质性疾病。本病为常见的功能性肠道疾病，患者以中青年居多。

【病因病理】

一、病因

肠易激综合征的病因尚不清楚。目前认为，IBS 的病理生理学基础主要是胃肠动力学异常和内脏感觉异常，而造成这些变化的机制尚未阐明。据认为肠道感染后和精神心理障碍是 IBS 发病的重要因素。

（一）胃肠动力学异常　正常人结肠高幅收缩波主要出现在进食或排便前后，与肠内容物长距离推进性运动有关，腹泻型 IBS 高幅收缩波明显增加。

（二）内脏感知异常 直肠气囊充气试验表明，IBS 患者充气疼痛阈明显低于对照组。回肠运动研究发现，回肠推进性蠕动增加可使 60% IBS 患者产生腹痛，而在健康对照组仅 17%。

（三）精神因素 心理应激对胃肠运动有明显影响。大量调查表明，IBS 患者存在个性异常，焦虑、抑郁积分显著高于正常人，应激事件发生频率亦高于正常人。

（四）感染 愈来愈多的研究提示部分患者 IBS 症状发生于肠道感染治愈之后，其发病与感染的严重性与应用抗生素时间均有一定相关性。

二、病理

目前对本病的发病机制尚不清楚。

【临床表现】

一、症状

（一）腹痛 几乎所有 IBS 患者都有不同程度的腹痛。部位不定，以下腹和左下腹多见，常于排便或排气后缓解。

（二）腹泻 一般每日 3～5 次左右，少数严重者发作期可达十数次。大便多呈稀糊状，也可为成形软便或稀水样。多带有黏液，部分患者粪质少而黏液量很多，但绝无脓血。部分患者腹泻与便秘交替发生。

（三）便秘、排便困难 粪便干结、量少，呈羊粪状或细杆状，表面可附黏液。

（四）其他消化道症状 多伴腹胀感，可有排便不净感、排便窘迫感。部分患者同时有消化不良症状。

（五）全身症状 相当一部分患者可有失眠、焦虑、抑郁、头昏、头痛等精神症状。

二、体征

无明显体征，可在相应部位有轻压痛，部分患者可触及腊肠样肠管，直肠指检可感到肛门痉挛、张力较高，可有触痛。

三、分型

根据临床特点可分为腹泻型、便秘型和腹泻便秘交替型。

【实验室及其他检查】

一、实验室检查

周围血象及大便检查多无异常。

二、肠镜检查及 X 线钡剂灌肠检查

无阳性发现。

【诊断与鉴别诊断】

一、诊断依据

①排便频率异常（每天排便 >3 次或每周 <3 次）；②粪便性状异常（块状/硬便或稀水样便）；③粪便排出过程异常（费力、急迫感、排便不尽感）；④黏液便；⑤胃肠胀气或腹部膨胀感。

二、鉴别诊断

腹痛为主者应与引起腹痛的疾病鉴别。腹泻为主者应与引起腹泻的疾病鉴别，以便秘为主者应与引起便秘的疾病鉴别，其中功能性便秘及药物不良反应引起的便秘常见，应注意详细询问病史。

【治疗】

治疗主要是积极寻找并去除促发因素和对症治疗，强调综合治疗和个体化的治疗原则。

一、一般治疗

详细询问病史以求发现促发因素，并设法予以去除。饮食上避免诱发症状的食物，因人而异，宜避免产气的食物如乳制品、大豆等。高纤维食物有助改善便秘。对失眠、焦虑者可适当给予镇静药。

二、药物治疗

（一）胃肠解痉药 抗胆碱药物可缓解腹痛。匹维溴胺为选择性作用于胃肠道平滑肌的钙离子拮抗剂，对腹痛亦有一定疗效，不良反应少，用法为每次 50mg，3 次/日。

（二）止泻药 洛哌丁胺或地芬诺酯止泻效果好，适用于腹泻症状较重者，不宜长期使用。轻症者宜使用吸附止泻药如蒙脱石、药用炭等。

（三）泻药 便秘型患者酌情使用泻药，但不宜长期使用。一般建议使用作用温和且不良反应轻的药物。常用乳果糖、果导片等。

（四）抗抑郁药 对腹痛症状重，上述治疗无效且精神症状明显者可试用。临床研究表明这类药物对不伴有明显精神症状者亦有一定疗效，常用多虑平。

（五）其他 肠道菌群调节药如双歧杆菌、美常安、整肠生可纠正肠道菌群失调，有利于肠道功能恢复。

第十三节　溃疡性结肠炎

溃疡性结肠炎又称慢性非特异性溃疡性结肠炎，是一种病因不明的直肠和结肠的炎性疾病。病变位于结肠黏膜，以溃疡为主，多累及直肠和结肠。临床主要表现有腹泻、黏液脓血便、腹痛和里急后重。

【病因病理】

一、病因

（一）遗传因素　本病的发病率因种族不同而相差悬殊，常有家族史。均提示本病可能与遗传因素有关。

（二）免疫因素　免疫为近年来倍受关注的因素，依据有：①本病患者多伴有结节性红斑等免疫性疾病；②从病人大肠组织内分离出作用于肠黏膜上皮的抗体；③在组织培养中病人的淋巴细胞可损伤结肠上皮；④用荧光免疫方法在动物中成功地建立了实验性溃疡性结肠炎模型。

（三）感染因素　溃疡性结肠炎可能由痢疾杆菌、大肠杆菌、溶组织阿米巴引起，病原微生物乃至食物抗原可能是本病的非特异性促发因素。

（四）精神神经因素　本病患者常有精神紧张和焦虑表现，常因劳累、精神紧张而诱发。

二、病理

早期结肠黏膜呈水肿、充血、出血、颗粒状等改变。此后形成小溃疡，继而融合成广泛不规则的大片溃疡。

【临床表现】

一、症状

（一）腹泻　腹泻为溃疡性结肠炎最常见的症状，轻者每天排便 2 ~ 4 次，重者每日排便 10 余次；大便多为糊状，可有黏液脓血便，甚至便血。

（二）腹痛　腹痛多局限于左下腹和下腹部，有疼痛→便意→排便→缓解的规律。若炎症波及腹膜或并发中毒性结肠扩张，可见持续剧烈腹痛。

（三）其他症状　患者可伴有腹胀、食欲不振、恶心、呕吐、发热、消瘦等，重症者出现全身毒血症及水电解质紊乱。

二、体征

轻者左下腹部有压痛，伴有肠鸣音亢进，常可触及呈管状的降结肠和乙状结肠。重者腹部常有明显的压痛和鼓胀。若有腹肌紧张、反跳痛、肠鸣音减弱，应警惕结肠扩张、肠穿孔等并发症。

三、肠外表现

本病可伴有多种肠外表现，如外周关节炎、结节性红斑、虹膜炎、强直性脊柱炎、坏疽性脓皮病、口腔复发性溃疡、慢性肝炎等。

四、并发症

本病重症长期发作可并发结肠出血、肠梗阻、肠穿孔、结肠息肉以及直肠结肠癌变。

【实验室及其他检查】

一、实验室检查

（一）血液检查 贫血常见，为低色素性小细胞性贫血，由失血和缺铁引起。急性期中性粒细胞增多、血沉增快、C反应蛋白增高；病重者血清白蛋白降低、电解质平衡紊乱、凝血酶原时间延长。

（二）粪便检查 常有黏液脓血便，镜检见红细胞、白细胞和脓细胞。粪便检查还包括致病菌培养，以排除痢疾杆菌和沙门菌感染；寻找阿米巴滋养体、包囊及血吸虫卵，以排除其他疾病。

二、结肠镜检查

内镜下所见特征是：黏膜上有多发性浅表溃疡，其大小形态不一，散在分布，黏膜弥漫性充血水肿，附有脓性分泌物；黏膜粗糙呈细颗粒状，黏膜血管模糊，质脆易出血；可有假息肉形成，其形态、大小不一。

【诊断与鉴别诊断】

一、诊断依据

本病的主要诊断依据是持续或反复发作腹泻、黏液血便、腹痛，伴有不同程度全身症状，多次粪检无病原体发现，内镜检查及X线钡剂灌肠显示结肠炎病变等。

二、鉴别诊断

（一）慢性细菌性痢疾 常有菌痢病史，症见腹痛、里急后重、大便有黏液，大便常规检查有红、白细胞，大便培养出痢疾杆菌。抗菌药物治疗有效。

（二）慢性阿米巴肠病 病变主要位于右侧结肠，常见右中下腹疼痛，大便中有血液及黏液。粪便检查以红细胞为主，镜检可找到溶组织阿米巴滋养体。抗阿米巴治疗有效。

【治疗】

一、一般治疗

活动期患者应注意休息，减少精神和体力负担，给予少渣易消化的半流质饮食，并给予支持疗法。

二、药物治疗

（一）氨基水杨酸制剂 柳氮磺吡啶（SASP）是治疗本病的常用药物，每天4g，分4次口服，用药3～4周病情缓解后改为每天2g，维持1～2年。

（二）糖皮质激素 对急性发作期溃疡性结肠炎有较好疗效，药理作用是非特异性抗炎和抑制免疫反应。适用于重型或暴发型溃疡性结肠炎，或柳氮磺吡啶治疗无效的轻中型患者。一般用泼尼松每天30～40mg，分3～4次口服，病情控制后逐渐减量至每天10～15mg，维持半年左右停药。

第十四节 黄 疸

黄疸是高胆红素血症的临床表现，由于血中胆红素增高而使巩膜、皮肤黏膜以及其他组织和体液发生黄染的现象。黄疸不是一个独立的疾病，而是多种疾病的一个症状和体征，多见于肝脏、胆系和胰腺疾病。

【病因病理】

一、病因

黄疸产生的主要因素：①红细胞破坏增加，胆红素生成过多而引起溶血性黄疸；②肝细胞病变以致胆红素代谢失常引起肝细胞黄疸；③肝内或肝外胆管发生机械性梗阻，影响胆红素排泄，导致梗阻性黄疸。

二、病理

（一）溶血性黄疸

1. 红细胞本身缺陷以致脆性增加而易于裂解。红细胞形态异常，如遗传性球形红细胞增多症；酶的异常，如红细胞缺乏葡萄糖－6－磷酸脱氢酶（G－6－PD）和谷胱甘肽合成酶，均可影响红细胞膜的稳定性而致溶血。

2. 血浆中存在溶血因素、生物因素，如疟原虫和蛇毒；化学因素，如苯肼、砷化氢等；

免疫因素，如血型不符的输血和自身免疫性溶血。

（二）肝细胞性黄疸 肝细胞在胆红素的摄取、转化、运行和排出肝外的各个环节中的任何障碍均可引起肝细胞黄疸，如病毒性肝炎、中毒性肝炎、肝硬化等。

（三）梗阻性黄疸 胆囊炎、胆石症、胰腺炎等均能引起肝外机械性梗阻；肝内、肝外任何一部分受到肿瘤、结石、炎症等因素的影响都可使胆总管、肝内胆管梗阻，胆汁排泄不畅而出现黄疸。

【临床表现】

一、溶血性黄疸

1. 可有引起溶血的有关病史，如输血、用药、感染以及家族史（遗传因素）等。

2. 急性大量溶血或溶血危象时起病急骤，出现剧烈溶血反应，如寒战、高热、呕吐、腹痛、头痛和全身不适、乏力等，甚至出现休克、昏迷、严重贫血和黄疸以及急性肾功能衰竭等。

二、肝细胞性黄疸

如由急性肝炎引起者，患者多有发热、乏力、食欲减退、肝区痛等症状，肝脏肿大，有明显压痛。慢性肝炎的肝脏硬度增加，压痛多不显著。肝硬化患者多消瘦，皮肤黝黑，可有蜘蛛痣，或腹壁有静脉曲张，肝脏可不大、质偏硬，且常无压痛，脾可肿大；晚期常有腹水，且有出血倾向、肾功能损害，甚至出现肝性脑病。

三、梗阻性黄疸

急性胆囊炎、胆石症常突然发病，出现上腹绞痛，可有发热、呕吐及胆囊区压痛和肌紧张等表现；胰头癌早期症状可隐匿，黄疸呈进行性加深，晚期腹痛、食欲不振和消瘦、乏力症状明显；梗阻性黄疸时，可出现皮肤瘙痒。

【实验室及其他检查】

一、实验室检查

（一）血清胆红素测定 正常人血清结合胆红素和总胆红素的比例（CB/TB）$<20\% \sim 35\%$。肝细胞性黄疸与梗阻性黄疸时 CB/TB $>35\%$，可达 $50\% \sim 80\%$；$<35\%$ 时肝外梗阻性黄疸的可能性不大。

（二）尿液中胆红素 溶血性黄疸尿液不含胆红素，肝细胞性和梗阻性黄疸均呈阳性反应。

（三）尿液中尿胆原 急性大量溶血时，尿液中尿胆原显著增加，慢性少量溶血时，尿胆原含量变化不大。肝细胞性黄疸时，尿液尿胆原可增加；肝内胆汁淤积时则可减少，甚至消失。肝外梗阻时尿中多无尿胆原，尤其是癌性黄疸。

（四）粪中尿胆原　梗阻性黄疸时可见下降，粪中尿胆原长期减少提示癌性黄疸。

（五）血胆固醇、胆固醇酯　反映肝细胞的脂质代谢功能以及胆系的排泄功能。梗阻性黄疸时血胆固醇增高；肝细胞性黄疸时则见下降，尤其是胆固醇酯。

（六）血清酶学检查　临床上常用的血酶有两大类：①反映肝细胞损害的酶类，主要为丙氨酸氨基移换酶（ALT），及门冬氨酸氨基移换酶（AST）；②反映胆道病变的酶类，如碱性磷酸酶（ALP），γ-谷氨酸转肽酶（GGT）。

（七）免疫学检查

1. 免疫球蛋白　慢性活动性肝炎时IgG明显增高，原发性胆汁性肝硬化时IgM显著上升。肝外梗阻时，免疫球蛋白则为正常。

2. 甲胎蛋白（AFP）　原发性肝细胞癌的阳性率约为70%~80%。慢性活动性肝炎和活动性肝硬化可有暂时性升高。原发性胆管细胞癌和继发性肝癌常不升高。

3. 病毒性肝炎特异性标志　如抗HAV-IgM阳性，提示有甲型肝炎病毒感染。

二、影像学检查

（一）B超检查　可显示肝、胆、胰有无占位病变，肝、胆有无结石等，有助于黄疸的鉴别。

（二）电子计算机分层摄影检查（CT）　腹部CT可显示肝胆胰等腹内脏器的断层图像，对肝脏和胰脏内有无占位性病变以及胆管和胆囊是否扩张有较大参考价值。有助于梗阻性黄疸的病因诊断。

【诊断与鉴别诊断】

详细了解病史，进行全面的体格检查，根据每个黄疸病例的具体情况，选择合理的辅助检查，作出较准确的临床诊断。

一、症状

（一）腹痛　了解腹痛与黄疸之间的关系。如胆石病多先有腹痛，以后出现黄疸。急性肝炎、胰头癌以黄疸为主，初期腹痛不重。溶血性黄疸出现溶血危象时常伴明显腹痛或腰痛。肝癌、肝脓肿一旦侵及肝包膜时多有剧烈腹痛。黄疸病人即使无明显腹痛，亦不能完全排除胆系结石和癌性黄疸的可能。

（二）消化道症状　病毒性肝炎、胆囊疾病多伴有食欲减退、恶心、呕吐、厌油腻食物等消化系统症状。如症状随黄疸与日俱增，应警惕急性或亚急性肝坏死。短时期内黄疸与症状相伴恶化，癌性黄疸不能除外。进油腻食物后腹胀与慢性胆囊疾病有关。

（三）发热与寒战　急性病毒性肝炎早期可有低热，持续高热应高度怀疑急性或亚急性肝坏死。肝胆系统有急性化脓性感染时也有高热与寒战。癌性黄疸在晚期发热的并不少见。溶血危象多先有高热，随即出现黄疸。

二、体征

首先要确定是否有黄疸，应在充足的自然光线下进行检查，同时排除食物因素。

（一）皮色 溶血性黄疸呈淡黄色，常伴有程度不等的贫血；急性肝细胞性黄疸皮色多呈金黄色；慢性肝内胆汁淤积时皮色较深。梗阻性黄疸的皮色最深，皮色与梗阻程度成正比。暴发性肝功能衰竭时可出现皮下大片瘀斑等出血灶。

（二）浅淋巴结肿大 急性黄疸伴全身浅表淋巴结肿大，应怀疑传染性单核细胞增多症。进行性黄疸伴锁骨上和其他部位浅表淋巴结肿大应考虑是否为癌性黄疸。

（三）腹部体征

1. 腹部外形 肝占位性病变、巨脾、腹膜后肿瘤和盆腔内肿瘤均有相应部位的局部膨隆。大量腹水时呈蛙腹状，脐部突出，也可发生腹壁疝和脐疝。腹壁静脉曲张见于门静脉高压、门静脉或下腔静脉阻塞。

2. 肝脏情况 急性病毒性肝炎或中毒性肝炎时黄疸和肝肿大并存，肝脏质软，压痛和叩击痛较明显。急性和亚急性肝坏死时，黄疸迅速加深，而肝肿大不显著或反见缩小。肝癌时肝肿大较著，质坚，可扪及巨大肿块或较小结节。

3. 脾肿大 黄疸而伴脾肿大者，多见于肝硬化失代偿期、慢性肝炎、溶血性黄疸。癌肿侵及门静脉和脾静脉时，也可引起脾肿大。

4. 胆囊肿大 黄疸伴胆囊肿大者均属肝外梗阻，多见于胆总管癌、胰头癌、乏特壶腹癌（指乏特壶腹、胆总管下端、胰管开口处、十二指肠乳头及其附近的十二指肠黏膜等处的癌肿）和罕见的原发性十二指肠癌。原发性胆总管结石一旦出现梗阻，胆囊可肿大，多无压痛。

【治疗】

治疗原则是针对病因。

如梗阻性黄疸消除梗阻；肝细胞性黄疸护肝降酶退黄。

附：新生儿黄疸

新生儿黄疸是因胆红素在体内积聚而引起，其原因复杂，有生理性和病理性之分。

【新生儿胆红素代谢特点】

一、胆红素生成较多

新生儿每日生成胆红素约8.8mg/kg，而成人仅为3.8mg/kg。

二、转运胆红素的能力不足

刚娩出的新生儿常有不同程度的酸中毒，影响血中胆红素与白蛋白的联结，早产儿白蛋白的数量较足月儿为低，均使运送胆红素的能力不足。

三、肝功能发育未完善

①新生儿肝细胞内摄取胆红素必需的Y、Z蛋白含量低；②形成结合胆红素的功能差；③排泄结合胆红素的功能差，易致胆汁淤积。

四、肠肝循环的特性

新生婴儿的肠道内细菌量少，不能将肠道内的胆红素还原成粪、尿胆原。

由于上述特点，新生儿摄取、结合、排泄胆红素的能力仅为成人的1% ~2%，因此极易出现黄疸。

【新生儿黄疸的分类】

一、生理性黄疸

由于新生儿胆红素代谢特点，约50% ~60 %的足月儿和大于80%的早产儿于生后2 ~3天出现黄疸，一般情况良好。

二、病理性黄疸

常有以下特点：①黄疸在出生后24小时内出现；②重症黄疸，血清胆红素 >205.2 ~256.5mol/L；③黄疸持续时间长（足月儿 >2周，早产儿 >4周）；④黄疸退而复现；⑤血清结合胆红素 >26mol/L（1.5mg/dl）。

【病因病理】

一、病因

（一）感染性　新生儿肝炎大多为胎儿在宫内由病毒感染所致，以巨细胞病毒最常见，其他为乙型肝炎等，可经胎盘传给胎儿或在通过产道娩出时被感染。

（二）非感染性

1. 新生儿溶血病。

2. 胆道闭锁　目前已证实本症多数是由于宫内病毒感染导致的出生后进行性胆管炎，胆管纤维化和胆道闭锁。

3. 母乳性黄疸　大约1%母乳喂养的婴儿可发生母乳性黄疸，其特点是非溶血性未结合胆红素增高。

4. 遗传性疾病　红细胞葡萄糖 -6 -磷酸脱氢酶（G -6 -PD）缺陷在我国南方多见，核黄疸发生率较高。

二、病理

新生儿肝炎可经产道等感染，以乙型肝炎常见。HBV（乙型肝炎病毒）在肝细胞内复制并引起肝z细胞损害，且使机体产生一系列免疫反应。

【临床表现】

病理性黄疸的临床特点：①黄疸出现时间早，生后24小时出现黄疸；②血清胆红素值过高；③黄疸持续时间长；④黄疸退而复发；⑤血清结合胆红素大于正常值高限的2倍。

【实验室及其他检查】

重症黄疸，血清胆红素 >205.2～256.5μmol/L，血清结合胆红素 >26μmol/L。

【诊断与鉴别诊断】

一、诊断依据

根据病理性黄疸的临床特点及实验室检查可明确诊断。

二、鉴别诊断

根据新生儿黄疸的分类可鉴别生理性黄疸与病理性黄疸。

【治疗】

治疗原则是针对病因。

新生儿肝炎以保肝治疗为主，补充维生素及对症治疗。

第十五节　上消化道出血

上消化道出血是指 Treitz 韧带（十二指肠悬韧带）以上的消化道，包括食管、胃、十二指肠或胰、胆等病变引起的出血。大出血指在短期内失血量超出1000ml或循环血容量的20%。上消化道大出血为一临床常见急症，其主要临床表现为呕血和（或）便血，常因血容量不足而出现休克，病情严重者可危及生命。

【病因病理】

一、病因

上消化道疾病及全身性疾病均可引起上消化道出血。临床上最常见的病因是消化性溃疡、食管胃底静脉曲张破裂、急性糜烂出血性胃炎和胃癌。

（一）上消化道疾病

1. 食管疾病　食管炎、食管癌、食管溃疡、食管静脉曲张等。

2. 胃十二指肠疾病　消化性溃疡、急性糜烂出血性胃炎、胃癌、胃手术后病变（吻合口溃疡、吻合口或残胃黏膜糜烂、残胃癌）。

（二）门脉高压　门静脉高压引起的食管胃底静脉曲张破裂或门脉高压性胃病。

（三）上消化道邻近器官或组织的疾病　胆道出血、胰腺疾病。

二、病理

上消化道大出血可引起周围循环衰竭，进而导致多器官功能衰竭，出现一系列并发症。

【临床表现】

一、症状

（一）呕血与黑便　是上消化道出血的主要临床特征。出血部位在幽门以上者常伴有呕血，出血量少则无呕血；幽门以下如出血量大、速度快，可因血液反流入胃而出现呕血。呕血多呈暗红色或咖啡色，出血量大则为鲜红或有血块。常伴有黑便，大便呈柏油样；若出血量大，大便可呈暗红或鲜红色。

（二）失血性周围循环衰竭　急性大量失血引起血容量迅速减少而导致周围循环衰竭。一般表现为头昏、心慌、乏力，甚则发生晕厥，肢体不温，心率加快，血压下降等。重者出现休克。

二、体征

（一）贫血征　面色苍白，口唇淡白，呼吸急促，心率加快，血压下降，四肢不温。

（二）腹部体征　部分上消化道出血患者有腹部压痛，肠鸣音活跃或亢进。

【实验室及其他检查】

一、实验室检查

（一）血象变化　出现正细胞型正色素性贫血，出血 24 小时后网织红细胞可持续升高；出血 2 小时后白细胞开始升高。

（二）血尿素氮　可暂时增高。

二、胃镜检查

胃镜是目前诊断上消化道出血病因的首选检查方法，可了解出血的部位、病因及出血情况，同时可进行内镜下止血。

【诊断与鉴别诊断】

一、诊断依据

（一）上消化道出血诊断的确立　根据呕血、黑便和失血性周围循环衰竭的临床表现，呕吐物或黑便隐血试验呈强阳性、血红蛋白浓度、红细胞计数及红细胞压积下降的实验室证据，可作出上消化道出血的诊断。

（二）出血量的估计 成人每日消化道出血 >5 ~ 10ml 粪便隐血试验出现阳性，每日出血量 50 ~ 100ml 可出现黑便。胃内储积血量在 250 ~ 300ml 可引起呕血。一次出血量不超过 400ml 时，因轻度血容量减少可由组织液及脾脏贮血所补充，一般不引起全身症状。出血量超过 400 ~ 500ml，可出现全身症状，如头昏、心慌、乏力等。短时间内出血量超过 1000ml，可出现循环衰竭表现。

（三）出血是否停止的判断 上消化道出血经过恰当治疗，可于短时间内停止出血。由于肠道内积血需经数日（一般约 3 日）才能排尽，故不能以黑便作为继续出血的指标。临床出现下列情况应考虑继续出血或再出血：①反复呕血，或黑便次数增多、粪质稀薄，伴有肠鸣亢进；②周围循环衰竭的表现。经充分补液输血而未见明显改善，或虽暂时好转而又恶化；③血红蛋白浓度、红细胞计数与红细胞压积继续下降，网织红细胞计数持续增高；④补液与尿量足够的情况下，血尿素氮持续或再次增高。

（四）出血的病因诊断 病史、症状与体征可为出血的病因提供重要线索，但明确出血的原因与部位需靠胃镜检查。多主张在出血后 24 ~ 48 小时内进行，称急诊胃镜检查，可大大提高出血病因诊断的准确性。

二、鉴别诊断

主要鉴别消化性溃疡出血与食管、胃底静脉曲张破裂出血。前者有慢性胃病史；后者有病毒性肝炎、慢性酒精中毒等病史，并有肝硬化及门脉高压的临床表现。胃镜检查可明确之。

【治疗】

一、一般急救措施

患者应卧位休息，保持呼吸道通畅，避免呕血时血液吸入引起窒息，必要时吸氧。活动性出血期间禁食。严密监测患者生命体征、尿量及神志变化，观察呕血与黑便情况。

二、积极补充血容量

尽快建立有效的静脉输液通道，迅速补充血容量。在配血过程中，可先输平衡液或葡萄糖盐水。血源缺乏，可用右旋糖酐或其他血浆代用品暂时代替输血。改善急性失血性周围循环衰竭的关键是要输足全血。下列情况为紧急输血指征：①改变体位出现晕厥、血压下降和心率加快；②失血性休克；③血红蛋白低于 70g/L 或血细胞比容低于 25%。输血量视患者周围循环动力学及贫血改善情况而定，尿量是有价值的参考指标。

三、止血措施

（一）食管、胃底静脉曲张破裂大出血的止血措施

1. 药物止血 生长抑素近年用于治疗食管胃底静脉曲张出血，该类药物止血效果肯定，因不伴全身血流动力学改变，故短期使用几乎没有严重不良反应，但价格较贵。目前用于临床有 14 肽天然生长抑素，用法为首剂 250μg 静脉缓注，继以 250μg/h 持续静脉滴注。

2. 气囊压迫止血　经鼻腔或口腔插入三腔二囊管，进入胃腔后先抽出胃内积血，然后注气入胃囊（囊内压 50 ~ 70mmHg），向外加压牵引，用以压迫胃底，若未能止血，再注气入食管囊（囊内压为 35 ~ 45mmHg），压迫食管曲张静脉。

3. 内镜治疗　内镜直视下注射硬化剂至曲张的静脉，或用皮圈套扎曲张静脉，不但能达到止血目的，而且可有效防止早期再出血，是目前治疗食管胃底静脉曲张破裂出血的重要手段。

4. 外科手术或经颈静脉肝内门体静脉分流术　在大量出血上述方法治疗无效时，唯有进行外科手术。有条件的亦可用经颈静脉肝内门体静脉分流术治疗，该法尤适用于准备作肝移植的患者。

（二）消化性溃疡并上消化道大量出血的止血措施

1. 抑制胃酸分泌的药物　上消化道大出血常用质子泵抑制剂，如洛赛克 40mg 加入生理盐水 100ml 中静脉滴注，每 12 小时 1 次，或奥美拉唑粉针 40mg 加入生理盐水 100ml 中静脉滴注，每 12 小时 1 次，有较好的止血效果。

2. 内镜治疗　内镜如见有活动性出血或暴露血管的溃疡应进行内镜止血。证明有效的方法包括热探头、高频电灼、激光、微波、注射疗法或上止血夹等，可视各自情况及医师的经验选用。

3. 手术治疗　内科积极治疗仍大量出血不止危及患者生命，须不失时机行手术治疗。

4. 介入治疗　患者上消化道大出血在少数特殊情况下，既无法进行内镜治疗，又不能耐受手术，可考虑在选择性肠系膜动脉造影找到出血灶的同时进行血管栓塞治疗。

第十六节　急腹症

急腹症是由于各种原因引起的腹腔内外脏器的病变，以急性腹痛为主要表现的腹部疾病。其特点为发病急、进展快、变化多、病情重，一旦诊断延误、治疗不当将会给病人带来严重的后果。因此，急腹症的诊断和鉴别诊断尤为重要。

大多数急腹症来自于消化科和妇产科疾病。详细的病史，细心的检体，相关的实验室资料，必要的影像学检查，以及综合分析，是建立正确诊断的关键。

【病因病理】

急腹症病因比较复杂，消化科疾病所致者多与饮食有关，如暴饮暴食、过量饮酒、进食油腻；妇科疾病所致者多与月经有关，其病理更为复杂，不作赘述。

【临床表现】

一、症状

（一）腹痛

1. 腹痛的诱因　急性腹痛常与饮食有关，如胆囊炎、胆石症常发生于进油腻食物后；急性胰腺炎常与暴食或过量饮酒有关；胃十二指肠溃疡穿孔在饮食后多见；剧烈活动后突然腹痛，应考虑肠扭转之可能；驱虫不当可以是胆道蛔虫症的诱因。

2. 腹痛的部位　一般来说疼痛开始的部位或最显著的部位往往与病变的部位一致。因此，根据脏器的解剖位置，可以作出病变所在脏器的初步判断。

急性腹痛由一点开始，然后波及全腹者多为实质脏器破裂或空腔脏器穿孔。如胃十二指肠溃疡穿孔，其疼痛始于上腹，后波及全腹。盆腔炎始于下腹，可波及全腹。

转移性腹痛：主要见于急性阑尾炎。腹痛始于上腹，再转至脐周，几小时后转移到右下腹的固定部位。

放射痛：如胆囊炎、胆石症出现右上腹或剑突下的疼痛，同时可有右肩或右肩胛下角处的放射痛。急性胰腺炎的上腹痛同时可伴左肩痛或左右肋缘至背部疼痛。十二指肠后壁穿透性溃疡可致11～12胸椎右旁区放射痛。输尿管上段或肾结石呈腰痛，并有下腹或腹股沟区放射痛，而输尿管下段结石则出现会阴部的放射痛。

3. 腹痛的缓急　腹痛开始时轻，以后逐渐加重，多为炎症性病变。腹痛突然发生，迅速恶化，多见于实质脏器破裂、空腔脏器穿孔、空腔脏器急性梗阻、绞窄、脏器扭转等，如急性肠扭转，绞窄性肠梗阻等。

4. 腹痛的性质　①持续性钝痛或隐痛多表示炎症性或出血性病变，如阑尾炎、急性胰腺炎，肝破裂内出血等；②阵发性腹痛多表示空腔脏器发生痉挛或阻塞性病变，腹痛持续时间长短不一，有间歇期，间歇期无疼痛。如机械性小肠梗阻，输尿管结石等；③持续性腹痛伴阵发性加重，多表示炎症和梗阻并存。

5. 腹痛的程度　一般来说，炎症性刺激引起的腹痛较轻；空腔脏器的痉挛、梗阻、嵌顿、扭转或绞窄缺血、化学刺激所产生的疼痛程度较重，难以忍受，如胆道蛔虫所致胆绞痛，输尿管结石、肾结石所致肾绞痛，病人腹痛剧烈、辗转不安。胃、十二指肠穿孔，消化液对腹膜的化学刺激，呈刀割样痛，病人平卧不敢翻动，不敢深吸气，甚至拒绝医生触摸腹部。疼痛敏感部位——睾丸扭转疼痛也相当剧烈。

（二）消化道症状

1. 恶心、呕吐　呕吐的原因常由于胃肠道疾病所致。因此，呕吐常继腹痛后发生。消化性溃疡穿孔常无呕吐；急性胆囊炎常伴呕吐；急性阑尾炎病人呕吐常在腹痛后3～4小时出现，而急性胃肠炎则相反，发病早期频繁呕吐；小肠梗阻呕吐出现早且频；结肠梗阻呕吐出现晚或者不发生呕吐。

2. 排便情况　腹痛病人应注意有无排便、排气、便秘或腹泻、大便颜色和性状、有无腹胀等。如腹痛后停止排便排气，常为机械性肠梗阻。腹腔内有急性炎症病灶常抑制肠蠕动，也可引起便秘。大量水样便伴痉挛性腹痛提示急性胃肠炎。下腹痛、里急后重、排黏液便，应考虑盆腔脓肿。小儿腹痛，排果酱样便是小儿肠套叠的特征。脐周疼痛、腹泻和腥臭味血便提示急性坏死性肠炎。

（三）其他伴随症状 腹腔内炎症病灶一般可伴有不同程度的发热，如化脓性阑尾炎、化脓性胆囊炎等。重症感染者可有寒战高热，如急性重症胆管炎。贫血、休克可能有腹腔内出血或消化道出血。梗阻性黄疸见于肝、胆、胰疾病。有尿频、尿急、尿痛、血尿、排尿困难等，应想到泌尿系疾病。

（四）月经史 女性病人，尤其有生育能力的妇女，准确的月经史、近期月经开始和终止日期对腹痛的诊断有重要意义。如宫外孕破裂多有停经史；卵巢滤泡或黄体破裂常在两次月经的中期发病。

（五）既往史 既往的疾病史或手术史对腹痛的诊断也有重要价值，既可排除已根除性疾病，对此次腹痛的诊断也有帮助。如已做胆囊切除者可排除胆囊结石和胆囊炎；有胆管结石手术史者，应考虑是否有胆管残余结石或复发结石；消化性溃疡穿孔常有溃疡病史；粘连性肠梗阻多有腹部手术史。

二、体征

（一）全身检查 病人表现不安，面色苍白，出汗，仰卧不动或屈膝、屈髋侧卧，明显脱水，黏膜干燥，眼窝凹陷，呼吸浅快等提示病情很重。心率快伴低血压，说明存在低血容量。胆道疾病可有巩膜及皮肤黄染。高热则考虑感染性疾病。

（二）腹部检查 范围应包括上至乳头，下至两侧腹股沟。应按望、触、叩、听四个方面和先后顺序检查。

1. 望诊 腹部是否平坦，有无手术瘢痕，腹型是否对称，有无腹胀，腹式呼吸是否存在，有无胃肠型蠕动波。腹式呼吸浅而快提示存在腹膜刺激征。注意两侧腹股沟区有无肿物或疝，脐周有无静脉曲张，有无出血点或出血斑等。

2. 触诊 触诊应着重检查腹膜刺激征，腹部压痛、肌紧张、反跳痛的部位、范围和程度。压痛多以病变部位为重。腹部压痛最显著的部位往往是病变所在。高度肌紧张时腹壁呈“板状硬”，主要见于胃、十二指肠穿孔或胆道穿孔的早期。结核性腹膜炎，触诊呈揉面感。应该注意的是，老年人、身体衰弱者、小儿、经产妇、肥胖者及休克病人，腹膜刺激征常较实际为轻。

3. 叩诊 先从无痛区开始，用力要均匀。叩诊时重点检查肝浊音界是否消失、有无移动性浊音及叩痛最明显的部位。肝浊音界消失提示有消化道穿孔致膈下存在游离气体。移动性浊音阳性是腹腔积液的体征，说明腹腔内有渗液或出血。

4. 听诊 主要听肠鸣音有无、频率和音调。肠鸣音活跃、音调高，音响较强、气过水声伴腹痛，提示有机械性肠梗阻。肠鸣音消失是肠麻痹的表现，多出现于腹膜炎、小肠缺血、绞窄性肠梗阻晚期。低血钾时肠鸣音弱或消失。幽门梗阻或胃扩张时上腹有振水音。

（三）直肠指诊 急腹症病人直肠指检应予足够重视。盆腔位阑尾炎可有右侧盆腔触痛；盆腔脓肿或积血在直肠膀胱凹陷处呈饱满感、触痛或波动。

【实验室及其他检查】

一、实验室检查

血白细胞总数及中性粒细胞增高提示炎症性病变；尿中出现大量红细胞提示泌尿系结石、肿瘤或外伤，有蛋白尿或白细胞则提示泌尿系感染；脓血便提示肠道感染，血便提示绞窄性肠梗阻、肠系膜血栓栓塞、出血性肠炎；血清淀粉酶增高提示胰腺炎；血糖与血酮的测定可用于排除糖尿病酮症引起的腹痛；血清胆红素增高提示胆道疾病；血、尿 HCG（人绒毛膜促性腺激素）检查对诊断异位妊娠提供帮助。

二、X 线检查

胸腹立位片或透视可观察有无肺炎、胸膜炎、膈肌位置及运动，膈下有无游离气体，膈下游离气体是消化道穿孔或破裂的证据。气体进入腹膜后，提示十二指肠或升结肠后壁穿孔。多个液气平面或较大液气平面说明存在机械性小肠梗阻。钡灌肠透视在低位结肠梗阻中具有诊断价值。

三、B 超检查

B 超在探查阑尾粪石、管壁增厚及阑尾脓肿等方面较敏感。妇科盆腔疾病用 B 超检查可清楚地分辨病变的来源和性质。对腹腔内出血和积液，不但可探测积血、积液的量，而且可在 B 超引导下作腹腔穿刺抽液。泌尿系结石可见患侧肾盂积水，输尿管扩张及结石影像。

四、CT 检查

较普遍应用于某些急腹症的诊断和鉴别诊断，如对实质性脏器自发破裂或创伤后破裂出血，急性胰腺炎的蜂窝组织炎、液体积聚、出血坏死、囊肿形成等均具有重要诊断价值。

五、内镜

在上、下消化道急性出血的出血部位及病变性质方面有确定诊断意义。

六、诊断性腹腔穿刺

对诊断不确切的急腹症均可选择此法协助诊断。尤其对疑有内出血，全腹膜炎而病因不清，病人不能清楚准确地陈述病史或表达症状者更为适用。

【诊断与鉴别诊断】

一、胃十二指肠溃疡急性穿孔

根据过去的溃疡病史，突然发生的持续性上腹剧烈疼痛，很快扩散到全腹，常伴有轻度休克症状。体格检查时有明显的腹膜刺激征，特别是肝浊音界缩小或消失。X 线检查膈下有游离气体，即能确诊。

二、急性胆囊炎

起病常在进油腻食物后，右上腹部剧烈绞痛，放射至右肩及右背部。查体右上腹部有压痛和肌紧张，莫菲征阳性。B超检查显示胆囊增大、壁厚，并可见胆囊结石影，有助于诊断和鉴别诊断。

三、急性胆管炎

剑突下区剧烈疼痛，可放射至右肩部。伴寒战高热，可有黄疸，病情加重时可出现休克和精神症状。B超见胆管扩张或结石影。

四、急性胰腺炎

多于暴饮暴食或饮酒后发病，上腹偏左侧腹痛，持续剧烈，可向肩部放射，恶心、呕吐后腹痛不缓解，胰腺投影区可有腹膜炎。血或尿淀粉酶明显升高；CT检查胰腺弥漫性肿大、密度不均，胰腺坏死时呈皂泡征，胰周积液，可确诊。

五、急性阑尾炎

通常具有转移性腹痛和右下腹固定压痛的临床特点。当炎症加重时表现有局限性腹膜炎，当阑尾穿孔时则出现全腹膜炎，此时仍以右下腹体征为重。

六、小肠急性梗阻

首发症状为突然剧烈的腹部绞痛，腹痛时伴肠鸣，疼痛部位常位于脐周，间歇期无疼痛，腹痛时常立即发生恶心呕吐，呕吐后腹痛可减轻。高位梗阻呕吐出现早且频繁，无明显腹胀；低位梗阻呕吐出现晚或无呕吐，腹胀明显。梗阻发生后经肛门排气排便停止。如腹痛加剧呈持续性，出现腹膜炎体征，提示有肠坏死或肠穿孔。

七、急性盆腔炎

表现为下腹痛、发热、下腹压痛、反跳痛。阴道分泌物多，宫颈举痛，后穹窿触痛明显。经后穹窿穿刺抽得脓液，涂片可见白细胞内有革兰阴性双球菌，即可确诊。

八、异位妊娠

输卵管妊娠破裂最为多见。突然下腹痛，出现腹膜炎、心率加快、血压降低，提示有内出血。阴道有不规则流血，宫颈呈蓝色，后穹窿或腹腔穿刺抽出不凝血液，即可确诊。HCG试验阳性，B超检查可帮助确诊。

以上常见急腹症应细致鉴别，对诊断暂时难以确定者，应留诊观察、处理，待症状、体征由不典型转为典型时得以诊断，以免漏诊和误诊。当诊断虽不能确定，但病情重或具备手术探查指征者，应及时手术，术中明确诊断同时妥善处理。

【治疗】

腹痛者应查明病因，针对病因进行治疗。腹痛的内科治疗：①禁食、输液、纠正水、电解质和酸碱平衡的紊乱；②积极抢救休克；③胃肠梗阻者给予胃肠减压；④应用广谱抗生素预防或控制感染；⑤酌情给予止痛剂，除已经明确禁用者；⑥对症治疗；⑦外科治疗。

第十七节　肛门直肠疾病

痔

痔是最常见的肛肠疾病。任何年龄都可发病，但随年龄增长，发病率增高。

【病因病理】

一、病因

（一）肛垫下移学说　正常情况下，肛垫疏松地附着在肛管肌壁上，排便时主要受到向下的压力被推向下，排便后借其自身的收缩作用，缩回到肛管内。弹性回缩作用减弱后，肛垫则充血、下移形成痔。

（二）静脉曲张学说　认为痔的形成主要由静脉曲张淤血所致。长期的坐位、便秘、妊娠、前列腺肥大、盆腔巨大肿瘤等，发生血液回流障碍的直肠静脉淤血扩张形成痔。

二、病理

长期饮酒和食入大量刺激性食物可使局部充血；肛周感染可引起静脉周围炎，使静脉失去弹性而扩张；营养不良可使局部组织萎缩无力。以上因素都可诱发痔的发生。

三、分类

（一）内痔　临床上最为多见。由直肠上静脉丛形成，位于齿状线上方，表面被直肠黏膜所覆盖。内痔分为四期：一期：只在排便时出血，痔块不脱出于肛门外；二期：排便时痔块脱出肛门外，排便后自行还纳；三期：痔脱出于肛门外需用手辅助才可还纳；四期：痔块长期在肛门外，不能还纳或还纳后又立即脱出。

（二）外痔　由直肠下静脉丛形成，位于齿状线下方，表面被肛管皮肤所覆盖。血栓性外痔最常见，是血液在肛缘皮下静脉丛形成血栓而成。结缔组织外痔（皮垂）及炎性外痔也较为常见。

（三）混合痔　由于直肠上、下静脉丛相互吻合，静脉曲张时相互影响，使上下静脉丛均发生曲张，所以称混合痔。位于齿状线上下，表面被直肠黏膜和肛管皮肤所覆盖。内痔发展到第三期以上时多形成混合痔。

【临床表现】

便血，无痛性、间歇性、便后出鲜血是内痔或混合痔早期的常见症状。因粪便擦破痔块黏膜，出现便时滴血或便纸上带血，少数呈喷射状出血，可自行停止。痔块脱出，轻者排便时脱出，重者活动时脱出，甚者持续性脱出。疼痛，当痔伴有血栓形成、感染时，出现肛门疼痛。瘙痒，痔脱出常有黏液分泌物刺激肛门，引起肛门瘙痒。

【实验室及其他检查】

一、实验室检查

合并感染者，血常规可见白细胞及中性粒细胞升高。

二、肛门镜检查

可观察到直肠黏膜有无充血、水肿、溃疡、肿块。

【诊断与鉴别诊断】

一、诊断依据

首先做肛门视诊，内痔除一期外，其他三期都可在肛门视诊下见到。血栓性外痔表现为肛周暗紫色长条圆形肿物，表面皮肤水肿、质硬、压痛明显。对有脱垂者，最好在蹲位排便后立即观察，可清晰见到痔块大小、数目及部位。直肠指检虽对痔诊断意义不大，但可了解直肠内有无其他病变，如直肠癌、直肠息肉等。最后做肛门镜检查，不仅可见到痔块的情况，还可观察到直肠黏膜有无充血、水肿、溃疡、肿块等。

二、鉴别诊断

（一）直肠癌　临床上常将直肠癌误诊为痔而延误治疗，主要原因是仅凭症状及大便化验而诊断，未进行直肠指检和直肠镜检查。直肠癌在直肠指检时可扪到高低不平的硬块；而痔为暗红色圆形柔软的血管团。

（二）直肠息肉　低位带蒂息肉脱出肛门外易误诊为痔脱出。但息肉为圆形、实质性、有蒂、可活动，多见于儿童。

（三）直肠脱垂　易误诊为环形痔，但直肠脱垂黏膜呈环形，表面平滑，括约肌松弛；而后者黏膜呈梅花瓣状，括约肌不松弛。

【治疗】

一、一般治疗

在痔的初期和无症状静止期的痔，只需增加纤维性食物，改变不良的大便习惯，保持大便通畅，不需特殊治疗。热水坐浴可改善局部血液循环。

二、注射疗法

治疗一、二期出血性内痔的效果较好。注射硬化剂的作用是使痔和痔块周围产生无菌性炎症反应，黏膜下组织纤维化，致使痔块萎缩。常用的硬化剂有5%石炭酸植物油、4%明矾水溶液等。

三、胶圈套扎疗法

可用于治疗一、二、三期内痔。原理是将特制的胶圈套入到内痔的根部，利用胶圈的弹性阻断痔的血运，使痔缺血、坏死、脱落而愈合。

四、手术疗法

痔单纯切除术：主要用于二、三期内痔和混合痔的治疗。

痔的治疗方法很多，由于非手术疗法对大部分痔的治疗效果良好，注射疗法和胶圈套扎疗法成为痔的主要治疗方法。手术治疗只限于保守治疗失败或不适宜保守治疗的患者。

直肠癌

直肠癌是乙状结肠直肠交界处至齿状线之间的癌。是消化道常见的恶性肿瘤，占消化道癌的第二位。

【病因病理】

一、病因

（一）饮食及致癌物质 流行病学调查显示，高脂、高蛋白食物能使粪便中甲基胆蒽物质增多，甲基胆蒽可诱发结肠癌、直肠癌。少纤维食品使粪便通过肠道速度减慢，使致癌物质与肠黏膜接触时间增加。

（二）直肠慢性炎症 如溃疡性结肠炎、血吸虫病使肠黏膜反复破坏和修复而癌变。

（三）癌前病变 如直肠腺瘤，尤其是绒毛状腺瘤更为重要。

（四）遗传因素 抑癌基因突变和遗传不稳定性是大肠癌的易感人群的致病因素。遗传因素表现为有为数不少的结肠癌、直肠癌家族被发现。

二、病理

（一）溃疡型 多见，占50%以上。形状为圆形或卵圆形，中心凹陷，边缘凸起，向肠壁深层生长并向周围浸润，易出血，此型分化程度较低，转移较早。

（二）肿块型 亦称髓样癌，菜花型癌。向肠腔内突出，肿块增大时表面可产生溃疡，向周围浸润少，预后较好。

（三）狭窄型　亦称硬癌或浸润型癌。癌肿沿肠壁浸润，使肠腔狭窄，分化程度低，转移早而预后差。

三、组织学分类

（一）腺癌　约占75%～85%。癌细胞排列呈腺管或腺泡状。腺癌还可继续分为乳头状腺癌和管状腺癌。

（二）黏液腺癌　约占10%～20%。由分泌黏液的癌细胞构成，癌组织内有大量黏液为其特征，恶性程度较高。

（三）未分化癌　癌细胞弥漫成片或呈四块状，不形成腺管状结构；癌细胞较小，形态较一致，预后差。

【临床表现】

一、症状

（一）直肠刺激症状　便意频繁，排便习惯改变；便前肛门有下坠感、里急后重、排便不尽感，晚期有下腹痛。

（二）肠腔狭窄症状　癌肿侵犯致肠管狭窄，初时大便变形，变细，当造成肠管部分梗阻后，有腹痛、腹胀、肠鸣音亢进等不全性肠梗阻表现。

（三）癌肿破溃感染症状　大便表面带血及黏液，甚至脓血便。

二、体征

可有下腹部压痛和扪及包块。

【实验室及其他检查】

一、实验室检查

大便潜血试验阳性，癌胚抗原（CEA）检测有助于诊断。

二、直肠指检

可查出癌肿的部位、大小、范围、与周围脏器的关系等。

三、内镜检查

可在直视下肉眼作出诊断及取活组织进行病理检查。

【诊断与鉴别诊断】

一、诊断依据

（一）大便潜血检查 大规模普查时或对高危人群作为结肠癌、直肠癌的初筛手段，阳性者再做进一步检查。

（二）直肠指检 是诊断直肠癌最重要的方法，由于中国人直肠癌75%以上为低位直肠癌，能在直肠指检时触及。

（三）内镜检查 可用直肠镜或乙状结肠镜检查，操作方便、不需肠道准备，但在明确直肠癌诊断需手术治疗时应行结肠镜检查，因为结、直肠癌有5%～10%为多发癌。内镜检查不仅可在直视下用肉眼作出诊断，而且可取活组织进行病理检查。

（四）影像学检查

1. 钡剂灌肠检查 是结肠癌的重要检查方法，对直肠癌的诊断意义不大，用以排除结、直肠多发癌和息肉病。

2. CT检查 可以了解直肠癌盆腔内扩散情况，有无侵犯膀胱、子宫及盆壁，是术前常用的检查方法。腹部CT可扫描有无肝转移癌。

（五）肿瘤标记物 目前公认的对大肠癌诊断和术后监测有意义的肿瘤标记物是癌胚抗原（CEA）。

二、鉴别诊断

本病主要与慢性结肠炎、溃疡性结肠炎鉴别。通过肠镜检查及活检、肿瘤标记物检查可鉴别。

【治疗】

一、手术治疗

手术切除仍然是直肠癌的主要治疗方法。凡能切除的直肠癌如无手术禁忌证，都应尽早施行直肠癌根治术。

二、放射治疗

放射治疗作为手术切除的辅助疗法有提高疗效的作用。术前的放疗可以提高手术切除率，降低病人的术后复发率。术后放疗仅适用于晚期病人、手术未达到根治或术后局部复发的病人。

三、化学治疗

化学治疗亦是作为根治性手术的辅助治疗，可提高5年生存率。

第四章　泌尿与生殖系统疾病

第一节　急性肾小球肾炎

急性肾小球肾炎（AGN）简称急性肾炎，是以急性肾炎综合征为主要临床表现的一组疾病。其特点是急性起病，常有血尿、蛋白尿、水肿、少尿和高血压，可伴有一过性氮质血症。AGN最常见于链球菌感染后，约占患病人数的90%，偶见于其他细菌、病毒及立克次体、螺旋体、支原体、寄生虫等病原微生物感染后。本节着重阐述最常见的链球菌感染后急性肾小球肾炎。

【病因病理】

一、病因

急性链球菌感染后肾炎常见于上呼吸道感染（多为扁桃体炎）、猩红热、皮肤感染（多为脓疱疮）等链球菌感染后。目前已明确引起链球菌感染后急性肾炎的病原菌是β溶血性链球菌A族12型（或其他型）中的“致肾炎菌株”。感染的严重程度与急性肾炎的发生和病变轻重并不完全一致。除A族β乙型溶血性链球菌感染外，C族、G族链球菌感染后也可发生肾小球肾炎。只有带肾炎株伴随蛋白（NSAP）的链球菌才能引起肾脏损伤，急性肾炎患者及恢复期患者血清中NSAP抗体滴度均升高。

二、发病机制

本病主要是由感染所诱发的免疫反应引起，链球菌的致病抗原目前多认为胞浆或分泌蛋白的某些成分可能为主要致病抗原，导致免疫反应后，可通过循环免疫复合物沉积于肾小球而致病，或抗原种植于肾小球后，再结合循环中的特异抗体形成原位免疫复合物而致病。肾小球内的免疫复合物导致补体激活、中性粒细胞及单核细胞浸润，导致肾脏病变。

三、病理

（一）光镜　光镜下急性肾炎特征性病理性改变为毛细血管内增生性肾小球肾炎。肾小球细胞成分增多，血管袢肥大，内皮细胞、系膜细胞弥漫性急性增生，急性期可见多形核细胞浸润。少数病变以渗出为主，部分则为膜增生型病变，严重时增生的系膜可将肾小球分割成小叶状。部分重症患者还可见轻度或中度新月体形成，肾小管改变不突出。

（二）免疫荧光 免疫荧光镜下可见 IgG 和 C_3 为主的颗粒状沉着，常有备解素及纤维蛋白相关抗原（FRA）节段状沉着，偶可见 IgM、IgA、Cq、C_4 等轻微沉着。

（三）电镜 电镜检查可见肾小球上皮细胞下有驼峰状大块电子致密物沉积。

【临床表现】

急性肾炎以儿童多见，男性多于女性。典型症状是急性发生的血尿、蛋白尿、水肿、高血压和氮质血症。但发病时症状轻重不一。临床上大部分病例有前驱感染史，一般呼吸道感染后 1～3 周起病，1/5 的患者潜伏期为 4～7 天，超过 3 周者极少见；皮肤感染者潜伏期较长，平均 18～20 天。全身症状有低热、食欲减退、腰痛、乏力、头昏等。典型临床表现如下：

一、尿异常

几乎所有病例都有肾小球源性血尿，肉眼血尿约占 30%，大部分为镜下血尿，常为首发症状和患者就诊的原因。患者有不同程度的蛋白尿，少数（<20%）呈肾病综合征范围的大量蛋白尿。尿沉渣除红细胞外，早期尚可见白细胞和上皮细胞稍增多，并可有颗粒管型和红细胞管型等。

二、水肿

80%～90%患者有水肿，有 2/3 患者是以水肿为首发症状。典型表现为晨起眼睑水肿或伴有下肢轻度凹陷性水肿，少数严重者可波及全身。

三、高血压

80%以上有一过性轻、中度高血压，偶见血压严重升高而致高血压脑病或心衰。血压升高与水钠潴留有关，故血压可随利尿而恢复正常。

【实验室及其他检查】

一、肾功能异常

起病早期可因肾小球滤过率下降、钠水潴留而致尿量减少，肾小球功能可一过性受损，表现为一过性氮质血症。多数患者在 1～2 周后尿量渐增，肾功能于利尿后数日可逐渐恢复正常。少数老年人虽经利尿后肾功能仍不能恢复，预后不佳。

二、免疫学检查异常

血液中纤维蛋白原、第Ⅷ因子及大分子纤维蛋白原复合物、纤溶酶增加，尿中出现纤维蛋白降解产物（FDP），表明肾脏中存在着小血管内凝血及纤维溶解过程。血清 IgG、IgM 增高，IgA 基本正常。发病第一周 32%～42%的患者类风湿因子滴度增高。多数患者血清总补体活性（CH_{50}）及 C_3、备解素在发病 2 周内明显降低，病程 6～8 周内可恢复正常，这些指标对急性肾炎诊断价值很大。

【诊断与鉴别诊断】

一、诊断

链球菌感染后 1～3 周发生血尿、蛋白尿、水肿、高血压，甚至少尿及氮质血症等急性肾炎综合征症状，伴血清补体下降，于病程第 8 周逐渐恢复正常，血中链球菌有关抗体滴度增高，即可临床诊断。临床诊断困难者，及时做肾活检确诊。

二、鉴别诊断

（一）其他病原体感染后急性肾炎　许多细菌、病毒（如水痘－带状疱疹病毒、EB 病毒、流感病毒等）及寄生虫感染均可引起急性肾炎，但临床表现轻，常不伴血清补体降低，少有水肿和高血压，肾功能一般正常，有自限倾向。

（二）系膜毛细血管性肾小球肾炎　临床上除表现急性肾炎综合征外，经常伴有肾病综合征，病变无自愈倾向。50%～70% 患者有持续性低补体血症，8 周内不恢复。

（三）系膜增生性肾小球肾炎　常于呼吸道感染后出现血尿和（或）蛋白尿，但潜伏期短（数小时至数天），血清补体正常，病程反复发作，无自愈倾向，部分患者血清 IgA 升高，不典型者需肾活检确诊。

（四）急进性肾小球肾炎　发病过程与急性肾炎相似，但患者进行性少尿、无尿及肾功能急剧恶化。

（五）全身系统疾病肾脏受累　系统性红斑狼疮肾炎与过敏性紫癜肾炎等可呈现急性肾炎综合征的临床表现，但多有除肾脏以外的其他系统受累表现和实验室检查，可资鉴别。

【治疗】

急性肾炎一般呈自限过程，因此治疗以休息及对症治疗为主。急性肾衰竭病例应予血液透析，待其自然恢复。不宜用糖皮质激素及细胞毒药物。

一、一般治疗

卧床休息直至肉眼血尿消失、水肿消退、血压、血肌酐恢复正常后，逐步增加活动，但 3 个月内应避免剧烈体力活动。有水肿及高血压者应免盐或低盐饮食，直至利尿开始；水肿重且少尿者，应限制入水量；肾功能不全者，应限制蛋白质摄入量。

二、治疗感染灶

有明显感染灶（扁桃体炎、脓皮病、中耳炎、龋齿等）的患者则应给予抗生素，疗程为 7～10 天。恢复期无需预防用药。对于急性肾炎迁延 2 个月至半年以上者，或病情反复且扁桃体病灶明显者，可择期行扁桃体切除术并应用抗生素治疗 2～4 周。

三、对症治疗

水肿明显者给予利尿药，如双氢克尿噻、呋噻米、丁尿胺等；凡经休息、限盐、利尿而血压仍高者应给予降压药。

四、透析治疗

发生急性肾衰竭而有透析指征时应及时给予透析治疗。

第二节　慢性肾小球肾炎

慢性肾小球肾炎简称慢性肾炎，是指以蛋白尿、血尿、高血压、水肿为主要临床表现，起病方式各有不同，病情迁延，病变进展缓慢，可有不同程度的肾功能减退，最终发展为慢性肾衰竭的一组肾小球疾病。因病理类型和病期不同，其临床表现也不相同，疾病表现呈多样化。

【病因病理】

一、病因

绝大多数慢性肾炎的确切病因尚不清楚，起病即属慢性。仅有少数慢性肾炎是由急性肾炎发展所致。

二、发病机制

慢性肾炎的病因、发病机制和病理类型不完全相同，但起始因素多为免疫介导炎症。导致病程慢性化的机制除免疫因素外，非免疫非炎症因素也占有重要作用。

三、病理

慢性肾炎的病理因其病因和发病机制不同而呈现多种病理类型。常见的病理类型有系膜增生性肾小球肾炎（包括IgA肾病和非IgA系膜增生性肾小球肾炎）、系膜毛细血管性肾小球肾炎、膜性肾病及局灶性、节段性肾小球硬化等，其中少数非IgA系膜增生性肾小球肾炎可由毛细血管内增生性肾小球肾炎转化而来。

疾病发展到后期，上述所有类型的病理变化均可转化为程度不等的肾小球硬化，相应肾单位的肾小管萎缩、肾间质纤维化。发展到晚期肾脏体积缩小、肾皮质变薄，病理类型均可转化为硬化性肾小球肾炎。

【临床表现】

任何年龄均可发病，以青中年多见，男多于女。发病方式各有不同，病情迁延，病变缓慢进展。临床表现呈多样性，但以蛋白尿、血尿、高血压、水肿为其基本临床表现，可有不同程度的肾功能减退，病情时轻时重，渐进性发展为慢性肾衰竭。

慢性肾炎早期患者可有乏力、疲倦、腰部疼痛、纳差；水肿可有可无，一般不严重。有的患者可无明显临床症状。血压可正常或轻度升高。肾功能正常或轻度受损，这种情况可持续数年甚至数十年，肾功能逐渐恶化并出现相应的临床症状（如贫血、血压增高等），未经治疗可逐步进入尿毒症阶段。除上述慢性肾炎的一般表现外，有的患者可有血压（特别是舒张压）持续性升高。可有眼底出血、渗出、视乳头水肿，如血压控制不好，肾功能恶化较快，预后较差。

部分患者因感染、劳累呈急性发作，或用肾毒性药物后病情急剧恶化。经及时去除诱因和适当治疗后，病情可一定程度缓解，但也可能由此而进入不可逆的慢性肾衰竭。多数慢性肾炎患者肾功能呈慢性渐进性损害，肾功能进展快慢主要与病理类型相关。但也与是否合理治疗和认真保养等有关。

要特别注意的是慢性肾炎个体差异较大，临床表现呈多样性，常因某一表现突出而易误诊。如慢性肾炎高血压突出，易误诊为原发性高血压，增生性肾炎（如系膜毛细血管性肾小球肾炎、IgA 肾病等）感染后急性发作时，易误诊为急性肾炎。

【实验室及其他检查】

实验室检查多为轻度尿异常，尿蛋白常在 1g～3g/d，尿镜检红细胞可增多，可见管型。肾功能受损时，内生肌酐清除率下降或轻度氮质血症。

【诊断与鉴别诊断】

一、诊断

凡尿化验异常（蛋白尿、血尿、管型尿）、水肿及高血压病史在一年以上，无论有无肾功能损害均应考虑此病，在除外继发性肾小球肾炎及遗传性肾小球肾炎后，临床上可诊断为慢性肾炎。

二、鉴别诊断

（一）继发性肾小球肾炎　如狼疮性肾炎、过敏性紫癜肾炎等。狼疮性肾炎临床上伴多系统侵犯，如全身症状以发热、关节炎及皮肤黏膜损害最为常见；紫癜性肾炎有特征性皮疹以及特异性实验室检查，一般不难鉴别。

（二）其他原发性肾小球病　① 隐匿性肾小球肾炎。临床表现为蛋白尿或（和）肾小球性血尿，而无水肿、高血压等；② 感染后急性肾炎。有前驱感染并以急性发作起病的慢性肾炎需与此病相鉴别。二者的潜伏期不同，血清 C_3 动态变化有助鉴别。

（三）原发性高血压肾损害　先有长期持续高血压，然后出现肾损害。尿改变轻微，尿蛋白微量至少量，可见少量红细胞及管型。临床上肾小管功能损害较肾小球功能损害早。

（四）遗传性肾炎（Alport 综合征）　有肾（血尿、轻中度蛋白尿及进行性肾功能损害)、眼（球型晶状体等)、耳（神经性耳聋）异常。

【治疗】

慢性肾炎的治疗应以延缓肾功能进行性恶化、改善或缓解临床症状及防治严重合并症为主要目的，而不以消除尿蛋白及尿红细胞为目标。因此，一般不宜给糖皮质激素药物。

一、积极控制高血压

慢性肾炎时肾单位处于代偿性高血液动力学状况，全身性高血压无疑会加重这种病变，导致肾小球进行性损害，故应积极控制高血压。治疗原则：① 力争把血压控制在理想水平，尿蛋白≥1g/d，血压应控制在125/75mmHg以下；尿蛋白<1g/d，血压控制可放宽到130/80mmHg以下；② 选择能延缓肾功能恶化、具有肾脏保护作用的降压药物。常用的降压药有：

（一）血管紧张素转换酶抑制剂（ACEI）和血管紧张素Ⅱ受体拮抗剂（ARB） 对肾素依赖性高血压则首选血管紧张素转换酶（ACE）抑制剂，在降低全身性高血压的同时，可降低肾小球内压，减少蛋白尿，抑制系膜细胞增生和细胞外基质的堆积，以减轻肾小球硬化，延缓肾衰竭。如贝那普利或卡托普利（开博通)、依那普利、培哚普利（雅施达）等任选一种；血管紧张素Ⅱ受体拮抗剂，如氯沙坦、缬沙坦（代文）等。

（二）β受体阻滞剂 对肾素依赖性高血压有较好的疗效，可降低肾素作用，虽然该药物降低心排血量，但不影响肾血流量和肾小球滤过率。如阿替洛尔、比索洛尔（康可)、美托洛尔（倍他乐克）等。

（三）钙离子拮抗剂 具有与ACEI十分类似的延缓肾衰竭的作用，但无减少尿蛋白作用。如氨氯地平、苯磺酸氨氯地平（洛活喜)、硝苯地平缓释片（拜新同)、佩尔地平、尼群地平等。

（四）α-受体阻滞剂 对小动脉和小静脉均有扩张作用，其主要不良反应为直立性低血压，故应小剂量开始逐步增至治疗剂量，如哌唑嗪。

（五）利尿剂 对有明显水钠潴留或使用ACEI者可加用利尿剂，以加强降压效果。同时应限制食盐（<3g/d)。药物可选用噻嗪类，如氢氯噻嗪等。

上述各类降压药根据病情，可单用或2种以上联合应用。

二、控制蛋白摄入

肾功能不全者：应根据肾功能减退的程度控制蛋白摄入量，一般限制在0.6g/（kg·d)，且应为优质蛋白（如瘦肉、蛋白和牛奶等)。肾功能代偿者：可略放宽蛋白摄入量，但不宜>1.0g/（kg·d)，以免加重肾小球的高滤过及肾小球硬化。在低蛋白饮食时，可适当增加碳水化合物含量，以满足机体基本能量的需要，防止负氮平衡。

三、抗血小板药物

抗凝和血小板解聚药物对某些类型的肾炎（如IgA肾病）有良好的稳定肾功能、减轻肾脏病理损伤的作用。对有明显高凝状态和易发生高凝状态的病理类型如膜性肾病、系膜毛细血管增生性肾炎可长时间应用。如大剂量双嘧达莫、小剂量阿司匹林。

四、避免加重肾脏损害的因素

感染、劳累、妊娠及应用肾毒性药物（氨基糖苷类抗生素等），均可能损伤肾脏，导致肾功能恶化，应予以避免。

第三节　肾病综合征

肾病综合征（NS）是指由不同病因、多种病理变化所致的具有类似临床表现的一组综合征。其诊断标准：①尿蛋白超过 3.5g/d；②血浆白蛋白低于 30g/L；③水肿；④血脂升高。其中①②两项为诊断所必需。

【病因病理】

一、病因

肾病综合征可分为原发性和继发性两大类。继发性肾病综合征常见的有代谢性疾病，如糖尿病、肾脏淀粉样变、脂蛋白肾病等；结缔组织疾病，如系统性红斑狼疮、系统性小血管炎、类风湿关节炎、干燥综合征等；感染性疾病，如细菌、病毒、寄生虫、原虫等；肿瘤性疾病，如多发性骨髓瘤、淋巴瘤、肺癌、消化道肿瘤等；先天及遗传性疾病，如眼－耳－肾综合征（Alport 综合征）、Fabry 病、指甲－髌骨综合征、先天性肾病综合征等。其中最常见者为糖尿病、系统性红斑狼疮、过敏性紫癜、多发性骨髓瘤、病毒性肝炎及肾脏淀粉样变等。

二、发病机制

（一）大量蛋白尿　肾小球毛细血管内皮细胞、肾小球基膜、足突细胞及其间裂隙隔膜含有带负电荷硫酸肝素蛋白多糖、涎酸蛋白等成分，可阻碍负电荷蛋白通过滤过膜，构成肾小球滤过电荷屏障。滤过屏障负电荷减少，对蛋白质滤过阻碍作用减弱，是肾病综合征大量蛋白尿的主要原因。由于肾小球结构异常所致机械屏障作用减弱，如足突细胞及之间裂隙隔膜结构与功能改变，也与大量蛋白尿有关。

（二）血浆蛋白减低　白蛋白从尿中丢失，同时原尿中部分白蛋白在近曲肾小管上皮细胞中被分解（每日可达 10 克）；当肝脏代偿性增加合成白蛋白量不足以克服丢失和分解时，则出现低蛋白血症。患者因胃肠道黏膜水肿导致饮食减少、蛋白质摄入不足、吸收不良或丢失，也是加重低蛋白血症的原因。此外，血浆中某些免疫球蛋白（如 IgG）和补体成分、抗凝及纤溶因子、金属结合蛋白及内分泌素结合蛋白也可减少。尤其是大量蛋白尿，肾小球病理损伤严重和非选择性蛋白尿时更为显著，患者则易产生感染、高凝、微量元素缺乏、内分泌紊乱和免疫功能低下等并发症。

（三）水肿 低蛋白血症使血浆胶体渗透压下降，水分从血管腔内进入组织间隙，是造成肾病综合征水肿的主要机制。由于血浆胶体渗透压降低，可导致循环容量不足，刺激容量感受器，使抗利尿激素分泌增加，肾小管重吸收水分增加；刺激肾素－血管紧张素－醛固酮系统，醛固酮分泌增加，作用于肾小管使尿钠重吸收增加；心房利钠肽减少，尿钠排泄相应降低。上述诸因素作用共同参与肾病综合征水肿的发生机制。

（四）高脂血症 高脂血症是肾病综合征的常见特征，约79%～100%患者可出现多种形式的脂质代谢紊乱，血清总胆固醇、游离胆固醇和胆固醇酯以及磷脂均增高。极低密度脂蛋白、中间密度脂蛋白、低密度脂蛋白在早期即见升高，而高密度脂蛋白的改变可正常，也可增加或降低。脂蛋白中的载脂蛋白也异常，特征性改变为载脂蛋白－B（ApoB）明显升高，载脂蛋白－C（ApoC）和载脂蛋白－E（ApoE）轻度升高，大多数患者脂蛋白（a）（Lp（a））水平升高。血浆脂质异常可因肝脏合成增加和降解减少、脂质调节酶（脂蛋白酯酶和卵磷脂－胆固醇酰基转移酶）活性降低及受体异常致清除减少、脂肪动员增加和尿中高密度脂蛋白（HDL）增加等因素综合作用所致。

三、病理

不同类型的肾病有不同的病理改变。

【临床表现】

水肿常为其首发症状。一般起病隐匿，多无明显诱因，部分起病前有前驱病史，如上呼吸道感染、皮肤化脓性感染等。水肿先从眼眶周围及面部开始，逐渐延及下肢，严重者腰以下及会阴部水肿、浆膜腔积液。尿量减少，血压大多正常，20%～40%患者可有血压升高。可有不同程度的血尿，一般肾功能正常，部分就诊时已有肾功能损害，可能与肾脏病变较重有关。肾小管功能障碍可出现肾性糖尿、氨基酸尿或肾小管酸中毒、范可尼综合征等。伴肾小管功能障碍常预示对激素不敏感，预后较差。此外，可出现一系列并发症，常见的并发症有：

一、感染

感染是肾病综合征常见的并发症，由于应用糖皮质激素，感染的临床表现常不明显，若治疗不及时或治疗不彻底，是导致肾病综合征复发和疗效不佳的主要原因，甚至死亡，应予高度重视。感染与蛋白质低、营养不良、免疫功能紊乱及应用糖皮质激素治疗有关。常见感染部位顺序为呼吸道、泌尿道、皮肤。少部分可并发病毒和结核感染，为死亡的重要原因。

二、血栓、栓塞

血栓栓塞性疾病是肾病综合征常见的严重并发症。全身大小血管均可受累，以深静脉多见，如肾静脉、股静脉、下腔静脉、颈静脉及上肢静脉等，其中肾静脉血栓形成在肾病综合征中尤为常见。其临床表现与血栓部位、形成快慢及程度有关，典型者有发热、腰痛、血尿，严重者可发生急性肾衰竭，部分患者仅表现尿异常（血尿或蛋白尿增加）或对激素不敏感。动脉血栓少见如心肌梗死、脑梗死和肢体坏死等。

三、肾功能不全

肾功能不全发生率为1.8%左右，多见于高龄、高血压、大量蛋白尿和严重低蛋白血症者。其诱发因素有过度利尿脱水、电解质紊乱、肾毒性药物使用、感染和药物过敏所致间质性肾炎等。肾脏基础病变未得到有效控制、病理类型转化及肾静脉血栓形成也是急性肾功能不全的原因。部分患者可出现特发性急性肾衰竭、肾病综合征，病因去除后肾功能多能恢复，少部分病变严重者可转变为不可逆性肾损害。

四、蛋白质及脂肪代谢紊乱

低蛋白血症日久易致营养不良、小儿发育迟缓；免疫球蛋白减少易致免疫功能下降、发生感染；金属结合蛋白丢失可使微量元素（铁、铜、锌等）缺乏；内分泌素结合蛋白不足可诱发内分泌紊乱（如低 T_3 综合征等）；药物结合蛋白减少可影响某些药代动力学（使血浆游离药物浓度增加、排泄加速），影响药物疗效。高脂血症增加血液黏稠度，促进血栓、栓塞并发症，还将增加心血管系统并发症，并可促进肾小球硬化和肾小管－间质病变的发生，促进肾脏病变的慢性进展。

【实验室及其他检查】

大量蛋白尿，高脂血症，低蛋白血症。

【诊断与鉴别诊断】

诊断包括三个方面：①确诊肾病综合征；②确认病因。必须首先除外继发性病因和遗传性疾病，才能诊断为原发性肾病综合征；最好进行肾活检作出病理诊断；③判定有无并发症。

根据病因不同，肾病综合征可分为原发性和继发性。常见的继发性肾病综合征有：

一、糖尿病肾病

多发生于糖尿病10年以上患者。早期蛋白尿不明显，病情进展到临床糖尿病肾病，可出现大量蛋白尿，部分表现为肾病综合征，称糖尿病肾病综合征，多伴高血压、冠心病，眼底检查发现糖尿病视网膜病变时支持诊断。

二、狼疮性肾炎

好发于青中年女性，依据多系统受损的临床表现和免疫学检查可检出多种自身抗体，一般不难明确诊断。

三、紫癜性肾炎

好发于青少年，有典型的皮肤紫癜，可伴关节痛、腹痛及黑便，多在皮疹出现后1~4周左右出现血尿和（或）蛋白尿，典型皮疹有助于鉴别诊断。

四、多发性骨髓瘤肾病

好发于中老年，男性多见，有多发性骨髓瘤的特征临床表现，如骨痛、血清蛋白电泳γ-球蛋白及IgG明显增高，血清单克隆免疫球蛋白显著增高及尿凝溶蛋白持续阳性有利于诊断。肾病综合征遇下列情况应考虑本病：年龄40岁以上；贫血明显，贫血程度与肾功能损害程度不相称，常伴中性粒细胞和血小板减少；高尿酸血症；高钙血症。

五、肾脏淀粉样变

肾脏淀粉样变有原发性和继发性之分，前者主要累及心、肾、消化道、皮肤和神经；后者多继发于慢性感染（如结核、麻风、慢性肺化脓症等）、肿瘤、多发性骨髓瘤及类风湿关节炎。早期仅有蛋白尿，3~5年出现肾病综合征。多数患者同时伴有心肌肥厚、心律失常及心力衰竭，肝脾肿大、巨舌，皮肤有苔藓样变及黏液水肿。

六、恶性肿瘤所致的肾病综合征

淋巴瘤、白血病、支气管肺癌及结肠癌等常可发生肾病综合征。发现全身淋巴结肿大，胸腹部肿块应考虑肿瘤引起的肾病综合征。

七、感染所致肾病综合征、先天性及遗传性疾病

根据病史、临床表现、相应的检查不难鉴别。

【治疗】

一、一般治疗

（一）病因控制 去除病因是治疗的关键。只要彻底清除病因和根治原发病，多数可自行缓解。感染是肾病综合征患者死亡的重要原因，且是肾病综合征复发的重要诱因，应积极控制。

（二）休息与活动 凡有严重水肿、低蛋白血症者需卧床休息。水肿消退、一般情况好转后可起床活动。

（三）营养治疗 给予正常量1.0g/（kg·d）的优质蛋白饮食。热量要保证充分，每日每公斤体重不应少于126~147kJ（30~35kcal）。水肿时应低盐（<1.2g/d，严重水肿<0.5g/d）饮食。为减轻高脂血症，应少进富含饱和脂肪酸（动物油脂）的饮食，而多吃富含多聚不饱和脂肪酸及富含可溶性纤维的饮食。

二、控制水肿

通过限制水分和钠盐摄入，水肿能有效控制。必要时使用利尿药以减轻水肿。可使用安体舒通等保钾利尿药。浮肿明显而尿量较少者，合用袢利尿药（呋塞米、布美他尼），且静脉使用效果好。血浆蛋白水平极低，可输注血浆或人血白蛋白，伴有肾功能不全者，不宜使用渗透性利尿药，以免发生渗透性肾病。严重水肿且伴有心力衰竭、高血压、水中毒，或需使用激素冲击治疗致水肿加重、而利尿治疗效果欠佳者，可临时透析脱水以减轻症状。

三、免疫抑制药物的治疗

（一）糖皮质激素（简称激素）　可能是通过抑制炎症反应、抑制免疫反应、抑制醛固酮和抗利尿激素分泌，影响肾小球基底膜通透性等综合作用而发挥其利尿、消除尿蛋白的疗效。一般多使用中效制剂，如泼尼松、泼尼松龙和甲基泼尼松龙，其中泼尼松最为常用。使用原则和方案是：①起始足量。常用药物为泼尼松 1mg/（kg·d），内服，每日不超过 60mg 共 8 周；②缓慢减药。足量治疗后每 2 周减 5mg，至 30mg 时维持 1～2 个月，然后每 2 周减量 2.5mg。③长期维持。最后以最小有效剂量 7.5mg～12.5mg 作为维持量，维持 6～12 个月。可采取全日量顿服或在维持用药期间两日量隔日一次顿服，以减少激素的副作用。长期使用激素治疗可并发感染、消化道出血、骨质疏松、无菌性股骨头坏死、肌病、糖尿病等。

（二）细胞毒药物　可用于“激素依赖型”或“激素抵抗型”的患者，协同激素治疗。若无激素禁忌，一般不作为首选或单独治疗药物。

1. 环磷酰胺（CTX）　环磷酰胺能增加激素治疗肾病综合征的缓解率，可使约 60% 常规激素治疗无效的难治性肾病综合征缓解或好转。成人使用剂量为 1～2mg/（kg·d），儿童剂量为 2～4mg/（kg·d）或 75mg/（m^2·d），分 1～2 次口服，维持治疗 8～12 周。也可激素合用环磷酰胺每次 0.5～0.75g /（m^2·次）静脉注射，每月 1 次，连续 6 个月，治疗易复发的肾病综合征，疗效与口服相似。主要不良反应为骨髓抑制、中毒性肝损害、性腺抑制、脱发、胃肠道反应和出血性膀胱炎。性腺损害可致不育，因而儿童及青少年患者应禁用。

2. 氮芥（HN2）　氮芥治疗肾病综合征的近期疗效与糖皮质激素相似，但优于环磷酰胺。一般常由 1mg 开始，隔日注射一次，每次加量 1mg，至 5mg 后每周静脉注射 2 次，累积量达 1～2mg/kg（50mg～100mg）后停药。此药多在睡前从静脉点滴的三通头中推注，给药前可先用镇吐药，如异丙嗪、氯丙嗪和维生素 B_6 等；滴毕续用 5% 葡萄糖 100～200ml 冲洗血管以防静脉炎。副作用有局部组织刺激作用、严重的胃肠道反应和骨髓抑制，临床上较少使用。

3. 霉酚酸酯（MMF）　霉酚酸酯为一种新型免疫抑制药物，对体液免疫和细胞免疫均具有较强的局部调节作用。诱导剂量为 1～1.5g/d，持续 3 个月后减量，至 0.5g/d 后维持 6～12 个月。但费用昂贵，疗效不肯定，仅适用于难治性肾病综合征的治疗。

4. 环孢素（CsA）　可替代激素治疗难治性肾病综合征。与激素治疗一样，停药后仍有相当部分患者复发，费用昂贵，故不作为首选药，可作二线药用于激素及细胞毒药物无效的难治性肾病综合征。儿童起始剂量为100～150ng/（m^2·d），成人不超过5mg/（m^2·d），治疗6～12周后减量，每月减量25%，减量至1mg/（m^2·d）维持治疗。为减少复发，可维持治疗2年以上。主要不良反应为肝肾毒性、高血压、高尿酸血症、多毛、牙龈增生等，部分患者尚可出现血栓形成。

5. 雷公藤　具有激素相似的免疫抑制及抗炎作用，但无激素的不良反应。单独使用治疗微小病变肾病综合征可长期缓解。儿童治疗剂量为1mg/（kg·d），维持3个月以上，成人为1～2mg/（kg·d），持续治疗4～8个月，之后改为1mg/（kg·d），维持治疗6～12个月。主要不良反应有肝功能损害、胃肠道反应、白细胞减少、月经紊乱及性腺损害。

四、免疫促进药物的治疗

（一）大剂量免疫球蛋白静脉疗法　免疫球蛋白一般用0.4～1.0/（kg·d）连续静脉滴注3～5天后，改为每周或每月1次0.3～0.4g，疗程10个月。可用于治疗膜性肾病导致的难治性肾病综合征。

（二）左旋咪唑　对激素敏感而复发者效果好，对激素抵抗者效果欠佳。一般用量为2.5mg/kg，隔天1次，持续1年以上（少于12周无效）。其他药物如冬虫夏草、卡介苗等对免疫系统可发挥双向调节作用。

五、血管紧张素转化酶抑制药和受体拮抗剂

这类药物通过血流动力学变化和非血流动力学机制，减少糖尿病肾病和慢性进展性肾病患者的蛋白尿。肾功能正常者选用组织亲和性较好的血管紧张素转化酶抑制药（ACEI），如贝那普利（洛丁新）；对肾功能减退者可选用双通道的ACEI，如福辛普利（蒙诺）。血管紧张素Ⅱ受体拮抗药也可试用，如氯沙坦、缬沙坦等。

六、降脂治疗

对于肾病综合征患者不仅需饮食控制血脂，还需采用药物才能纠正患者的脂质代谢紊乱。常用的药物有辛伐他汀、普伐他汀、氟伐他汀、洛伐他汀、西伐他汀，任选一种降脂药按剂量夜间顿服。

七、抗凝和抗血小板聚集治疗

抗血小板聚集药双嘧达莫，噻氯匹定效果优于双嘧达莫而不良反应较小。

八、针对不同病理类型的治疗方案

（一）微小病变型　常对激素治疗敏感，初治者可单用激素治疗。因感染、劳累而短期复发者去除诱因后不缓解可再用激素，疗效差或反复发作者应并用细胞毒药物，力争达到完全缓解。

（二）膜性肾病　约1/4膜性肾病可自行缓解。早期应给予激素及细胞毒药物积极治疗。循证医学资料证实激素和细胞毒药物正规治疗可以延缓肾功能损害的进展。因此多数学

者主张积极治疗，但疗程完成后，无论蛋白尿是否减少均应减量撤药。

（三）局灶性节段性肾小球硬化　既往认为本病治疗效果不好，循证医学表明部分患者（30%～50%）激素治疗有效，但显效较慢，建议足量激素治疗；泼尼松1 mg/（kg·d）应延长至3～4个月；上述足量激素用至6个月后无效，才能称之为激素抵抗。激素效果不佳者可试用环孢素。

（四）系膜毛细血管性肾小球肾炎　本病疗效差，长期足量激素治疗可延缓部分儿童患者的肾功能恶化。对于成年患者，目前没有激素和细胞毒药物有效的证据。临床研究仅发现口服6～12个月的阿司匹林和（或）双嘧达莫可以减少尿蛋白，但对延缓肾功能恶化无作用。

第四节　尿路感染

尿路感染（UTI，简称尿感）是指各种病原微生物在泌尿系统生长繁殖，侵犯尿路黏膜或组织而引起的尿路炎症。细菌是最多见的病原体，真菌、病毒、衣原体、寄生虫等也可引起感染。根据感染发生的部位，可分为下尿路感染和上尿路感染，前者主要为尿道炎和膀胱炎，后者主要是肾盂肾炎。

【病因病理】

一、病因

UTI最常见的致病菌为肠道革兰阴性杆菌，其中以大肠埃希菌最多见，占60%～80%；其次为变形杆菌、产气杆菌、克雷白杆菌、沙雷杆菌、产碱杆菌、粪链球菌、铜绿假单胞菌和葡萄球菌。也可由其他细菌或曲霉引起。近些年来，由于不洁性交和多个性伴侣的现象增多，由淋病奈瑟菌、苍白密螺旋体苍白亚种、支原体等造成的尿路感染也占一定比例。致病菌常为一种，极少数为两种以上细菌混合感染。厌氧菌感染罕见。

二、发病机制

（一）感染途径

1. 上行感染　约95%的尿路感染是其病原菌由尿道经膀胱、输尿管上行至肾脏。尿道是与外界相通的腔道，健康成年女性尿道前端1cm和男性的前尿道3～4cm处都有相当数量的细菌寄居。当机体抵抗力下降或尿道黏膜有轻微损伤时，或细菌毒力大、黏附尿道黏膜和上行能力强，容易侵袭尿路造成感染。由于女性尿道口靠近肛门，且女性尿道远较男性短而宽，女婴的尿道口常被粪便污染，故更易致病。

2. 血行感染　约占10%，且多为新生儿，或金黄色葡萄球菌菌血症的患者。细菌从感染病灶侵入血液到达肾脏，也可从肾乳头向上向下扩散。

（二）机体抗病能力　虽然细菌常可进入膀胱，但并不都引起尿路感染，因为人体有自卫能力：①在尿路通畅时，尿液可冲走绝大部分细菌；②尿液的尿素浓度高、渗透压高、有机酸含量多、pH 值低，均不利于细菌生长；③尿路黏膜有杀菌能力；④男性在排尿终末时，前列腺收缩，排泄前列腺液于后尿道，有杀菌作用。

（三）易感因素 在易感因素影响下，尿路抵抗力被削弱，易发尿路感染：①尿路梗阻。是诱发尿路感染上行性感染的重要原因，有尿路梗阻者较无尿路梗阻者发生率高 12 倍。因结石、肿瘤、尿道狭窄、前列腺肥大、膀胱颈梗阻、包茎、膀胱憩室、肾下垂等原因，出现尿流不畅，细菌不易由膀胱排出而大量繁殖；②尿路畸形或功能缺陷。如肾脏发育不良、肾盂及输尿管畸形；③尿道插管及器械检查。不但将细菌带入尿路，而且常使尿路黏膜损伤，因而引起尿路感染。一次导尿尿路感染发生率为 1%，留置导尿管 3 天以上，尿路感染发生率超过 90%，膀胱镜检查亦易引起尿路感染；④尿道内或尿道口周围有炎症病灶。如妇科炎症、细菌性前列腺炎等均易引起尿路感染；⑤机体免疫力差。长期卧床的严重慢性病、艾滋病患者，长期使用免疫抑制剂（如肿瘤化疗、肾移植术后等），均易发生尿路感染；⑥局部使用杀精化合物避孕，使阴道菌群改变，大肠埃希菌显著增加；⑦遗传因素。反复发作尿路感染的妇女，其尿路感染的家族史显著高于对照组。

（四）细菌的致病力 细菌进入膀胱后，能否引起尿路感染，与它的致病力有很大关系。细菌对尿路上皮细胞的吸附能力，是引起尿路感染的重要因素。细菌表面的菌毛是由蛋白质组成的头发样物，能与尿路上皮细胞的特殊受体吸附。能引起非复杂性尿路感染的大肠埃希菌的某些菌株，都具有特殊的菌毛（P 菌毛），它可吸附于尿路上皮细胞的含糖基团脂类的受体上。

三、病理

急性肾盂肾炎时，肾脏因周围脂肪水肿而增大，肾被膜薄而透明，或有脓性物质浸润，切面上看不清皮质与髓质的分界，可见许多微小的脓肿。肾盂肾盏扩大，壁增厚，黏膜充血，有炎症性或溃疡性病变。镜下可见肾实质内有白细胞浸润的弥漫性或点状炎症、水肿和小出血区域，当炎症严重时，肾小管上皮剥落，肾小球一般较少受损。

慢性肾盂肾炎的肾脏，因病情和病程不同，可以正常或缩小。肾包膜苍白，不易剥落；肾外表因瘢痕收缩凹凸不平，呈大小不等的结节状；肾乳头处有瘢痕收缩，肾盏呈钝性扩张；肾实质萎缩，肾皮质与髓质有时分界不清；肾盂黏膜苍白和纤维化。镜下可见肾实质内有浆细胞和淋巴细胞广泛浸润，部分肾实质被纤维组织所代替。早期肾小球尚正常，肾小管萎缩，管腔内有时可见白细胞和透明管型。叶间动脉和弓状动脉壁变厚，管腔变窄导致瘢痕形成。

急性膀胱炎的病理改变是黏膜充血、潮红，上皮细胞肿胀，黏膜下组织充血、水肿和白细胞浸润。较重者有点状或片状充血，并可出现黏膜溃疡。

【临床表现】

一、急性膀胱炎

占尿路感染的 60%，一般无明显全身感染的症状。主要表现为尿频、尿急、尿痛、耻骨弓上不适等，常有白细胞尿，约 30% 有血尿，致病菌多为大肠杆菌（占 75% 以上），已婚妇女则可为凝固酶阴性葡萄球菌，约占 15%。

二、急性肾盂肾炎

急性起病，可有或无尿频、尿急、尿痛，常有腰痛、肋脊角压痛或（和）叩击痛和全身感染性症状，如寒战、发热、头痛、恶心、呕吐、血白细胞数升高等。血培养可能阳性。一般无高血压及氮质血症。致病菌多为大肠杆菌，其他较常见的是变形杆菌、克雷白杆菌等引起，约 5% 为粪链球菌等球菌引起。

三、无症状细菌尿

是一种隐匿型尿路感染，即患者有细菌尿而无任何尿路感染症状，常在健康人群中进行筛选时或因其他慢性肾脏病作常规尿细菌学检查时发现。其发病率随年龄增长而增加，超过 60 岁的妇女可达 10%。其致病菌多为大肠杆菌。

非复杂性尿路感染常见于妇女，多为反复发作的急性膀胱炎，亦可为急性肾盂肾炎，一般不会导致永久性的肾损害。复杂性尿路感染则在男女中均可发生，较常见为肾盂肾炎，严重者可发生败血症，甚至死亡。其致病菌对抗菌药常不敏感，有可能发展为严重的肾损害。

【实验室及其他检查】

急性炎症期有血白细胞升高，中性粒细胞百分比增高。确诊尿路感染首先取决于尿液内找到细菌或出现白细胞。由于留取尿标本时往往因污染而混淆诊断，采用正确的方法采集尿标本是诊断中的重要环节。

一、尿标本的采集

有三种方式：①分段收集尿液，一般采用中段尿；②导尿常用于女性病人；③耻骨上膀胱穿刺，最适用于新生儿和截瘫病人，用此法留取的尿标本最为可靠。尿培养常采用清洁中段尿或耻骨上膀胱穿刺标本。尿标本采集后应在 2 小时内处理，避免污染和杂菌生长。

二、尿液镜检

尿标本一般应立即进行涂片检查，最简单的方法是用美蓝染色一滴新鲜尿，显微镜下观察可以看到革兰阴性杆菌或阳性球菌。另一部分尿标本再送尿细菌培养和药物敏感试验。此外检查有无白细胞，如每高倍视野白细胞超过 5 个则为脓尿。无菌尿的血尿要警惕结核、结石和肿瘤的存在。

三、细菌培养和菌落计数

是诊断尿路感染的主要依据。如菌落数多于 10^5/ml 应认为有尿路感染，少于 10^4/ml 可能为污染，应重复培养，10^4 ~ 10^5/ml 之间为可疑。此值在急性尿路感染和未曾使用抗生素的病例中有意义，在慢性病例和已用过药物者则常常难以判断，必须与临床症状结合起来分析，才可决断。

四、定位检查

上尿路感染与下尿路感染的治疗和预防均不同，临床上必须加以区别。其区别方法包括症状的鉴别、尿镜检、尿培养、尿荧光免疫反应、尿酶测定以及膀胱检查等。

五、影像学检查

包括尿路平片、排泄性尿路造影、膀胱或尿道造影、CT、放射性核素和B超检查等。这些检查的临床意义有：①明确有无尿路畸形；②有无梗阻性病变；③是否合并有结石、肿瘤、良性前列腺增生；④尿流动力学功能有无减退；⑤两肾功能有无损害并作左右比较；⑥有无膀胱-输尿管反流存在；⑦监测残余尿和肾盂、膀胱的排空时间。以上检查在慢性尿路感染和久治不愈的病人中具有重要意义。

【诊断与鉴别诊断】

一、诊断

尿路感染的诊断常不能依靠临床症状和体征，而要依靠实验室检查，特别是细菌学检查。凡是有真性细菌尿者，均可诊断为尿路感染。真性细菌尿是指：①在排除假阳性的前提下，清洁中段尿细菌定量培养≥10^5/ml；如临床上无症状，则要求两次细菌培养均为有意义的细菌尿、且为同一菌种；②膀胱穿刺尿细菌定性培养有细菌生长，但女性有明显尿频、尿急、尿痛，且尿白细胞增多，便可疑为尿路感染，如尿细菌定量培养≥10^2/ml，且为尿路感染常见致病菌则可拟诊为尿路感染。

二、鉴别诊断

（一）肾结核 尿频、尿急、尿痛突出，一般抗菌药物治疗无效，晨尿培养结核分枝杆菌阳性，尿沉渣检查可找到抗酸杆菌，而普通细菌培养为阴性。结核菌素试验阳性，血清结核菌抗体测定阳性。静脉肾盂造影可发现肾结核X线征象。

（二）尿道综合征 虽有尿频、尿急、尿痛，但多次检查均无真性细菌尿，可资鉴别。

【治疗】

一、急性膀胱炎

（一）初诊用药 3天疗法：用药3天，给予甲氧苄啶（TMP）0.1g或氧氟沙星0.2g，或环丙沙星0.25g，或复方磺胺甲恶唑（复方新诺明）2片。上述药物均为1日2次。治疗后1周复查尿细菌定量培养。3天疗法90%可治愈。男性患者、孕妇、复杂性尿路感染、拟诊为肾盂肾炎者均不宜用3天疗法。

（二）复诊处理 停服药7天后，复诊时患者可能表现为下述两种情况：尿频、尿急、尿痛已缓解，但仍需作清洁中段尿细菌定量培养。结果阴性表示已治愈。如果清洁中段尿细菌定量培养的结果≥10^5/ml，且为同样致病菌，则为尿路感染复发，是肾盂肾炎，应给予14天抗菌药物疗程，并按药敏试验选用抗菌药物。

如复诊时仍有尿频、尿急、尿痛，则需要作清洁中段尿细菌定量培养和尿常规：①如仍有细菌尿且白细胞尿，则诊为症状性肾盂肾炎。如经14天抗菌药物治疗，仍未能使细菌尿转阴，必须按药敏选用强有力的抗生素，使用允许范围内最大剂量，口服治疗6周，同时应作静脉肾盂造影（IVP），以了解尿路有无解剖上的异常，如果有则应设法解除，否则肾盂肾炎难治愈；②如已无细菌尿，但患者仍有白细胞尿，则可能为感染性尿道综合征；③如患者没有细菌尿，也没有白细胞尿，但仍有尿频和排尿不适，则很可能为非感染性尿道综合征。

二、急性肾盂肾炎

（一）轻型急性肾盂肾炎　经3天疗法治疗失败，宜口服有效抗菌药物14天疗程，常用药物同3天疗法，以喹诺酮类药物为首选。一般用药72小时即显效，如有效则不需按药敏换药。如无效则按药敏换药。

（二）较严重急性肾盂肾炎　发热＞38.5℃，血白细胞升高等全身感染中毒症状较明显者，宜静脉输注抗菌药物。在药敏结果出来前，可暂时使用环丙沙星，或氧氟沙星，必要时改用或加用头孢噻肟。药敏结果报告后，可酌情改用肾毒性小且较便宜的抗菌药物。静脉用药至患者退热72小时后，改用口服有效的抗菌药物，完成2周疗程。

（三）重症急性肾盂肾炎　有寒战、高热、血白细胞显著增高、核左移等严重的全身感染中毒症状，甚或出现低血压、呼吸性碱中毒，疑为革兰阴性细菌败血症者，多为复杂性肾盂肾炎，致病菌常为耐药革兰阴性杆菌，在无药敏结果前，可选用下述抗菌药物联合治疗：①半合成的广谱青霉素。如哌拉西林3g，每6小时静滴1次；②氨基糖苷类抗生素：如妥布霉素或庆大霉素1mg/kg，每8小时静滴1次；③第3代头孢菌素类。如头孢曲松钠1g，每12小时静滴1次；或头孢哌酮钠2g，每8小时静滴1次。通常使用一种氨基糖苷类，再加一种半合成广谱青霉素或第3代头孢菌素类。后两者和氨基糖苷类联用有协同作用。患者退热72小时后，可改用口服有效的抗菌药物，完成2周疗程。

肾盂肾炎患者在病情允许时，应尽快作有关尿路影像学检查，以确定有无尿路梗阻，特别是尿路结石引起的梗阻。如不纠正尿液引流不畅，肾盂肾炎则很难彻底治愈。

三、再发性尿路感染的处理

是指尿路感染经治疗后细菌尿转阴，而再次发生细菌尿。再发可分为复发和重新感染。复发是指治疗后菌株转阴性，但在停药后的6周内再发，且致病菌和先前感染的完全相同。重新感染指菌尿转阴后，另一种与先前不同的致病菌侵入尿路引起的感染，一般在菌尿转阴6周后再发。妇女尿路感染再发的80%是重新感染，可按首次发作的治疗方法处理，并嘱患者重视尿路感染的预防，同时应全面检查有无易感因素存在。

对常再发者应考虑用长疗程低剂量抑菌疗法作预防性治疗。可用下述药物之一，在每晚临睡前排尿后服用1次，如甲氧苄啶50mg、呋喃妥因50mg，氧氟沙星100mg、或复方磺胺甲恶唑（复方新诺明）半片。使用半年，如停药后仍再发频繁，则再给予此疗法1~2年或更长。

四、妊娠期尿路感染

孕妇的急性膀胱炎可用阿莫西林或头孢拉定共服7天。以后每个月要作尿菌培养，直至分娩。急性肾盂肾炎应静滴抗生素治疗，可用半合成广谱青霉素或第3代头孢菌素类。在妊娠中反复发生尿感者，可用呋喃妥因作长疗程低剂量抑菌疗法。

五、男性尿路感染

50岁以上由于前列腺增生易发尿路感染，可用氧氟沙星，14天为1疗程。50岁以下男性尿路感染较少见，常伴有慢性细菌性前列腺炎。可用环丙沙星或复方磺胺甲噁唑治疗12~18周。治疗后仍有不少患者会再发，再发者给予上述同样的治疗。

六、无症状细菌尿

妇女可不治疗，妊娠期妇女必须治疗，其治疗与妊娠期尿路感染相同。老年患者可不治疗，儿童患者要予以治疗。肾移植、尿路梗阻及尿路有复杂情况者，应予口服有效抗菌药物7天。如治疗失败则不再治疗，但应继续监护。如有必要可继续给予治疗4周。

第五节　急性肾功能衰竭

急性肾衰竭是由各种原因引起的肾功能在短时间（几小时至几天）内突然下降而出现的临床综合征。

【病因病理】

一、病因

①肾前性。包括血容量减少、有效动脉血容量减少和肾内血流动力学改变等；②肾后性。各种原因所致的急性尿路梗阻；③肾实质性。最常见的是肾缺血或肾毒性物质损伤肾小管上皮细胞。

二、发病机制

不同病因、不同病理损伤类型的急性肾小管坏死有着不同的发病机制和持续发展因素。中毒引起的急性肾小管坏死，大多发生在多种因素综合基础之上。由毒物所致的肾损害，大多也有缺血因素参与，导致肾血流动力学异常；肾小管上皮细胞代谢障碍；肾小管上皮脱落，管腔中管型形成。

三、病理

肉眼可见肾增大而质软，剖面可见髓质呈暗红色，皮质肿胀，因缺血而呈苍白色。典型的缺血性急性肾衰竭光镜检查可见肾小管上皮细胞片状和灶性坏死，从基底膜上脱落，肾小管管腔管型堵塞。管型由未受损或变性的上皮细胞、细胞碎片、Tamm－Horsfall（托－霍）粘蛋白和色素组成。肾缺血者，基底膜常遭破坏。肾毒性急性肾衰竭形态学变化最明显的部位在近端肾小管的曲部和直部，肾小管上皮细胞坏死不如缺血性急性肾衰竭明显。

【临床表现】

临床病程典型可分为三期：

一、起始期

此期患者常遭受一些已知的急性肾小管坏死（ATN）的病因，如低血压、缺血等。

二、维持期

又称少尿期。典型的为7～14天，但也可短至几天，长至4～6周。肾小球滤过率保持在低水平。多数患者出现少尿（$<400ml/d$）。临床上可出现一系列尿毒症表现。如食欲减退、恶心、呕吐、腹胀、腹泻等消化系统症状；尚可出现呼吸困难、咳嗽、憋气、胸痛等呼吸系统症状；高血压及心力衰竭、肺水肿、心律失常及心肌病变等循环系统症状；意识障碍、躁动、谵妄、抽搐、昏迷等神经系统症状；可有出血倾向及轻度贫血现象的血液系统症状。还有感染，水、电解质和酸碱平衡紊乱的症状。

三、恢复期

少尿型患者开始出现利尿，可有多尿表现，又称多尿期。每日尿量可达3000～5000ml，或更多，此时肾单位尚未完全恢复，故不能尽量排出血中氮质废物、钾和磷，病人仍未脱离危险期。在尿量达到高峰时，应当警惕水和电解质的紊乱，密切观察和监护。

【实验室及其他检查】

一、血液检查

①有轻、中度贫血；②血肌酐和尿素氮进行性上升，血肌酐每日平均增加$\geq 44.2\mu mol/L$，多在353.67μmol/L以上，尿素氮多在21.45mmol/L以上；③血清钾浓度升高，常大于5.5mmol/L，血钠浓度正常或偏低，血PH值常低于7.35，碳酸氢根离子浓度多低于20mmol/L，血钙降低，血磷升高。

二、尿液检查

尿液检查对急性肾衰竭的诊断和鉴别诊断有较大意义。尿常规检查尿蛋白多为＋～＋

+，常以中、小分子蛋白为主。尿沉渣检查可见肾小管上皮细胞、上皮细胞管型和颗粒管型及少许红、白细胞等；尿比重降低且较固定，多在1.015以下，尿渗透浓度低于350mmol/L，尿钠含量增高，多在20～60mmol/L；肾衰指数常大于1；滤过钠排泄分数常大于1。

三、影像学检查

尿路超声显像对排除尿路梗阻和慢性肾功能不全很有帮助。必要时CT等检查显示是否存在着与压力相关的扩张，如有足够的理由怀疑由梗阻所致，可做逆行性或下行性肾盂造影。X线或放射性核素检查对判断血管有无阻塞有帮助，但要明确诊断仍需要肾血管造影。

四、肾活检

是重要的诊断手段。在排除肾前性及肾后性原因后，没有明确致病原因（肾缺血或肾毒素）的肾性急性肾衰竭都有肾活检指征。这些包括肾小球肾炎、系统性血管炎、急进性肾炎及急性过敏性间质性肾炎。

【诊断与鉴别诊断】

一、诊断依据

1. 有原发病因。
2. 肾功能进行性减退，出现少尿或无尿，少数也可无少尿症；血肌酐绝对值每日平均升高44.2～88.4μmol/L，或在24～72小时内血肌酐值相对增加25%～100%。尿素氮升高，每日升高3.6～10.7mmol/L。
3. 排除肾前性和肾后性梗阻可诊断肾性急性肾衰竭。
4. 必要时作肾活体组织检查以明确病因。

二、鉴别诊断

（一）肾前性少尿 发病前有容量不足、体液丢失等病史，体检发现皮肤黏膜干燥、低血压、颈静脉充盈不明显者，应首先考虑肾前性少尿，通过补充血容量或注射利尿药后尿量增加，尿常规检查变化不明显，尿比重大于1.018。

（二）肾后性少尿 有导致尿路梗阻的原发病如结石、肿瘤、前列腺肥大病史。突然发生尿量减少或与无尿交替，肾绞痛、胁腹或下腹部疼痛或肾区叩击痛阳性；超声显像和X线检查等可帮助确诊。

【治疗】

及时治疗原发病，是防治急性肾衰竭的重要措施。积极纠正少尿期的内环境紊乱是本病治疗的基本环节。对重症患者应尽早施行透析疗法。

一、纠正可逆病因，预防额外损伤

二、维持体液平衡

三、饮食和营养

尽可能减少钠、钾、氯的摄入量。

四、严重并发症处理

五、透析治疗

明显尿毒症综合征是透析治疗的指征，尤其是重症患者倾向于早期进行透析治疗。

六、多尿期治疗

治疗仍应维持水、电解质和酸碱平衡，控制氮质血症和防止各种并发症。

七、恢复期治疗

一般无需特殊处理，定期随访肾功能，避免使用对肾有害的药物。

第六节　慢性肾功能衰竭

慢性肾衰竭（CRF）是常见的临床综合征，是发生在各种慢性肾脏疾病的基础上，缓慢地出现肾功能减退而至衰竭。

【病因病理】

一、病因

各种慢性肾脏疾病导致肾功能进行性减退，最终均可引起慢性肾功能衰竭。如原发和继发性肾小球病、梗阻性肾病、慢性间质性肾炎、肾血管疾病、先天性和遗传性肾病等，都可发展至肾衰。

二、慢性肾衰进行性恶化的机制

慢性肾衰发病机制复杂，目前尚未完全弄清楚。肾功能恶化首先与其基础性疾病的活动性相关，但尽管基础疾病已经停止活动，如果肾小球滤过率（GFR）已下降到正常的25%左右，则肾功能会继续减退，直至出现尿毒症。

当肾单位破坏至一定数量，剩下的“健存”肾单位的代谢废物排泄负荷增加，以维持机体正常的需要，因而代偿性发生肾小球毛细血管的高灌注、高压力和高滤过（肾小球内“三高”），形成恶性循环，使得肾功能不断地进一步恶化，这是一切慢性肾脏病发展至尿毒症的共同途径。

三、病理

慢性肾衰竭早期病理改变与其原发病有关。随着病情发展，其主要的病理生理改变是肾功能单位数减少，引起体内一系列的结构与功能的代偿反应。最终导致肾小球硬化和肾小管萎缩。早期尚可见其原发病的病理特点，尚可辨认原来肾脏病的病理类型。

【临床表现】

可出现水、电解质和酸碱平衡失调；可出现高血压、心力衰竭、心包炎、动脉粥样硬化、肺水肿等心血管和呼吸系统症状；贫血、出血、白细胞减少等血液系统症状；早期表现为疲乏、失眠、注意力下降，其后可出现性格改变、抑郁、记忆力减退、判断错误，可见有肌肉颤动、痉挛和呃逆等神经肌肉兴奋性增加的表现。尿毒症时则出现精神异常，对外界反应淡漠、谵妄、惊厥、幻觉、昏迷等。此外，后期可有周围神经病变，如下肢远端肢体麻木、痛感、烧灼感等，最常见的是肢端袜套样分布的感觉丧失等神经、肌肉系统症状；还有消化系统症状、内分泌等系统症状。

【实验室及其他检查】

一、血常规

贫血明显，血红蛋白常 < 80g/L，为正红细胞性贫血。尿毒症时，血红蛋白一般在80g/L以下，多数仅有 40 ~ 60g/L。在酸中毒和合并感染时白细胞可升高，血小板正常或降低。

二、尿常规

尿蛋白量多少不等（随原发病和尿量而定），晚期因肾小球大部分已损坏，尿蛋白反而减少。尿沉渣检查，可有不等的红细胞、白细胞和颗粒管型，尿渗透压降低，甚至为等张尿。尿比重固定在 1.010 左右。

三、肾功能

在肾功能不全代偿期，肾肌酐清除率虽下降，但血肌酐不升高；在氮质血症期，血肌酐升高，但病人无尿毒症症状；在尿毒症期，血肌酐会显著升高，并伴有代谢性酸中毒，二氧化碳结合力下降，血浆白蛋白下降。

四、血液生化检查

血浆蛋白降低，总蛋白常低于60g/L，其中白蛋白降低较明显；血钙多高于2mmol/L，血磷多高于1.7mmol/L；胆固醇、甘油三酯可增高，伴高密度脂蛋白降低。

五、其他检查

X线腹部平片对了解肾脏大小和形态有帮助，在GFR明显下降时，不宜行肾盂造影。放射性核素肾图、肾扫描对了解两侧肾大小、血流变、分泌和排泄功能有帮助；肾超声、CT检查对确定肾脏的位置、大小、厚度以及有无积液、结石、肿块等有帮助。

【诊断与鉴别诊断】

一、诊断依据

根据典型肾脏病史、临床表现及肾功能检查异常等，慢性肾功能不全一般容易诊断。少数病人无既往肾脏病史则易误诊。临床对出现表情淡漠、嗜睡、面色萎黄、原因不明的贫血和高血压、呼吸深快、恶心呕吐者应考虑本病，进一步检查见有内生肌酐清除率（Ccr）< 80ml/min，血肌酐（Scr）> 133μmol/L，以及高磷、低钙血症和血甲状旁腺激素（PTH）浓度升高，双肾缩小等，可支持本病诊断，必要时依据肾活检，尽可能查出引起慢性肾衰竭的基础疾病。

二、鉴别诊断

（一）急性肾功能衰竭　多有引起肾功能急骤进行性减退的病因，如休克、剧烈腹泻、呕吐、严重创伤、中毒、尿路梗阻等，贫血常不明显或轻微，肾脏大小正常或增大，病史较短。

（二）糖尿病酮症酸中毒　此类病人亦有呕吐、嗜睡、酸中毒和蛋白尿甚至昏迷等症状。区别点在于既往有糖尿病病史，尿中有酮体和葡萄糖，血酮、血糖升高。

【治疗】

在肾衰早期就应开始以延缓慢性肾衰竭进入终末肾衰竭阶段的时间为治疗目的，纠正促使慢性肾衰竭恶化的因素也可使肾功能获得改善，并重视并发症的治疗。

一、一般治疗

（一）饮食治疗　限制蛋白质饮食；高热量摄入；依据水肿、高血压和少尿情况决定是否限制钠盐的摄入。

（二）必需氨基酸应用

（三）控制全身性和（或）肾小球内高压力　首选血管紧张素Ⅱ抑制药，包括血管紧张素转换酶抑制剂（ACEI，如依那普利）和血管紧张素Ⅱ受体拮抗剂（ARB，如氯沙坦）。

（四）其他治疗 高脂血症可常规治疗，高尿酸血症一般不需治疗，但有痛风时可选别嘌呤醇口服。

二、替代治疗

（一）透析疗法 主要指血液透析和腹膜透析，二者疗效相近，各有优缺点。

（二）肾移植 适应症为 GFR < 10ml/min，或虽然 GFR > 10ml/min，但有严重合并症。

第七节 阴道炎症

病原体侵入阴道，使阴道黏膜产生炎症，白带出现量、色、质的异常称阴道炎。临床常见的有滴虫性阴道炎、霉菌性阴道炎、老年性阴道炎及非特异性阴道炎。各年龄层次的妇女均可发生阴道炎，为妇科生殖器炎症中常见的疾病。

【病因病理】

一、病因

引起阴道炎的病原体种类繁多，临床常见的病原体有大肠杆菌、葡萄球菌、链球菌、淋病双球菌以及阴道毛滴虫、阿米巴原虫、白色念珠菌等。

滴虫性阴道炎系传染病，传播途径有：①经性交直接传播；②间接传播。经公共浴池、浴盆、浴巾、游泳池、坐式便器、衣物、污染的器械及敷料等传播。

二、发病机制

正常健康妇女虽然外阴及阴道中可存在各种病原体，但由于生殖系统组织解剖学及生物化学特点，对病原体的侵入有着自然防御功能。如阴道前后壁紧贴、宫颈管内口紧闭，对病原体的侵入及上行可起一定程度的机械性阻挡作用，且阴道内的阴道乳杆菌能使阴道上皮细胞内的糖元分解成乳酸，使阴道的 pH 值保持在 3.8～4.4 之间，可抑制病原体生长，子宫内膜周期性剥脱，也有利于病原体的清除。若不注意卫生或分娩、流产、阴道手术、性交不洁、长期子宫出血、盆腔炎白带的刺激以及腐蚀性药物损伤等改变阴道的酸碱度，破坏妇女阴道的自然防御功能，潜在的致病菌迅速繁殖，外界病原体如滴虫、霉菌等相继侵入而引起阴道炎症。此外，幼女及绝经后的妇女，由于雌激素缺乏，阴道细胞内不含糖元，故防御能力差，易患幼女阴道炎及老年性阴道炎。

三、病理

滴虫性阴道炎阴道黏膜充血，可见散在出血点，白带呈稀薄泡沫状。念珠菌阴道炎阴道黏膜充血，白带呈白色豆腐渣样。老年性阴道炎阴道黏膜点状充血，有时有浅表溃疡。

【临床表现】

一、滴虫性阴道炎

潜伏期为4～28天。25%～50%患者感染初期无症状。主要症状是阴道分泌物增多及外阴瘙痒，间或有灼热、疼痛、性交痛等。分泌物典型特点为稀薄脓性、黄绿色、泡沫状、有臭味。阴道毛滴虫能吞噬精子而致不孕。

二、细菌性阴道炎

10%～40%患者无症状。主要表现为阴道分泌物增多，有鱼腥臭味，尤其性交后加重，可伴有轻度外阴瘙痒或烧灼感。

三、老年性阴道炎

主要症状为阴道分泌物增多及外阴瘙痒、灼热感。阴道分泌物稀薄，呈淡黄色，感染严重者呈脓血性白带，可伴有性交痛。

四、念珠菌阴道炎

主要表现为外阴瘙痒，灼痛，阴道分泌物增多。典型的阴道分泌物呈白色乳酪样或豆渣样，严重时坐卧不安，异常痛苦。可有尿频、尿急及性交痛。可有不孕。

【实验室及其他检查】

滴虫性阴道炎用白带悬滴法检查可查到滴虫，念珠菌阴道炎可找到念珠菌等。

妇科检查　滴虫性阴道炎见阴道黏膜充血，严重者有散在出血点，宫颈甚至有出血斑点，形成“草莓样”宫颈，后穹隆有多量白带。细菌性阴道炎可见阴道黏膜无充血的炎症表现。分泌物的特点为灰白色，均匀一致，稀薄，常黏附于阴道壁，但黏度很低，容易将分泌物从阴道壁拭去。老年性阴道炎阴道呈老年性改变，上皮皱襞消失、萎缩、菲薄。阴道黏膜充血，有散在小出血点或点状出血斑，有时见浅表溃疡。溃疡可与对侧粘连，严重者造成狭窄甚至闭锁，炎症分泌物引流不畅形成阴道积脓或宫腔积脓。念珠菌阴道炎可见阴道黏膜附有白色块状物，擦去后见黏膜充血红肿，急性期可有糜烂及浅表溃疡。

【诊断与鉴别诊断】

根据本病的传染病史，病人的自觉症状，妇科检查体征，阴道分泌物的性状、颜色、气味，阴道分泌物的化验检查以及找到病原菌等可诊断与鉴别诊断。

【治疗】

一、滴虫性阴道炎

（一）全身用药 滴虫性阴道炎常伴有泌尿系统及肠道内的感染，治愈此病需全身用药。初次治疗可选择甲硝唑2g，单次口服；或400mg，每日2~3次，连服7天。口服药物的治愈率为90%~95%，性伴侣应同时治疗，并于月经后继续治疗一疗程以巩固疗效。甲硝唑可通过胎盘进入胎体，也可由乳汁排泄，故妊娠20周以前、哺乳期妇女，应以局部治疗为主，不宜口服。

（二）局部用药 甲硝唑200mg或滴维净1片或卡巴胂200mg，于阴道冲洗后或每晚塞入阴道一次，10天为一疗程。治疗期间为避免重复感染，内裤及毛巾应煮沸5~10分钟，以杀灭病原菌。

二、细菌性阴道炎

治疗原则为选用抗厌氧菌药物，主要有甲硝唑、克林霉素。甲硝唑400mg，每日2~3次，口服，连服7天，或甲硝唑2g，单次口服；或克林霉素300mg，每日2次，连服7天。局部用2%克林霉素软膏阴道涂布，每次5g，每晚1次，连用7天。

三、老年性阴道炎

治疗原则是抑制细菌生长，增加阴道抵抗力。1%乳酸或0.5%醋酸液冲洗阴道，每日1次。冲洗后用抗生素如甲硝唑200mg或诺氟沙星100mg，放于阴道深部，每日1次，7~10天为一疗程；或已烯雌酚0.125~0.25mg，每晚放于阴道深部，7天为一疗程；或用0.5%已烯雌酚软膏局部涂抹，每日2次。全身用药可口服尼尔雌醇，首次4mg，以后每2~4周1次，每次2mg，维持2~3个月。

四、念珠菌阴道炎

治疗原则是积极治疗或消除诱发因素，选用敏感药物和全身用抗真菌药物。用2%~3%苏打液冲洗外阴及阴道、或坐浴，1次/日，10次为一疗程。冲洗阴道后，可选用下列药物：①制霉菌素栓25万U，置入阴道深部，或制霉菌素膏涂于阴道壁和外阴部，早晚各1次，10次为一疗程；②咪康唑或酮康唑、克霉唑栓剂放入阴道，1粒/次，1~2次/日，共7天。治疗过程中应经常保持外阴干燥，消除诱因，如及时停用广谱抗生素或激素，积极治疗糖尿病。妊娠患者应采用局部治疗，操作要轻柔，预产期前2周停止阴道用药；治疗期间应避免性生活，夫妇同时治疗。

第八节　月经失调

月经失调是泛指各种原因引起的月经改变，包括月经周期、经期时间及月经量的改变，是妇科常见病之一。本节重点讲述功能失调性子宫出血。

功能失调性子宫出血（DUB）简称功血，是由于调节生殖的神经内分泌机制失常引起的异常子宫出血，为非器质性疾病。多发生于青春期及更年期妇女。通常分为排卵性和无排卵性两类，约 85% 的病例为无排卵性功血。

【病因病理】

一、病因

常见的发病因素有因精神过度紧张，环境气候改变，过度劳累，营养不良及其他全身性疾病等。通过大脑皮层的神经递质，影响下丘脑 - 垂体 - 卵巢轴之间相互调节和制约机制，以致卵巢功能失调，性激素分泌失常，从而影响子宫内膜的周期性变化，导致严重的月经失调。

二、发病机制

（一）不同时期功血病理变化　青春期下丘脑发育不全，或下丘脑周期中枢成熟延迟，在下丘脑垂体与卵巢之间尚未建立稳定的规律的周期性调节和反馈作用。此时期垂体分泌卵泡刺激素（FSH）呈持续低水平，黄体生成激素（LH）无高峰形成，因而卵巢中虽有成批的卵泡发育，但无排卵，达到一定程度即发生退行性变，形成卵泡闭锁。更年期妇女由于卵巢功能衰退，卵泡几乎耗竭，尤其剩余卵泡对垂体促性腺激素的敏感性低下，雌激素分泌量锐减，对垂体的负反馈减弱，因而 FSH 和 LH 呈不同程度升高，LH 峰消失，不能排卵，终致发生无排卵型功血。生育年龄妇女虽有排卵，但早期 FSH 相对不足，致使卵泡发育延迟，黄体酮 LH 相对不足而引起黄体不健；也可因有足够的 FSH，但 LH 相对不足或持久分泌，导致黄体脱落不全，从而出现月经紊乱，导致排卵型功血。

（二）子宫内膜的病理变化　子宫出血是受雌、孕激素直接控制，当排卵受阻时卵巢则不能正常地产生孕激素，子宫内膜受单一雌激素的刺激而呈增生状态，与此同时却无致密坚固的间质支持，致使组织变脆，易自发溃破出血；内膜中的血管不发生节段性收缩和松弛，子宫内膜不能同步脱落，致使一处修复，另一处又破裂出血；不规则的组织破损和多处血管断裂，又因螺旋小动脉的螺形收缩不力，造成流血时间长，流血量多且不易自止，必须靠内源性雌激素使内膜修复而止血。因此功能失调性子宫出血的内分泌机制是由于雌激素水平下降或雌、孕激素比例失调引起的撤退性出血或突破性出血。

三、病理

（一）无排卵性功血 无排卵性功血患者子宫内膜由于受雌激素持续作用而无孕激素拮抗，可发生不同程度的增生性改变，少数可呈萎缩性改变。

1. 子宫内膜增生症 ①单纯型增生。因外观如瑞士干酪，故又称瑞士干酪样增生。镜下特点是腺体数量增加，腺腔囊性扩大，大小不一。腺上皮一般为单层或假复层，细胞呈高柱状，但无异型性。间质也有增生，将腺体分开。发展为子宫内膜腺癌的几率仅为1%；②复杂型增生。腺体增生明显，拥挤，结构复杂，出现腺体与腺体相邻呈背靠背现象。由于腺上皮增生，可向腺腔内呈乳头状或向间质出芽样生长。腺上皮细胞呈柱状，可见复层排列，但无细胞异型性。由于腺体增生明显，使间质减少。约3%可发展为子宫内膜腺癌；③不典型增生。指腺体增生并具有细胞不典型，表现为在单纯型或复杂型增生的基础上，腺上皮细胞增生，层次增多，细胞极性紊乱，体积增大，核浆比例增加，核深染，可见核分裂相。只要腺上皮细胞出现异型增生，应归类于不典型增生。约1/3可发展为子宫内膜腺癌，不典型增生不属于功血范畴。

2. 增殖期子宫内膜 子宫内膜所见与正常月经周期中的增生内膜无区别，只是在月经后半期甚至月经期，仍表现为增殖期形态。

3. 萎缩型子宫内膜 子宫内膜萎缩菲薄，腺体少而小，腺管狭而直，腺上皮为单层立方形或低柱状细胞，间质少而致密，胶原纤维相对增多。

（二）排卵性功血 正常月经第3～4天时，分泌期子宫内膜已全部脱落，但在黄体萎缩不全时，于月经期第5～6天仍可见到呈分泌反应的子宫内膜。常表现为混合型子宫内膜，即残留的分泌期内膜与出血坏死组织及新生内膜混合共存。

【临床表现】

一、无排卵性功血

特点是月经周期紊乱，经期长短不一，经量不定，甚至大量出血。有时数周或数月停经，然后阴道流血，血量通常较多；也可一开始即为阴道不规则流血，量少淋漓不净；也有一开始表现类似正常月经的周期性出血。出血期间一般无腹痛或其他不适，出血量多或时间长时常继发贫血、休克。根据出血特点可将其分为：①月经过多。周期规则，但经期延长；②经量过多。周期规则，经期正常，但经量过多；③子宫不规则过多出血。周期不规则，经期延长，经量过多；④子宫不规则出血。周期不规则，经期可延长而经量不太多。

二、排卵性功血

一般表现为月经周期缩短，有时月经周期虽在正常范围内，但卵泡期延长、黄体期缩短，以致患者不易受孕或在孕早期流产。

【实验室及其他检查】

一、宫颈黏液结晶检测

经期前出现羊齿植物叶状结晶提示无排卵。

二、基础体温测定

了解有无排卵及黄体功能。基础体温呈单相型提示无排卵；黄体功能不全时，显示双相型，后期升高时间短约 9～10 天；子宫内膜脱落不全时，虽呈双相型但下降缓慢。

三、阴道脱落细胞涂片检查

涂片表现为中、高度雌激素影响，提示无排卵。

四、激素测定

如需要确定排卵功能和黄体是否健全，经前可测血清孕酮，若为卵泡水平为无排卵。甲状腺素、肾上腺素、肝功能测定以排除相关疾病。

五、诊断性刮宫

确定排卵和黄体功能，在经前或月经来潮后 6 小时内诊断性刮宫；若疑为子宫内膜脱落不全，可在月经来潮第 5 天诊断性刮宫；不规则阴道流血或大量出血者，可在消毒条件下随时进行诊断性刮宫。

六、相关检查

以排除妇科肿瘤、血液性疾病。

【诊断与鉴别诊断】

根据患者年龄、子宫出血情况以及妇科检查，排除器质性病变后可初步确诊。依据子宫内膜的病理组织检查、阴道细胞涂片、宫颈黏液涂片、基础体温测定、激素水平测定了解卵巢的排卵功能。

在诊断功血前，必须排除由生殖器官病变或全身性疾病所导致的阴道流血。需注意鉴别的有：①异常妊娠或妊娠并发症，如流产、异位妊娠、葡萄胎、子宫复旧不良、胎盘残留、胎盘息肉等；②生殖器官肿瘤，如子宫内膜癌、宫颈癌、滋养细胞肿瘤、子宫肌瘤、卵巢肿瘤等；③生殖器官感染，如急性或慢性子宫内膜炎、子宫肌炎等；④性激素类药物使用不当及宫内节育器或异物引起的子宫不规则出血；⑤全身性疾病，如血液病、肝肾功能衰竭、甲状腺功能亢进或减退。

【治疗】

治疗原则是止血、调整周期，无排卵性功血促进排卵，排卵性功血促进黄体功能的恢复。青春期少女以调整周期，恢复排卵为目的；更年期患者以止血，减少经量，调整周期为原则。

一、无排卵性功血

（一）止血 对大量出血患者，应在性激素治疗6~8小时内明显见效，24~48小时内血止；若96小时内仍不止血，应考虑有无器质性病变存在。

1. 雌激素 适应于大量急性出血而有明显贫血的青春期患者。己烯雌酚1~2mg，每8小时1次，血止或明显减少后逐渐减量，每3天递减1/3量，并维持在每日1mg，至下次月经周期前2~3天停药。如症状不能缓解，反应严重者可改用苯甲酸雌二醇2~4mg肌注，每日1~2次，血止后减量，每日1mg，维持22天。

2. 孕激素 常用药物及剂量按临床出血量的多少而定，少量不断出血可用黄体酮20mg肌注，每日1次，共3~5天。更年期患者配伍丙酸睾丸酮25~50mg肌注，每日1次，共3~5天。出血量多的患者，炔诺酮5mg，甲地孕酮8mg或安宫黄体酮8mg，每4~6小时1次，用药3~4次后出血量明显减少，然后逐渐减量，第3天递减1/3量，直至维持量，即炔诺酮2.5mg，甲地孕酮4mg或安宫黄体酮4mg，持续用到血止后20日，停药后发生撤药性出血。用药期间若有突破性出血，可配伍己烯雌酚0.1mg，每日1次，共20日停药。若服药期间仍不能止血则应进一步查明原因。

3. 雄激素 雄激素有拮抗雌激素、增强子宫平滑肌及血管张力的作用，减轻盆腔充血而减少出血量，适应于绝经过渡期功血，大量出血时单独应用效果不佳。常用药物为丙酸睾丸酮，苯甲酸雌二醇。

4. 三合激素 三合激素注射剂（每支含苯甲酸雌二醇2mg，黄体酮12.5mg，丙酸睾酮25mg），每次肌注1支，4~6小时内血量明显减少，6~8小时重复注射。24小时血量仍未被控制，应考虑有器质性病变的可能。

5. 复方黄体酮注射剂 每支含苯甲酸雌二醇2mg，黄体酮20mg，每日1次肌注，连续使用5天。

（二）调整月经周期

1. 人工周期 适用于青春期的功血，自月经第5天开始口服己烯雌酚0.5mg，连服20天，继之黄体酮20mg，每日1次肌注，共3天，停药后引起撤退性出血，连续用3个月，即能自行排卵。

2. 雌、孕激素联合法 适用于生育期功血，可口服避孕药自血止周期撤药性出血的第5天起，每晚一片，连服3周，一周为撤药性出血间隔，连续3个周期为一疗程。对停药后仍未能建立正常月经周期者，可重复上述疗法。

3. 孕激素、雄激素合并疗法　适用于更年期功血，于月经前第8天开始注射黄体酮10mg，丙酸睾丸酮10～25mg，每日1次共5天。

4. 孕激素疗法　适用于更年期功血，于经前第5天（或周期第23～25天）时肌注黄体酮，每日20mg，连续3天，或口服安宫黄体酮、妇康片等孕激素类药物，连服3个周期。

（三）促进排卵　青春期患者经上述调整周期药物治疗几个疗程后，通过雌、孕激素对中枢的反馈调节作用，部分患者可恢复自发排卵。青春期一般不提倡使用促排卵药物。有生育要求的无排卵不孕患者，可针对病因采取促排卵。

（四）手术治疗　对年龄较大、无生育要求者，久治不愈、反复发作、出血多、伴有严重贫血者，可考虑子宫切除。

（五）放射治疗　更年期妇女经药物治疗无效而又不能接受手术者，可行放射治疗，人为地绝经。

二、排卵性功血

（一）排卵性月经过多　一般体内雌激素水平偏高，可用丙酸睾丸酮、甲基睾丸素等。

（二）黄体功能不全

1. 孕激素　即在经前8～12天起肌注黄体酮10～20mg，每日1次，连续5天；或安宫黄体酮8～12mg；亦可在基础体温显示排卵后肌注长效黄体酮250mg一次。

2. 绒毛膜促性腺激素　于基础体温上升后第3天肌注绒促性素1000～2000IU，每日或隔日一次，共5～6次，达到刺激和维持黄体功能的目的。

（三）子宫内膜脱落不全

1. 孕激素　经前3～5天加用孕激素，使内膜及时全部脱落。

2. 绒毛膜促性腺激素　有促进黄体功能的作用。

第九节　子宫肌瘤

子宫肌瘤由平滑肌和结缔组织组成，又称子宫平滑肌瘤，为女性生殖器官常见的良性肿瘤，是导致子宫切除的主要原因。多见于30～50岁的妇女。根据资料统计35岁以上约20%有子宫肌瘤，多数患者无症状，多生长在子宫体部，少数生长在子宫颈部。

【病因病理】

一、病因

确切病因尚未明了。细胞遗传学研究显示25%～50%子宫肌瘤存在细胞遗传学异常，包括12号和17号染色体长臂片段相互换位、12号染色体长臂重排、7号染色体长臂部分缺失或三体异常等。分子生物学研究结果提示子宫肌瘤是由单克隆平滑肌细胞增殖而成；多发性子宫肌瘤是由不同克隆细胞形成。

二、发病机制

子宫肌瘤细胞中雌激素受体和组织中雌二醇含量较正常子宫肌组织高。雌激素可促进子宫肌瘤增大，故子宫肌瘤多发生于生育年龄妇女，而绝经后肌瘤停止生长，甚至萎缩。孕激素可刺激子宫肌瘤细胞核分裂，促进肌瘤生长。

三、病理

（一）大体 子宫肌瘤为实性肿瘤，可单个或多个生长在子宫的任何部位，大小相差悬殊，甚至几十到数百个同时生长，一般小肌瘤为圆球形，但长大成多个肌瘤互相融合时，则成为不规则的形状。肌瘤组织质地较子宫为硬，直视下从子宫外部极易触摸到子宫肌瘤存在的部位，肌瘤并无包膜，肌瘤压迫周围的肌壁纤维而形成假包膜，二者界限分明。肌瘤与子宫壁间有一层疏松的网状间隙，切开肌壁，肌瘤多会从肌壁间脱出，且极易从假包膜剥出。肌瘤血液供应多来自假包膜，肌瘤表面色淡，光泽，切面呈白色，可见漩涡状结构，排列致密。

（二）镜检 子宫肌瘤来自子宫的平滑肌细胞或肌层血管壁的平滑肌细胞。肌瘤由皱纹状排列的平滑肌纤维相互交叉排列成漩涡状，其间掺有不等量的纤维结缔组织。细胞大小均匀，呈卵圆形或杆状，核染色较深。

四、变性

肌瘤失去其原有典型结构时称肌瘤变性，常见的变性有：

（一）玻璃样变 最多见，肌瘤剖面漩涡状结构消失，被均匀的透明样物质取代，色苍白。镜下见病变区域肌细胞消失，为均匀粉红色无结构区，与无变性区边界明显。

（二）囊性变 常继发于玻璃样变，组织坏死、液化形成多个囊腔，其间有结缔组织相隔，也可融合成一个大囊腔，囊内含清澈无色液体，也可自然凝固成胶冻状。镜下见囊腔由玻璃样变的肌瘤组织构成，内壁无上皮衬托。

（三）红色变 原因不清楚，多见于妊娠期或产褥期，为一种特殊类型的坏死。患者主诉急性腹痛、发热，检查肌瘤迅速增大。肌瘤剖面呈暗红色，如半熟的烤牛肉，腥臭，质软，漩涡状结构消失。镜下见假包膜内大静脉及瘤体小静脉有栓塞，并有溶血，肌细胞减少，有较多脂肪小球沉积。

（四）肉瘤变 肌瘤恶变即为肉瘤变。少见，国内资料发病率为0.4%～0.8%。多见于年龄较大妇女。因无明显症状，易被忽视。肌瘤在短期内迅速增大或伴不规则阴道流血者，应考虑有肉瘤变可能，若绝经后妇女肌瘤增大，更应警惕发生恶变。

（五）钙化 常在脂肪变之后，分解成甘油三酯，再与钙盐结合成磷酸钙石，形成营养不良性钙化。镜下见钙化区为层状沉积，呈圆形或不规则形，苏木素染色有深蓝色微细颗粒浸润。

五、分类

按肌瘤所在部位分为宫体肌瘤和宫颈肌瘤，前者多见。根据肌瘤发展过程中与子宫肌壁的关系可分为三类：

（一）肌壁间肌瘤　肌瘤位于子宫肌壁内，周围均被肌层包围。占总数的60%～70%。

（二）浆膜下肌瘤　约占20%，肌瘤向子宫浆膜面生长，突起在子宫表面。肌瘤表面仅由子宫浆膜层覆盖。当瘤体继续向浆膜面生长，仅有一蒂与子宫壁相连，则为带蒂的浆膜下肌瘤，营养由蒂部血管供应，因供血不足易变性坏死。若蒂部扭转而断裂，肌瘤可脱落至腹腔或盆腔，形成游离性肌瘤或寄生性肌瘤。若肌瘤位于宫体侧壁向宫旁生长，突入阔韧带两叶之间称为阔韧带肌瘤。

（三）黏膜下肌瘤　约占10%～15%，肌瘤向子宫黏膜方向生长，突出于子宫腔，仅由黏膜层覆盖，称为黏膜下肌瘤。肌瘤多为单个，使宫腔增大，子宫外形无变化。

【临床表现】

一、症状

（一）月经异常　为最常见的症状，表现为经量过多，经期延长，或不规则的阴道流血。

（二）白带增多　内膜腺体分泌增加导致白带增多；黏膜下肌瘤坏死感染，产生大量血性和脓性分泌物。

（三）疼痛　下腹胀痛及下坠感，浆膜下肌瘤发生蒂扭转，或肌瘤红色变时可出现急腹症。

（四）压迫症状　肌瘤压迫膀胱出现尿频、排尿障碍、尿潴留等。压迫输尿管可致肾盂积水，压迫直肠可致排便困难等。

（五）继发性贫血　长期月经过多导致贫血，严重时有全身乏力、面色苍白、气短、心悸等。

（六）不孕　肌瘤改变输卵管位置或造成输卵管梗阻、黏膜下肌瘤影响孕卵着床而影响受孕、肌壁肌瘤易造成流产。

二、体征

扪及与子宫相连的实质性肿块，或整个子宫增大，不规则突起而质硬。若超过3个月妊娠子宫大小，可在下腹部扪及增大的包块。

【实验室及其他检查】

一、B超检查

可明确肌瘤大小、数目及部位，并除外卵巢实质性肿瘤。

二、诊断性刮宫

若为黏膜下肌瘤，宫腔内有凹凸不平感。

三、宫腔镜检查

可鉴别黏膜下肌瘤、宫颈管肌瘤及内膜异位。

【诊断与鉴别诊断】

一、诊断

根据病史、症状和体征，诊断多不困难。

二、鉴别诊断

（一）妊娠 有停经史，早孕反应，尿妊娠免疫试验及B超检查可鉴别。

（二）卵巢肿瘤 一般无月经改变，B超检查可鉴别。

（三）子宫畸形 子宫角部肌瘤与双角子宫相鉴别，子宫畸形一般无月经量增多的表现。

（四）子宫腺肌瘤 子宫均匀增大，很少超过3个月妊娠大小，伴进行性加剧的痛经。B超提示子宫增大呈球形，光点不均匀。

（五）盆腔炎性肿块 有炎症史，肿块边界不清，与子宫有粘连，抗炎治疗后包块缩小。

（六）子宫肥大 子宫增大，月经量过多，容易误诊子宫肌瘤，但子宫肥大很少超过2个月妊娠子宫大小，B超显像子宫增大，光点均匀，形态规则。

【治疗】

根据患者年龄、生育要求、症状、肌瘤大小等情况全面考虑。子宫肌瘤小于3个月妊娠大小且无症状，通常不需治疗。每3～6个月复查一次，年龄50岁以上出血量多而贫血疑为恶变者，应考虑手术。

一、激素治疗

用雄激素对抗雌激素，使子宫内膜萎缩，并能直接作用于子宫肌层及血管平滑肌，使之收缩以减少出血量。常用甲基睾丸素或丙酸睾酮，两者每月剂量不宜超过300mg，以免男性化。

二、手术治疗

适用于子宫达妊娠3个月大小，或充塞盆腔，症状明显而贫血者，常用手术方式有：①肌瘤摘除术。适用于年轻、希望生育且输卵管通畅的患者；②全子宫切除。适用于瘤体较大，出血过多，无生育要求者。50 岁以下卵巢外观正常者，可保留卵巢维持内分泌功能。

三、放射治疗

对个别流血过多，确有严重并发症，不能耐受手术者，可考虑^{60}钴或深部 X 线照射破坏卵巢功能，或宫腔镭疗破坏子宫内膜。

第十节　卵巢肿瘤

卵巢肿瘤是妇科常见肿瘤，约占女性生殖器肿瘤的 32%，多见于生育期妇女，良性肿瘤约 1/3 发生在 20～40 岁，2/3 以上的恶性肿瘤见于 40～45 岁。卵巢肿瘤其组织复杂，种类繁多，形态和性质各异。由于早期诊断困难，确诊多为晚期，且疗效不佳。卵巢癌 5 年生存率仅为 25%～30%。

【病因病理】

一、病因

病因不十分清楚，可能与下列因素有关：①环境因素。某些化工品与卵巢癌发病有关，因在高度发达国家中的妇女，卵巢癌发病率最高；②内分泌因素。卵巢癌的发生与激素影响有关，卵巢癌在围绝经期和绝经期的发病率高，同时发现乳腺癌、子宫内膜癌与卵巢癌发病有关；③遗传因素。似与卵巢癌发生有关，大多由于常染色体显性遗传所致。同时，肿瘤的发生与染色体中的“致癌基因”受刺激或“抗癌基因”消失有关。

二、病理

卵巢肿瘤组织形态复杂超过任何其他器官，因为卵巢的组织结构具有潜在的富于发展的多种功能。卵巢来源于胚胎生殖嵴，男女同源，以后分化，同时在胚胎发生时期和泌尿系统非常接近，部分中肾组织可迷路进入卵巢。由于以上组织形态原因，所以卵巢肿瘤种类繁多。1973 年世界卫生组织（WHO）根据卵巢及其组织发生将卵巢肿瘤分为体腔上皮性肿瘤、生殖细胞肿瘤、特异性性索间质肿瘤、非特异性间质肿瘤、转移肿瘤、非卵巢特异性肿瘤、未分类肿瘤和瘤样病变。

上皮性肿瘤占原发性卵巢肿瘤 50%～70%，其恶性类型占卵巢恶性肿瘤的 85%～90%。卵巢上皮性肿瘤来源于卵巢表面的生发上皮，而生发上皮来自原始的体腔上皮，具有分化为各种苗勒上皮的潜能。若向输卵管上皮分化，形成浆液性肿瘤；向宫颈黏膜分化，形成黏液性肿瘤；向子宫内膜分化，形成子宫内膜样肿瘤。

生殖细胞肿瘤占卵巢肿瘤 20%～40%。生殖细胞来源于生殖腺以外的内胚叶组织，在其发生、移行及发育过程中，均可发生变异而形成肿瘤。生殖细胞有发生所有组织的功能，未分化者为无性细胞瘤，胚胎多能者为胚胎癌，向胚胎结构分化为畸胎瘤，向胚外结构分化为内胚窦瘤、绒毛膜癌。

性索间质肿瘤约占卵巢肿瘤的5%。性索间质来源于原始体腔的间叶组织，可向男女两性分化。性索肿瘤常有内分泌功能，故又称功能性卵巢肿瘤。

转移性肿瘤占卵巢肿瘤5%～10%。其原发部位常为胃肠道、乳腺及生殖器官。

WHO分级标准主要依据组织结构，并参照细胞分化程度分3级：①分化1级。为高度分化；②分化2级。为中度分化；③分化3级。为低度分化。组织学分级对预后的影响较组织学类型更重要，低度分化预后最差。

【临床表现】

一、卵巢良性肿瘤

发生于任何年龄，多无症状。可有腹大、包块或腹痛（瘤蒂扭转或破裂时）。较大肿瘤可有压迫症状。少数良性肿瘤可伴有胸、腹水，称麦格综合征。如肿瘤分泌激素，可致月经改变或异常阴道流血。

二、卵巢恶性肿瘤

早期可无症状，多在手术中及病理检查确诊。症状有腹部包块迅速长大，或有腹胀、腹水、消瘦等症状，且病程短。可伴有腹痛、发热、贫血、无力及恶病质表现。

三、严重并发症

（一）蒂扭转 为常见的妇科急腹症，发生率约10%，好发于瘤蒂长、中等大、活动度良好、重心偏于一侧的肿瘤（如畸胎瘤）。患者突然改变体位或向同一方向连续转动时，突然发生一侧下腹剧痛，常伴恶心、呕吐甚至休克。妇科检查扪及肿物张力较大，有压痛，以瘤蒂部最明显，并有肌紧张。有时扭转自然复位，腹痛随之缓解。蒂扭转一经确诊，应尽快剖腹手术。

（二）破裂 卵巢肿瘤约有3%发生破裂，分外伤性和自发性两种。外伤性破裂多因腹部重击、分娩、性交、妇科检查及穿刺等引起；自发性破裂多因肿瘤生长过速，多数为肿瘤浸润性生长穿破囊壁。其症状轻重取决于破裂口大小、流入腹腔囊液性质和数量。妇科检查发现腹部压痛、腹肌紧张或有腹水征，原有肿块摸不到或扪及缩小瘪塌的肿块。疑有肿瘤破裂应立即手术探查。

四、卵巢恶性肿瘤转移方式

（一）直接蔓延 卵巢癌开始在局部生长，侵犯肿瘤的包膜及卵巢系膜，直至蔓延邻近器官及腹腔。

（二）淋巴转移 卵巢癌达包膜外，癌细胞可在腹腔广泛种植，并通过淋巴管转移至局部及区域性淋巴结使子宫、输卵管及盆腔淋巴结受累，还可沿卵巢血管的淋巴管扩散到腹主动脉淋巴结。

（三）血行转移　甚少，仅末期约1/3病人有肝及肺转移。

【实验室及其他检查】

一、卵巢良性肿瘤

（一）B超检查　可协助诊断肿块的性质、大小、部位及与其他脏器的关系。

（二）腹腔穿刺检查　有腹水者应从腹腔抽出腹水寻找癌细胞，以区别良性、恶性，但最后诊断尚需病理检查。

（三）X线检查　盆腔平片中如发现齿、骨片阴影，形成密度减低的透明区，可有利于诊断

（四）妇科检查　较大肿瘤可使腹部膨隆，肿瘤边界清楚，活动，子宫正常，一侧或双侧附件表面光滑，囊性或囊实性，无压痛，如瘤体扭转，压痛部位以蒂部为著，如肿瘤破裂边界可不清。

二、卵巢恶性肿瘤

（一）B超检查　超声检查的优点是无损伤性，临床诊断符合率>90%，但直径<1~2cm的实性肿瘤不易测出。通过B超显像能了解肿块的部位、大小、形态及性质，从而对肿块的来源作出定位。如来自盆腔或腹腔、子宫或附件；肿瘤性质属囊性或实性、良性或恶性；并能鉴别卵巢肿瘤、腹水和结核性腹膜炎。

（二）电子计算机断层扫描（CT）　对显示占位病变大小、范围以及恶性肿瘤蔓延程度等均较其他X线检查方法优越。

（三）腹部X线平片　见良性卵巢肿瘤。

（四）腹腔镜检查　通过腹腔镜能在直视下检查盆腔及腹腔器官，并可清楚看到横膈部位，对卵巢肿瘤的诊断及明确肿瘤性质是一种可靠方法。必要时还可在直视下对所见肿块作针刺吸取活检，或取腹腔液作细胞学检查，进一步明确诊断。

（五）淋巴管造影　淋巴管造影可测定淋巴结有无转移，对确定范围和鉴定转移期别是一种可靠方法。

（六）阴道后穹窿切开探查　可排除恶性肿瘤，其优点是手术切口小，对患者干扰小。

（七）细胞学检查　卵巢癌常很早穿破包膜向囊外生长，或包膜外观虽完整，但已有癌细胞浸润，故恶性细胞有脱落可能。下列几种方法有辅助诊断意义：

1. 阴道细胞学检查　卵巢的脱落细胞可经输卵管、由子宫排入阴道。早期诊断不能令人满意。涂片阳性而临床无宫颈癌或子宫体癌诊断依据时，应考虑为卵巢癌或输卵管癌。

2. 后穹隆穿刺涂片检查　早期卵巢癌尚未有明显腹水时，可从阴道后穹窿穿刺，将穿刺得到的腹腔内液体作细胞学检查，但阳性者仍以晚期癌较多。穿刺可能损伤肿瘤有招致扩散的危险，故不能作为普查方法。

3. 腹腔穿刺涂片检查　从腹腔抽出腹水离心后沉淀作涂片检查，适用于肿瘤合并腹水

患者。

4. 穿刺瘤体细胞学检查　用细针直穿肿块，吸出组织液及细胞进行检查，穿刺成功率及诊断可靠性都比较高，其诊断准确率93% ~95%。

（八）免疫学诊断　卵巢肿瘤和其他肿瘤一样能合成和释放抗原、激素及酶等多种产物。这些物质在患者血清中可通过免疫学、生化等方法测出，称肿瘤标志物，提示体内存在某种肿瘤。

1. 抗原标志物　血清甲胎蛋白（AFP）是内胚窦瘤的最好标志，未成熟畸胎瘤时AFP值可升高，AFP的升高常先于临床体征，因此它在诊断和监测方面具有重要意义。癌胚抗原（CEA）在卵巢癌、宫颈癌中也能找到。利用人浆液性囊腺癌腹水培养获得单克隆抗体OC_{125}与本肿瘤的抗原CA_{125}诊断浆液性囊腺癌，其准确率达81%，且可用于追踪检查。

2. 激素标志物　β-绒促性素是妊娠滋养细胞疾病特异性很高的标志物，卵巢绒癌患者血清浓度也往往升高。30%的睾丸母细胞瘤患者尿17-酮类固醇的排出量增高。

3. 酶标志物　乳酸脱氢酶（LDH）在卵巢恶性肿瘤患者血清及腹水中明显升高，而卵巢良性肿瘤时含量低。腹水中碱性磷酸酶（AKP）仅在卵巢恶性肿瘤晚期升高，余无明显变化。恶性肿瘤极易并发弥散性血管内凝血（DIC），可使血中血浆纤维蛋白降解产物（FDP）增高，FDP测定有助于鉴别良性或恶性肿瘤。

4. 血清紫色反应　即血清与醛试剂的显色反应，是一种诊断恶性肿瘤的简单方法。

（九）染色体　人体细胞有46个染色体，患癌症时癌细胞中的染色体数目增加且形态异常。卵巢恶性肿瘤与胸腹水细胞中染色体均示明显的亚二倍体、三倍体、四倍体。于亚二倍体中尚可有较大的染色体、双着丝粒和5号染色体短臂缺失。

（十）妇科检查　腹部膨隆，可扪及肿块，无压痛，常有移动性浊音。盆腔检查可在子宫一侧或两侧扪及肿块，实性或囊实性，外形多不规则，活动性差，无压痛，子宫直肠窝常有转移结节。

【诊断与鉴别诊断】

一、诊断

卵巢肿瘤虽无特异性症状，但根据患者年龄、病史特点、实验室检查及局部体征可初步确诊是否为卵巢肿瘤，并对良性、恶性作出估计。

二、鉴别诊断

（一）卵巢良性肿瘤的鉴别诊断

1. 卵巢子宫内膜异位囊肿　不活动，压痛明显，常伴有痛经及盆腔痛性结节。

2. 卵巢生理性囊肿　一般小于5cm，1~2个月经周期后囊肿缩小或消失。

3. 充盈的膀胱或妊娠子宫　充盈的膀胱位于下腹部正中，表现为光滑的囊性包块物，排尿后或排尿有困难者导尿后即消失，一般易鉴别。妊娠子宫可详细问病史、月经情况，影像学检查即可鉴别。

4. 浆膜下子宫肌瘤或肌瘤囊性变　与子宫关系密切，推动囊肿时宫颈随之移动。

5. 结核性包裹性积液　常有低热、消瘦等结核中毒症状，肿块边界不清，不规则，超声波检查液平面不规则。

（二）卵巢恶性肿瘤的鉴别诊断

1. 与卵巢良性肿瘤的鉴别　根据上述临床表现不难鉴别。

2. 转移性卵巢癌　有时与原发卵巢肿瘤不易鉴别。检查时如在附件区触及双侧性中等大小，活动的实性肿瘤，首先即应考虑为转移性卵巢肿瘤。如果患者有消化道癌、乳腺癌等疾病或病史，则诊断可成立。

3. 盆腔结缔组织炎　盆腔结缔组织炎性肿块往往与恶性肿瘤不易区分。前者有流产或产后感染病史，表现为发热、下腹痛，子宫旁片状肿块可达盆壁；用抗生素后肿块逐渐缩小，如治疗后不消甚至增大，应考虑为卵巢恶性肿瘤。

4. 结核性腹膜炎　结核性腹膜炎常合并腹水，出现粘连，极似有恶变的卵巢肿瘤。

5. 生殖道以外的肿瘤　如腹膜后肿瘤、乙状结肠癌等，因与卵巢位置邻近，也易混淆。但腹膜后肿瘤固定不变，位置低者使子宫或直肠移位。

【治疗】

一、卵巢良性肿瘤

以手术治疗为主，直径 > 5cm 者宜及早切除。幼童及年轻患者多行患侧附件或单纯卵巢切除术；绝经期或绝经后患者则多作全子宫及双侧附件切除。术中须探查对侧卵巢，以防有双侧肿瘤的可能。实质性肿瘤 < 5cm，恶性可能较大时，亦应手术切除并作病理检查。双侧良性肿瘤，年龄较大者，应同时切除，年轻或要求生育者，尽量保持卵巢的正常部分和子宫。

二、卵巢恶性肿瘤

（一）手术治疗　尽早手术，手术范围原则上作子宫及双侧附件切除术。应尽可能切除肉眼可见的瘤灶，使肿瘤细胞减少到最低限度，称为肿瘤细胞缩减术，这是与处理其他恶性肿瘤不同的重要观点。

（二）放射治疗　只作为术后辅助治疗或姑息治疗，一般不作术前放疗。无性细胞瘤对放疗最敏感，颗粒细胞瘤中度敏感，上皮性癌也有一定敏感性。卵巢浆液性囊腺癌对放疗有效，可作术后的综合治疗方法之一。放疗分体外照射与腔内照射。

（三）化学药物治疗　应用化学药物治疗是主要的辅助手段，因卵巢恶性肿瘤对化疗比较敏感，即使广泛转移也能取得一定疗效。

应用原则：大剂量间歇用药较小剂量持续用药为佳。联合化疗较单一化疗疗效为佳，但须注意化疗毒性反应。按组织类型制定不同化疗方案。根据药物敏感试验，选用敏感药物，可延长患者的生存时间。

常用的化疗方案：PC：顺铂 $50mg/m^2$ 静滴，环磷酰胺 $600mg/m^2$ 静注，每 4 周重复一次，适用于上皮性癌。PP：紫杉醇 $135mg/m^2$ 静滴，顺铂 $70mg/m^2$ 静滴，每 4 周重复一次，适用于上皮性癌。VAC：长春新碱 $1.5mg/m^2$ 静注，放线菌素 300μg/（m^2·d）静滴 5 天，环磷酰胺 150～250mg/（m^2·d）静注 5 日，每 4 周重复一次，适用于生殖细胞肿瘤。VBP：长春新碱 $2mg/m^2$ 静注，第 1 日，顺铂 $20mg/m^2$ 静滴，第 1～5 日，平阳霉素 $10mg/m^2$ 静注，第 1 日，每 3～4 周重复一次，适用于内胚窦瘤。

第十一节　乳腺癌

乳腺癌是女性最常见的恶性肿瘤之一。在我国占全身各种恶性肿瘤的 7%～10%，仅次于子宫颈癌，但近年来有超过的倾向，并呈上升趋势。据国内统计发病率为 23/10 万。多发生在 40～60 岁绝经前后妇女，男性极少发病。

【病因病理】

一、病因

乳腺癌的病因尚不清楚，可能与下列因素有关：

（一）内分泌因素　乳腺是多种内分泌激素的靶器官，如雌激素、孕激素及泌乳素等，其中雌酮及雌二醇与乳腺癌发病有直接关系。更年期妇女卵巢功能逐渐减退，以致垂体前叶活动加强，促使肾上腺皮质产生雌激素，同时又产生过多雄激素，这些激素变化引起乳房腺体上皮细胞过度增生。孕酮既可刺激癌瘤生长，也可抑制脑垂体分泌促性腺激素，因而有致癌和抑癌的双重作用。催乳素在乳腺癌发病过程中有促进作用。临床上月经初潮早于 12 岁，绝经晚于 55 岁，第一胎足月生产年龄迟于 35 岁，40 岁以上未婚、未育者发病率均较高。

（二）饮食与肥胖　营养过剩、肥胖、脂肪饮食，可增强或延长雌激素对乳腺上皮细胞的刺激，从而增加发病机会。尤其是绝经期后的妇女。

（三）放射线照射以及乳汁因子　与乳腺癌发病有一定关系。

（四）遗传因素　直系亲属中有绝经期乳腺癌患者，其姊妹及儿女发生乳腺癌的几率较正常人群高 2～3 倍。

（五）既往乳腺疾病　一侧乳房曾患乳腺癌以及上皮增生活跃的乳腺增生病患者，乳腺癌发病率明显高于正常妇女。

二、病理类型

乳腺癌有多种分型方法，目前国内多采用以下病理分型。

（一）非浸润性癌　包括导管内癌、小叶原位癌及乳头湿疹样乳腺癌。此型属早期，预后较好。

（二）早期浸润性癌　包括早期浸润性导管癌，早期浸润性小叶癌。此型仍属早期，预后较好。

（三）浸润性特殊癌　包括乳头状癌、髓样癌、小管癌、腺样囊性癌、粘液腺癌、大汗腺样癌、鳞状细胞癌等。此型分化一般较高，预后尚好。

（四）浸润性非特殊癌　包括浸润性小叶癌、浸润性导管癌、硬癌、髓样癌、单纯癌、腺癌等。此型一般分化低，预后较上述类型差，且是乳腺癌中最常见的类型，占80%。但判断预后尚需结合疾病分期等因素。

（五）其他罕见癌

三、转移途径

（一）直接浸润　癌细胞直接侵入皮肤、胸筋膜、胸肌等周围组织。

（二）淋巴转移　癌细胞可循乳房淋巴液的四个输出途径扩散，其中主要途径有：①癌细胞经胸大肌外侧缘淋巴管侵入同侧腋窝淋巴结，进一步侵入锁骨下淋巴结以至锁骨上淋巴结；②癌细胞向内侧侵入胸骨旁淋巴结，继而到达锁骨上淋巴结，以后可经同样途径侵入静脉血流而向远处转移。癌细胞也可通过逆行途径转移到对侧腋窝或腹股沟淋巴结。

（三）血运转移　近年来研究发现有些早期乳腺癌已有血运转移。癌细胞可经淋巴途径进入静脉，也可直接侵入血循环而致远处转移。最常见的远处转移依次为肺、骨、肝。在骨骼的转移依次为椎体、骨盆、股骨。

【临床表现】

乳腺癌早期表现患侧出现无痛、单发的小肿块，常于病人无意中发现而就医。肿块质硬，表面不光滑，与周围组织分界不清，不易被推动。随着肿瘤增大，可引起乳房局部隆起。若累及Cooper韧带（起支持作用和固定乳房位置的纤维结缔组织称为乳房悬韧带或cooper韧带），可使其缩短而致肿瘤表面皮肤凹陷，即所谓“酒窝征”。邻近乳头或乳晕的癌肿因侵入乳管使之缩短，可把乳头牵向癌肿一侧，进而可使乳头扁平、回缩、凹陷。癌块继续增大，如皮下淋巴管被癌细胞堵塞，引起淋巴回流障碍，出现真皮水肿，皮肤呈“桔皮样”改变。如癌细胞侵入大片皮肤，可出现多个小结节，甚至彼此融合。皮肤溃破形成溃疡时，出现恶臭、出血。

乳腺癌晚期，癌细胞侵入胸筋膜、胸肌，以及癌块固定于胸壁而不易推动。淋巴转移最早见于腋窝，肿大的淋巴结质硬、无痛、可被推动；数目增多，融合成团，甚至与皮肤或深部组织黏着。

乳头湿疹样乳腺癌少见，恶性程度低，发展慢。乳头有瘙痒、烧灼感，而后出现乳头和乳晕皮肤变粗糙、糜烂如湿疹样，进而形成溃疡。炎性乳腺癌并不多见，特点是发展迅速、预后差。局部皮肤可呈炎症样表现，开始时比较局限，不久即扩展到乳房大部分皮肤，皮肤发红、水肿、增厚、粗糙、表面温度升高。

乳腺癌转移到肺、骨、肝时可有相应表现。如肺转移可出现胸痛、气急；骨转移可出现局部疼痛；肝转移可出现肝肿大、黄疸等。

【实验室及其他检查】

一、皮肤温度测定

恶性肿瘤的乳糖增高，致使恶性肿瘤组织的温度略高于周围正常组织，采用红外线测温仪来测定体表肿瘤的温度变化，可用来区别肿瘤的性质。若乳房肿块部位的皮肤温度为0.8℃～1.5℃为恶性可疑，若高出1.5℃，恶性可能更大。也可采用液晶热图像进行检查。

二、乳房X线检查

多采用干板静电或钼靶X线摄片，可发现乳房可疑肿块阴影。用50%醋碘苯酸钠0.2～0.4ml经乳头的溢液口注入该腺管内，行X线造影摄片，对腺管内病变诊断有帮助。

三、B超检查

能较清楚地分辨各层软组织结构及肿块的形态和质地，能鉴别乳腺癌和良性肿块，但对直径小于1cm的乳腺癌，其诊断率低于X线检查。

四、细胞涂片检查

有乳头溢液者，可取分泌物涂片检查寻找癌细胞。

五、针吸细胞学检查和活组织切片检查

以细针穿刺吸出组织液作细胞学检查对确诊有重要意义。若结果阴性而临床可疑时，应行活检（有直接切除活检或术中快速病理切片检查等）。

【诊断与鉴别诊断】

一、诊断

临床分期：不同的乳腺癌治疗和预后均不同。为了更好地制定治疗计划和估计预后，估计病变发展的程度，国际抗癌协会建议按照T（原发癌瘤）、N（局部淋巴结）、M（远处转移）分期法对乳腺癌分期（1988年修订）。内容如下：

T_0：原发癌瘤未查出。

T_{iS}：原位癌（非浸润性癌及未查到肿块的乳头湿疹样乳腺癌）。

T_1：癌瘤长径≤2cm。

T_2：癌瘤长径＞2cm，≤5cm。

T_3：癌瘤长径＞5cm。

T_4：癌瘤大小不计，但侵及皮肤或胸壁（肋骨、肋间肌、前锯肌），炎性乳腺癌亦属之。

N_0：同侧腋窝无肿大淋巴结。

N_1：同侧腋窝有肿大淋巴结，尚可推动。

N_2：同侧腋窝肿大淋巴结彼此融合，或与周围组织粘连。

N_3：有同侧胸骨旁淋巴结转移。

M_0：无远处转移。

M_1：有锁骨上淋巴结转移或远处转移。

根据以上情况进行组合，可把乳腺癌分为以下各期：

0 期：$T_{iS}\ N_0\ M_0$；

Ⅰ期：$T_1\ N_0\ M_0$；

Ⅱ期：$T_{0\sim1}\ N_1\ M_0$，$T_2\ N_{0\sim1}\ M_0$，$T_3\ N_0\ M_0$；

Ⅲ期：$T_{0\sim2}\ N_2\ M_0$，$T_3 N_{1\sim2}\ M_0$，T_4 任何 NM_0，任何 T $N_3\ M_0$；

Ⅳ期：包括 M_1 任何 TN；

以上分期以临床检查为依据，实际并不精确，还应结合术后病理检查结果进行校正。

二、鉴别诊断

（一）乳房纤维腺瘤 常见于青年妇女，肿瘤大多为圆形或椭圆形，边界清楚，活动度大，发展缓慢，一般易于诊断。但 40 岁以后妇女不可轻易诊断为纤维腺瘤，必须排除恶性肿瘤的可能。

（二）乳腺囊性增生 多见于中年妇女，特点是乳房胀痛，肿块可呈周期性，与月经周期有关。肿块或局部乳腺增厚与周围乳腺组织分界不明显。可观察一至数个月经周期，若月经来潮后肿块缩小、变软，则可继续观察，如无明显消退，可考虑作手术切除及活检。

（三）浆细胞性乳腺炎 是乳腺组织的无菌性炎症，炎症细胞以浆细胞为主。临床上 60% 呈急性炎症表现，肿块大时皮肤可呈桔皮样改变。40% 的病人开始即为慢性炎症，表现为乳晕旁肿块，边界不清，可有皮肤粘连和乳头凹陷。急性期应予抗炎治疗，炎症消退后若肿块仍存在，则需手术切除，作包括周围部分正常乳腺组织的肿块切除。

（四）乳腺结核 由结核杆菌引起的乳腺组织慢性炎症，多见于中青年妇女，病程长，发展较缓慢。局部表现为乳房内肿块，肿块质硬偏韧，部分区域有囊性感，肿块境界有时不清楚，活动度受限，可有无周期性疼痛。

【治疗】

一、手术治疗

乳腺癌切除根治术是应用较多的手术方式。根治术后 5 年存活率为 50%，10 年存活率为 30%。第一期乳腺癌可采用乳腺癌根治术或改良根治术。第二期乳腺癌可采用乳腺癌根治术，术后根据淋巴结转移的数目、范围，决定是否加用放射治疗。第三期可选择乳腺癌姑息性切除，以利于其他综合治疗更好发挥作用。第四期可根据情况化疗、激素治疗等。癌瘤溃破者可考虑采用姑息性乳房切除术。

二、化学药物治疗

乳腺癌是实体瘤中应用化疗最有效的肿瘤之一，化疗在整个治疗中占有重要地位。术后早期应用、联合化疗效果较好，治疗期不宜过长，以6个月左右为宜。常用的有CMF方案：术后一周内开始用药，剂量为环磷酰胺（C）$400mg/m^2$，甲氨蝶呤（M）$20mg/m^2$，氟尿嘧啶（F）$400mg/m^2$，均为静脉注射，在第1天及第8天各用1次，为1疗程，每4周重复，6个疗程结束。对肿瘤分化差、分期晚的病例可应用CAF方案：环磷酰胺（C）$400mg/m^2$，第1、8天；阿霉素（A）$40mg/m^2$，第1天；氟尿嘧啶（F）$400mg/m^2$，第1、8天，均为静脉注射，28天后重复给药，共8个疗程。化疗前病人应无明显骨髓抑制，白细胞 $>4\times10^9/L$，血红蛋白 $>80g/L$，血小板 $>50\times10^9/L$。化疗期间应定期查肝、肾功能，每次化疗前要查白细胞计数，如白细胞 $<3\times10^9/L$，应延长用药间隔时间，用阿霉素要注意心脏毒性。术前化疗可采用CMF方案和CAF方案，一般用1～2疗程。

三、激素治疗

激素的应用及疗效与病人的年龄，特别与是否已经绝经有很大关系。把月经终止后1年作为绝经前后的分界线。绝经前病人的激素疗法主要是采取绝经措施，可行卵巢切除或X线照射卵巢（称卵巢去势）以达到抑制乳腺癌和其转移灶生长的目的。现多应用抗雌激素制剂三苯氧胺、氯美酚、苯甲啶等，其中最常用的是三苯氧胺，服用3～5年，该药安全有效，副作用有潮热、恶心、呕吐、静脉血栓形成、眼部副作用、阴道干燥或分泌物增多。临床表明，该药可降低乳腺癌术后复发及转移，对雌激素受体（ER）、孕激素受体（PgR）阳性的绝经妇女效果尤为明显，同时可减少对侧乳腺癌的发生率。新近发展的芳香化酶抑制剂如来曲唑等，有资料证明其效果优于三苯氧胺。

应用雄激素治疗绝经前乳腺癌患者也可有同样作用，尤其是对骨骼转移灶较为满意。常用丙酸睾丸酮，共用6～12个月。

四、放射治疗

多用于术后防止局部复发，通常在术后2～3周进行放疗。目前根治术后不作常规放疗，而对复发高危病例，放疗可降低局部复发率，提高生存质量。指征如下：病理报告有腋中或腋上组淋巴结转移者；阳性淋巴结占淋巴结总数1/2以上或有4个以上淋巴结阳性者；病理证实胸骨旁淋巴结阳性者；原发灶位于乳房中央或内侧而作根治术后，尤其是腋淋巴结阳性者。

术前放射治疗主要用于第三期病例或病灶较大、有皮肤水肿者。照射可使局部肿瘤缩小，水肿消退，以提高手术切除效果。术前放疗可降低癌细胞的活力，减少术后局部复发及血运播散，提高生存率。一般宜在放疗结束后2～4周进行手术治疗。

五、生物治疗

近年来临床上已推广使用的曲妥珠单抗注射液，系通过转基因技术制备，对 C－erbB－2（癌基因 C－erbB－2 是生长因子受体Ⅰ型家族成员之一）过度表达的乳腺癌病人有一定效果，特别是对其他化疗药无效的乳腺癌病人也能有部分的疗效。

第十二节　尿石症

尿石症又称尿路结石，是肾结石、输尿管结石、膀胱结石和尿道结石的总称。男性多于女性，发病比例约 3∶1。形成机制尚未完全清楚。尿石症的发生有明显的地区性，我国长江以南为多发地区。近 30 年来，我国上尿路结石发病率明显增高，下尿路结石逐渐减少。膀胱结石中原发性结石少于继发性结石。近 10 年来尿路结石的治疗方法有了迅速发展，90% 左右的尿路结石可不再采用传统的开放手术治疗。

【病因病理】

一、病因

影响尿路结石形成的因素很多，病因较复杂且不十分明了。尿中形成结石晶体的盐类呈超饱和状态，尿中抑制晶体形成物质不足和核基质的存在，是形成结石的主要因素。

流行病学因素包括年龄、性别、职业、社会经济地位、饮食成分和结构、水分摄入量、气候、代谢和遗传等因素，与尿结石形成有一定关系。实验证明，饮食中动物蛋白、精制糖增多，纤维素减少，促使上尿路结石形成。大量饮水使尿液稀释，能减少尿中晶体形成，相对高温环境及活动减少等亦为影响因素，但职业、气候等不是单一决定因素。

二、发病机制

（一）尿液改变　①形成尿结石物质排出增加，如尿液中钙、草酸或尿酸排出增多。痛风病人尿酸排出增多；长期卧床、甲状旁腺功能亢进者尿钙增加；内源性合成草酸增加或肠道吸收草酸增多引起高草酸尿症等；②尿 pH 改变。在碱性尿中易形成磷酸镁铵及磷酸盐沉淀；在酸性尿中易形成尿酸和胱氨酸结晶；③尿量减少，使盐类和有机物质在尿中的浓度增高；④尿中抑制晶体形成和聚集的物质减少，如焦磷酸盐、枸橼酸、酸性粘多糖、镁等；⑤尿路感染时尿基质增加，使晶体黏附。有些细菌如大肠杆菌能分解尿素产生氨，使尿 pH≥7.2，易形成磷酸镁铵结石。

（二）尿路解剖结构异常　尿路任何部位的梗阻、畸形、狭窄、憩室，使尿中晶体或基质易于在引流较差的部位沉积，尿液滞留继发感染有利于结石形成。有人认为肾乳头的上皮下钙化斑是结石形成的病灶，可引起草酸盐、磷酸盐和尿酸结晶沉淀。

三、病理

梗阻、直接损伤、感染和恶性变是尿路结石的四个病理损害特征。结石在尿路各个部位均能造成梗阻，多数是不完全梗阻，造成结石上端尿路积水，严重者可使患侧功能丧失。双侧尿路梗阻严重时可出现尿闭、肾功能不全。结石部位易导致尿路上皮损伤，引起出血、感染。结石、梗阻和感染三者互为因果，结石引起梗阻，梗阻促进感染，感染使结石增大。严重者引起肾积脓和肾周围感染。结石在肾盂和膀胱内偶可引起恶变。

结石因其成分不同，其性质亦不相同。草酸钙结石其质硬，不易碎，粗糙，不规则，呈桑椹样，棕褐色，X线平片易显影。磷酸钙、磷酸镁铵结石与尿路感染和梗阻有关，易碎，表面粗糙，不规则，常呈鹿角形，灰白色、黄色或棕色，X线平片可见多层现象。尿酸结石与尿酸代谢异常有关，其质硬，光滑，多呈颗粒状，黄色或红棕色，纯尿酸结石不被X线平片所显影。胱氨酸结石是罕见的家族性遗传性疾病所致，其质坚，光滑，呈蜡样，淡黄色至黄棕色，X线平片亦不显影。

【临床表现】

一、上尿路结石

肾和输尿管结石的主要表现是疼痛和血尿。其程度与结石部位、大小、活动与否及有无损伤、感染、梗阻等有关。肾盂内大结石及肾盏结石有时仅表现为活动后镜下血尿，若结石引起肾盏颈部梗阻，或肾盂结石移动不大时，可引起上腹或腰部钝痛。若结石嵌顿在肾盂输尿管连接处，或输尿管结石引起完全性梗阻时，可出现肾绞痛，表现为突然发作的阵发性剧烈疼痛，患者疼痛难忍、呻吟不止、大汗淋漓、恶心呕吐，疼痛沿输尿管向下放射至下腹部、外阴部或大腿内侧。绞痛后可有镜下血尿或肉眼血尿，有时可见排石现象，有时活动后血尿是上尿路结石的唯一临床表现。

结石伴感染或输尿管膀胱壁段结石时，可有尿频、尿急、尿痛。结石继发急性肾盂肾炎或肾积脓时，可有发热、畏寒、寒战等全身症状。双侧结石引起双侧尿路完全梗阻或孤立肾上尿路完全梗阻时，可导致无尿，出现尿毒症。小儿上尿路结石以尿路感染为重要的表现，应予注意。

二、膀胱结石

排尿突然中断为其典型的临床表现，疼痛放射至远端尿道及阴茎头部，伴排尿困难和膀胱刺激症状。儿童常用手搓拉阴茎，跑跳或改变排尿姿势后，能使疼痛缓解，可继续排尿。多数患者平时有尿频、尿急、尿痛和终末血尿，并发感染时，膀胱刺激症状加重。若结石位于膀胱憩室内，仅表现为尿路感染。由于排尿费力，腹压增加，易发脱肛。

三、尿道结石

主要表现为排尿困难、排尿费力、可呈点滴状，有时出现尿流中断及急性尿潴留，排尿时有明显尿痛，可放射至阴茎头部，后尿道结石有会阴和阴囊部疼痛。

【实验室及其他检查】

一、实验室检查

（一）尿常规检查　可见镜下血尿，合并感染时可有脓尿。运动前后尿常规检查，若运动后的红细胞多于运动前，有诊断意义，有时还可发现晶体尿。

（二）24 小时尿定量分析　测定钙、镁、磷、尿酸、草酸、胱氨酸、枸橼酸、肌酐等，有助于了解结石成分。

（三）尿细菌培养及药敏试验　反复发作尿路感染时作尿细菌培养及药敏试验，有利于选择抗生素。

（四）血清检查　酌情测定血钙、磷、肌酐、碱性磷酸酶、尿酸和蛋白等含量，有利于了解机体代谢状态，有无内分泌紊乱，是否存在高血钙、高血尿酸。

二、影像学检查

（一）腹部平片　95%以上的尿路结石能在 X 线平片中发现。纯尿酸结石和胱氨酸结石因不含钙，平片上不显影，称阴性结石，约占全部尿路结石的 3% ~5%。结石过小或钙化程度不高亦可不显影。

（二）排泄性尿路造影（IVP）　可显示全程尿路的结构和功能、有无引起结石的局部原因。透 X 线的尿酸结石和胱氨酸结石可表现为充盈缺陷。

（三）B 型超声检查　结石表现为特殊声影。能发现平片不能显示的小结石和透 X 线的结石，亦能显示肾结构改变和肾积水等。不宜作排泄性尿路造影时（如对造影剂过敏、孕妇、无尿或慢性肾功能不全等），可作为诊断和选择治疗方法的手段，可发现前列腺增生、肿瘤等。

（四）CT 检查　能发现平片不显示的结石及泌尿系统的其他病变。

三、内窥镜检查

（一）输尿管肾镜检查　可了解输尿管及肾盂内情况，特别是对腹部平片未显示结石、排泄性尿路造影有充盈缺陷而不能确诊时，有重要意义。

（二）膀胱镜检查　可发现尿道及膀胱内结石，膀胱内的异常情况如憩室、肿块、炎症改变等。

四、其他检查

直肠指诊可扪及较大的膀胱结石和后尿道结石。尿道金属探条检查：尿道内有结石时，可有特殊感觉和声响。

【诊断与鉴别诊断】

一、诊断

典型的临床表现加实验室检查即可确诊。

二、鉴别诊断

当结石引起疼痛时需与下列疾病鉴别：

（一）胆囊炎胆石症 疼痛在右上腹且牵引背部作痛；莫菲征阳性；经腹部X线平片、B超及血、尿常规检查，两者不难鉴别。

（二）急性阑尾炎 疼痛的特点为转移性右下腹痛，疼痛呈持续发作，麦氏点压痛，右下腹肌紧张，可有反跳痛，X线平片、B超即可鉴别。

（三）卵巢囊肿蒂扭转 突发左或右下腹剧痛，但不向会阴部放射；尿常规无镜下血尿，B超可发现扭转肿胀的囊肿，X线平片未发现结石。

【治疗】

因结石的性质、形态、大小、部位的不同，尿路局部差异，病人个体差异等，治疗方法选择及预测疗效存在很大的不同。因此，对结石的治疗必须实施个体化治疗，有时需综合多种治疗方法。一般结石 < 0.6cm，表面光滑，无尿路梗阻，无感染，纯尿酸结石及胱氨酸结石，可先用保守疗法。直径 < 0.4cm 光滑的结石，90%能自行排出。

一、一般治疗

（一）病因治疗 能找到病因的结石要先从病因治疗，如甲状旁腺功能亢进，只要切除腺瘤，原有结石会自行溶解、消失。尿路梗阻者，只要梗阻解除，可避免结石复发。

（二）饮食 尽量多饮水或磁化水，使每日尿量在2~3升，既可预防结石形成、长大，又可在利尿解痉药物作用下，有利于结石的排出和感染的控制。含钙的结石应限制钙、草酸的食物，避免高动物蛋白、高糖和高动物脂肪饮食，多食含纤维素的食物。尿酸结石忌食高嘌呤食物，如海鲜、动物内脏等。

二、药物治疗

（一）控制感染 结石并发感染时，应根据细菌培养和药敏试验选用抗生素。

（二）镇痛　疼痛剧烈时，适当选用镇痛剂，如阿托品、黄体酮、吗啡、度冷丁等。

（三）针对结石性质用药　纯尿酸结石选用别嘌呤醇，胱氨酸结石选用乙酰半胱氨酸。

（四）解痉药　能使输尿管松弛扩张，有利于结石排出，如黄体酮、654－2、阿托品等。

三、体外冲击波碎石

结石较大且为单个者可用体外冲击波碎石（ESWL），通过X线或超声波对结石进行定位，将冲击波聚焦后进行碎石，大多数上尿路结石均适用于此法。但结石远端尿路梗阻、肾囊肿、妊娠、出血性疾病、严重的心脑血管疾病，安装心脏起搏器患者，血肌酐≥265μmol/L，急性尿路感染等均不宜使用。胱氨酸、草酸钙结石质硬，不易击碎。治疗后血尿较常见，碎石排出中可引起肾绞痛，若击碎的结石堆积于输尿管内，可引起“石街”。若需再次治疗，间隔时间不少于7天。

四、手术治疗

（一）非开放手术治疗　用输尿管肾盂镜或膀胱镜取石或碎石，经皮肾镜取石或碎石，前尿道或舟状窝结石取石术等。

（二）开放手术治疗　有输尿管切开取石、肾盂切开取石、肾实质切开取石、肾部分切除和肾切除术等。

第十三节　前列腺增生症和慢性前列腺炎

前列腺增生症

前列腺增生症亦称良性前列腺增生、良性前列腺肥大，是老年男性泌尿生殖系统的常见病，发病率随着年龄的增长而逐渐增加。国内资料总发病率为38.3%，70岁以上为35.5%～40.7%。50岁以前很少有症状，主要表现是下尿路梗阻，且因感染而加重。临床特点是排尿困难，小便频数，甚则尿闭。

【病因病理】

一、病因

前列腺增生症的病因尚不清楚，有关发病机制的研究很多。目前一致公认老龄和有性功能的睾丸是前列腺增生发病的两个重要因素，二者缺一不可。

二、发病机制

前列腺随年龄增大而增长，男性在35岁以后前列腺可有不同程度的增生。前列腺的正常发育有赖于雄激素，前列腺增生病人在切除睾丸后，增生的上皮细胞会发生凋亡，腺体萎缩。受性激素调控，前列腺间质细胞和上皮细胞相互影响，各种生长因子的作用，随着年龄增长，体内性激素平衡失调以及雄、雌激素的协同效应等，应是前列腺增生的重要病因。

三、病理

前列腺增生主要是前列腺尿道周围移行带的腺体、结缔组织和平滑肌的增生。增生组织呈多发结节，并逐渐增大。增生的腺体将外周的腺体挤压萎缩形成前列腺外包膜，与增生腺体有明显界限，易于分离。增生的前列腺可造成膀胱出口梗阻，梗阻程度与前列腺增生体积的大小并不成比例，而与增生腺体的位置和形态有直接关系，如腺体向膀胱内突出（中叶增生），极易造成膀胱出口堵塞；如增生腺体突向尿道，可使前列腺尿道伸长、弯曲、受压变窄，引起排尿困难。由于排尿受阻，可引起后尿道以上尿路一系列病变。早期膀胱残余尿量增加；晚期因长期尿潴留使膀胱壁变薄，形成无力性膀胱。随着膀胱内压增高，造成肾积水、膀胱结石，终至逐渐引起肾功能衰竭。由于下尿路梗阻，尿液滞留，常并发尿路感染。

【临床表现】

增生的前列腺未引起梗阻或轻度梗阻时可无症状。症状取决于引起梗阻的程度、病变发展速度以及是否合并感染等。症状可时轻时重，与增生体积大小不成正比。

一、尿频

是前列腺增生早期最常见的症状，夜间尤为明显。早期因前列腺充血刺激引起，随着病情发展，梗阻加重，残余尿量增多，膀胱有效容量减少，梗阻诱发逼尿肌功能改变，膀胱顺应性降低或逼尿肌不稳定，尿频更为明显，同时伴有尿急。

二、排尿困难

进行性排尿困难是前列腺增生最重要的症状，病情发展缓慢。轻度梗阻时排尿迟缓、断续、尿流细而无力、射程短、终末滴沥、排尿时间延长。梗阻加重，残余尿量较多时，常需要用力增加腹压帮助排尿，排尿终末常有尿不尽感。

三、尿潴留

梗阻达一定程度，膀胱残余尿量增多，残余尿量愈多梗阻愈重。过多的残余尿可使膀胱失去收缩能力，逐渐发生尿潴留，并可合并出现尿失禁。前列腺增生的任何阶段都可发生急性尿潴留，多数因气候变化、饮酒、劳累、便秘、久坐等使前列腺充血、水肿所致。

【实验室及其他检查】

一、直肠指检

多数病人可触及增大的前列腺，表面光滑，质韧，有弹性，边缘清楚，中央沟变浅或消失。

二、B 超检查

可测量前列腺大小和突入膀胱腔内的情况。可测定残余尿量，发现膀胱内肿瘤、结石或憩室等病变。经直肠超声扫描对前列腺内部结构分辨度更为精确，目前已普遍被采用。经尿道途径可准确分辨增生移行带与外周带的情况，因系有创检查，故较少采用。

三、尿流动力学检查

尿流率（MFR）的测定可检查下尿路有无梗阻及梗阻的程度。一般 MFR≥20～25ml/S。若 MFR≤15ml/S 应疑为排尿功能异常，MFR≤10ml/S 则提示下尿路梗阻。若同时测量排尿时膀胱内压，则准确性更高。

四、实验室检查

前列腺特异性抗原（PSA）测定：血清正常值 4ng/ml，前列腺增生时可升高，敏感性高，但特异性有限。尿路感染时，尿中可发现白细胞、脓细胞或细菌，有时有红细胞。梗阻引起肾功能不全时，血清尿素氮、肌酐可升高，并可判断肾功能损害程度。

五、放射性核素肾图

有助于了解上尿路有无梗阻及肾功能损害。

【诊断与鉴别诊断】

一、诊断

典型的临床表现加实验室及其他检查即可确诊。

二、鉴别诊断

（一）膀胱颈挛缩　多为慢性炎症所致，发病年龄较轻，多在 40～50 岁出现排尿不畅症状，但前列腺体积不增大，膀胱镜检查可以确诊。

（二）前列腺癌　直肠指诊前列腺常不对称，可扪及不规则结节，质地坚硬；血清酸性磷酸酶增高，晚期骨转移或全身恶病质；MRI 和前列腺穿刺活组织检查可鉴别。

（三）神经源性膀胱功能障碍　常有脊髓或周围神经外伤史，或肿瘤、糖尿病史，以及长期应用降压、抗胆碱、抗组胺药物史；神经系统检查可见肛门括约肌松弛，阴茎海绵体反射消失；前列腺不增大，无下尿路器质性梗阻；尿流动力学检查、膀胱造影、膀胱镜检查有助鉴别。

（四）尿道狭窄 多有尿道损伤及感染病史，行尿道膀胱造影与尿道镜检查不难鉴别。

【治疗】

前列腺增生未引起梗阻者一般无需处理。梗阻较轻或不能耐受手术者可采取药物治疗或姑息性手术。膀胱残余尿量超过50ml或既往出现过急性尿潴留，并全身状况能够耐受手术者，应争取早日手术治疗。

一、药物治疗

治疗前列腺增生的药物很多，包括α受体阻滞剂、激素、降胆固醇药物以及植物类药等。其中α_1受体阻滞剂对排尿影响很大，常用特拉唑嗪或哌唑嗪口服，每日1~5mg，对症状较轻的病例有良好疗效。

激素类：5α还原酶抑制剂最为重要，可降低前列腺内双氢睾酮含量，药物如盐酸坦索罗辛缓释胶囊（哈乐）、非那淄胺（保列治）等。大约服药3个月可使前列腺缩小，改善排尿功能。

二、手术治疗

梗阻严重者应考虑手术治疗。有尿路感染和心、肺、肝、肾功能不全时，宜先作尿引流，插导尿管和膀胱造瘘术，待全身情况改善后再行手术。前列腺手术包括开放手术和尿道镜切手术。开放手术可分为耻骨上经膀胱前列腺切除术或耻骨后前列腺切除术。经尿道内切手术包括电切术和腔内电汽化术。

三、其他疗法

①激光治疗。Nd-YAG激光有接触性、非接触性和组织内插入等方式，目前应用钬（Ho）激光治疗前列腺增生，疗效肯定；②经尿道球囊高压扩张术；③前列腺尿道网状支架；④经尿道热疗；⑤体外高强度聚焦超声。对缓解前列腺增生引起的梗阻症状有一定疗效，适用于不能耐受手术的病人。

慢性前列腺炎

慢性前列腺炎以会阴、小腹等部位胀痛，尿道灼热，尿道滴白浊为主症。具有病程冗长，病情顽固，反复发作，缠绵难愈等特点。慢性前列腺炎分为细菌性和非细菌性。

【病因病理】

一、病因

慢性细菌性前列腺炎致病菌有大肠杆菌、变形杆菌、克雷白菌属、葡萄球菌或链球菌等，也可由淋球菌感染，主要是经尿道逆行感染所致。慢性非细菌性前列腺炎由其他微生物，如沙眼衣原体、支原体、滴虫、真菌、病毒等所致。

二、发病机制

发病可能与性生活无规律、勃起而不射精、性交中断或长途骑车、长时间坐位工作致盆腔及前列腺充血等有关。

三、病理

前列腺过度充血，使前列腺的腺泡肿胀，腺体间组织水肿，日久前列腺的腺体结构被破坏，表现为慢性炎症的病理过程。过量饮酒及辛辣食物常可加重前列腺炎症状。

【临床表现】

由于前列腺有腰神经及骶神经分布，故其症状具有多样性。

一、排尿改变及尿道分泌物

可有轻微尿频、尿道灼热，或排尿不尽感。在排尿末或用力排大便时，尿道有少许白色分泌物溢出，俗称“滴白”，合并精囊炎时可有血精。

二、疼痛

多数患者会阴部、下腹部隐痛不适，有时腰骶部、耻骨上、腹股沟区等处也有酸胀感。

三、性功能减退

病程较长时可有阳痿、早泄、遗精或射精痛。

四、精神症状

有头晕耳鸣、失眠多梦、腰膝酸软、疲乏无力等。

【实验室及其他检查】

一、直肠指检

前列腺饱满、增大、质软、轻度压痛。病程长者前列腺缩小、变硬、不均匀，有小硬结。按摩前列腺获取前列腺液送检验。

二、前列腺液检查

前列腺液中卵磷脂小体减少，白细胞 >10 个/HP，或见脓细胞。

三、前列腺液培养检查

可发现致病微生物及药物敏感试验筛选敏感的抗生素，用特殊的检测方法有时可获得关于衣原体、支原体的佐证。

四、B超检查

前列腺光点稍粗，大小可正常。

【诊断与鉴别诊断】

一、诊断

典型的临床表现加实验室检查即可确诊。

二、鉴别诊断

（一）慢性膀胱炎 反复发作尿频、尿急、尿痛，但症状较轻；肛门指检前列腺无压痛；尿常规检查白细胞多，前列腺液检查无异常。

（二）前列腺增生症 多见于50岁以上患者，早期以夜尿次数增多为主症，继则小便困难，滴沥不畅，甚则小便点滴不出或失禁。前列腺液和B超等检查有助于鉴别。

【治疗】

一、药物治疗

（一）抗生素 疗效往往不理想，选择具有较强穿透力的抗生素，首选红霉素、复方新诺明（复方磺胺甲噁唑）、强力霉素（多西环素）等。还可选用喹诺酮类、头孢菌素类等。可联合用药或轮回用药，或根据药敏试验选择用药。致病原为衣原体、支原体则可用米诺环素、多西环素及碱性药物，其他可用红霉素、甲硝唑等。

（二）其他药物 由于病程长，病情复杂，临床表现各异，还有多种并发症，常用药物有安定、谷维素、多种维生素等。α－受体阻滞剂可解痉、改善症状，可适当选用。

二、手术治疗

对于顽固性、难治性前列腺炎，可行尿道前列腺切除术。由于前列腺切除术后可导致阳痿和性功能下降，术前应与患者及家属讲清楚。

三、其他疗法

（一）热水坐浴及理疗 每日1次，如离子透入可减轻局部炎症，促进吸收。

（二）前列腺按摩 每周1次，以引流炎性分泌物。

（三）生活调摄 忌酒及辛辣食物，避免长时间骑、坐，有规律的性生活。

（四）尿道灌注法 用1%硝酸银灌注尿道，每日1～2次。

（五）注射疗法 可用1%普鲁卡因20ml加青霉素80万u（或根据细菌培养结果选用抗生素）经会阴穴行前列腺周围封闭，每周1～2次。

第五章　血液和造血系统疾病

第一节　贫血

概述

贫血是指外周血中单位容积内血红蛋白（Hb）浓度、红细胞（RBC）计数及（或）血细胞比容（HCT）低于相同年龄、性别和地区的正常标准。一般认为在平原地区，成年男性 Hb < 120g/L、RBC < 4.5×10^{12}/L 及/或 HCT < 42%，女性 Hb < 110g/L、RBC < 4.0×10^{12}/L 及（或）HCT < 37% 即可诊断为贫血。

【病因病理】

一、病因及发病机制

包括红细胞生成减少性贫血 、红细胞破坏过多性贫血、失血性贫血等。

二、病理

贫血病理生理学基础是血红蛋白减少，血液携氧能力减低，全身组织和器官发生缺氧变化等，从而引起一系列临床表现。

【临床表现】

一、皮肤黏膜

苍白是贫血时皮肤黏膜的主要表现。

二、呼吸循环系统

轻度贫血时，可无表现，或有轻度心悸和呼吸加快，体力活动时尤为明显。慢性贫血时，症状表现较轻。长期严重的贫血可引起心力衰竭，伴有水钠潴留、水肿甚至出现腹水。

三、其他

另外，还有神经肌肉系统症状，如头晕、耳鸣；消化系统症状，如食欲不振等。

【实验室及其他检查】

一、血常规检查

血红蛋白及红细胞计数是确定贫血的可靠指标。

二、血涂片检查

可观察红细胞、白细胞及血小板数量和形态方面的改变，有无异常细胞及疟原虫等，可对贫血的性质、类型提供诊断线索。

三、网织红细胞计数

可帮助了解红细胞的增生情况以及作为贫血疗效的早期指标。

四、骨髓检查

任何不明原因的贫血均应作骨髓穿刺，必要时还应作骨髓活检。

【诊断与鉴别诊断】

一、诊断依据

贫血的病因诊断最重要，通过详细询问病史，仔细体格检查，必要的实验室及其他检查可确诊。

二、鉴别诊断

通过询问病史及各项检查，诊断贫血一般比较容易。确定贫血后应进一步明确贫血类型。

【治疗】

贫血治疗大致分为对症治疗和对因治疗两类。

缺铁性贫血

铁是合成血红蛋白必需的元素。当体内铁缺乏，影响血红蛋白合成而引起的贫血称为缺铁性贫血。

【病因病理】

一、病因

缺铁是一个渐进过程，缺铁性贫血是缺铁进展的最终表现。下列因素容易产生缺铁性贫血：需铁量增加而摄入量不足、铁吸收障碍、铁丢失过多等。

二、发病机制

（一）对造血影响　铁是构成血红蛋白必需的原料，严重铁缺乏必然引起小细胞低色素性贫血。

（二）对非造血系统影响　人体内有许多含铁酶和铁依赖酶，这些酶控制着体内重要代谢过程，其活性依赖铁的水平。铁缺乏时因酶活性下降，可导致一系列非血液学改变，如吸收功能减退，神经紊乱等。

三、病理

铁是组成血红蛋白的一个不可缺少的部分。人体中的铁，有72%以血红蛋白形式存在。它是一种含铁的复合蛋白，血红蛋白中铁的高低价转换，能促使血红蛋白和氧气的结合、分离。铁缺乏、丢失或利用障碍都会影响铁的机能，出现缺铁性贫血。

【临床表现】

本病起病缓慢，多不能明确发病时间，常因其他疾病就诊时才被发现。

一、一般表现

皮肤黏膜逐渐苍白，易感疲乏无力，食欲减退。可诉头晕、眼前发黑、耳鸣等。

二、造血器官系统症状

肝、脾、淋巴结常轻度肿大。

三、非造血系统症状

可出现口腔炎、舌炎、食欲减退、呕吐、腹泻、心率增快等症状，少数有异食癖。

【实验室及其他检查】

一、形态学检查

（一）血象　属小细胞低色素性贫血。网织红细胞计数正常或轻度增加。

（二）骨髓象　红系造血呈轻或中度活跃，以中、晚幼红细胞增生为主。幼红细胞体积较小，外形不规则，细胞核畸形常见。骨髓铁染色细胞内外铁均减少，尤以细胞外铁为明显，这是诊断缺铁性贫血的可靠指标。

二、生化检查

（一）铁代谢检查 血清铁降低，<8.95 μmol/L（50 μg/dL）。总铁结合力多升高，>64.44 μmol/L（360 μg/dL），但也可正常。运铁蛋白饱和度降低（<15%）。血清铁蛋白降低（<12 μg/L）。

（二）红细胞内卟啉代谢 红细胞游离原卟啉（FEP）>0.9 μmol/L。红细胞游离原卟啉与血红蛋白的比例亦升高。

【诊断与鉴别诊断】

一、诊断依据

根据病史、体检和实验室检查，诊断并不困难。

二、鉴别诊断

主要与其他小细胞低色素性贫血相鉴别。

【治疗】

一、病因治疗

这是治疗关键。应仔细分析病因，对症治疗。

二、铁剂治疗

（一）口服铁剂 常用制剂有富马酸亚铁、硫酸亚铁、葡萄糖酸亚铁等。铁剂应服用至血红蛋白达正常水平后2个月左右再停药，以补足铁的贮存量。

（二）注射铁剂 较少应用，常在不能口服铁剂的情况下使用。常用的注射铁剂有右旋糖酐铁、山梨醇枸橼酸铁复合物。

（三）辅助治疗 加强营养，增加含铁丰富的食品。

再生障碍性贫血

再生障碍性贫血，简称再障，是由于生物、化学、物理等因素使骨髓造血干细胞和骨髓微环境严重受损，造成骨髓造血功能减低或衰竭的疾病。

【病因病理】

一、病因

约半数以上患者无明确病因可寻，称为原发性再障。继发性再障可能病因有药物、化学毒物、电离辐射、病毒感染、免疫及其他因素等。

二、发病机制

包括造血干细胞缺陷、免疫功能紊乱、骨髓造血微环境异常等。

三、病理

骨髓产生血细胞取决于有足够数量、机能正常的干细胞，干细胞必须能反复自我增殖、更新以保持其恒定数量，同时又能向粒、红、巨核细胞各系统分化，从而不断形成大量成熟血细胞。再障患者的骨髓造血干细胞培养显示，定向祖细胞减少，提示多能干细胞减少或机能障碍。

【临床表现】

主要的临床表现为进行性贫血，出血及感染。我国将再障分为急性型和慢性型两类。

一、急性型再生障碍性贫血

常以贫血或出血发病，少数以发热发病。出血严重者，除皮肤、黏膜出血外，常有内脏出血，如呕血、便血、眼底出血；发热及感染严重者，体温常在39℃以上，除呼吸道和口腔感染外，也可有肺炎、蜂窝组织炎、皮肤化脓性感染及败血症等。

二、慢性型再生障碍性贫血

常以贫血发病，首先出现的症状是面色苍白、疲乏、头晕等，以发热、出血、感染发病者少见。

【实验室及其他检查】

一、血象

特点是全血细胞减少。少数患者可呈中性粒细胞和单核细胞减少。网织红细胞计数降低。贫血一般为正常细胞正常色素性。

二、骨髓象

骨髓穿刺可见脂肪滴增多，骨髓颗粒减少。多部位穿刺涂片增生不良，幼红细胞、粒系细胞及巨核细胞等造血细胞、有核细胞均减少，早期细胞少见，可无明显病态造血现象。非造血细胞成分如淋巴细胞、浆细胞等增多。骨髓活检主要特点是骨髓脂肪变，幼红细胞、粒系细胞及巨核细胞等造血细胞和有效造血面积均减少。

三、其他检查

主要用于不典型病例的诊断，包括骨髓核素扫描、体外造血祖细胞培养等。

【诊断与鉴别诊断】

一、诊断依据

再生障碍性贫血的诊断要点有三：全血细胞减少、骨髓增生低下、排除其他疾病。

二、鉴别诊断

（一）阵发性睡眠性血红蛋白尿症（PNH） PNH常有轻度黄疸，网织红细胞常有轻度增多，酸化血清溶血试验（Ham试验）、糖水试验、尿含铁血黄素试验均阳性，再障则为阴性。这些特点可与再障相鉴别。

（二）骨髓纤维化症 在血片中常可见到较多形态各异的红细胞，如泪滴形细胞、椭圆形细胞、破碎细胞，并出现有核细胞、幼稚粒细胞。白细胞计数常增高。肝脾明显增大。骨髓活检显示骨髓中纤维组织大量增生。这些都是再障所没有的。

【治疗】

对获得性再障应仔细查找病因并加以去除。再障治疗宜采用综合措施，根据分型选用下列治疗原则。

一、支持治疗

包括成分输血、止血及控制感染。

二、雄激素

适用于慢性或轻型再障。国内常用制剂是司坦唑醇（康力龙）、丙酸睾丸酮和十一酸睾丸酮（安雄）。

三、免疫抑制剂

常用的免疫抑制剂有抗胸腺细胞球蛋白（ATG）或抗淋巴细胞球蛋白（ALG）和环孢素（CsA），主要用于急性或重型再障治疗。CsA亦可用于慢性再障。

四、异基因造血干细胞移植

五、造血细胞因子

如促红细胞生成素（EPO）、粒细胞集落刺激因子（G－CSF）等。

六、中医中药

治疗多以补肾为主、补气为辅。对慢性再障有较好疗效。

溶血性贫血

溶血性贫血是由于红细胞膜或酶缺陷，或红细胞周围环境的缺陷导致红细胞破坏加速，超过骨髓造血补偿所引起的一组贫血性疾病。

【病因病理】

一、病因与发病机制

溶血性贫血产生的根本原因是红细胞寿命缩短。造成红细胞破坏加速的原因可概括分为红细胞本身的内在缺陷和红细胞外部因素异常。其内在缺陷是遗传性的，包括红细胞膜的缺陷、血红蛋白结构缺陷、红细胞酶的缺陷等。红细胞外在缺陷所致的溶血性贫血，通常是获得性的。

二、病理

正常红细胞中破坏、衰老的红细胞主要被单核－巨噬细胞系统所吞噬裂解，并释出血红蛋白，分解为铁、珠蛋白和卟啉。卟啉为体内未结合胆红素的主要来源。血管内溶血时，红细胞的结构完整性遭受破坏，并在循环血液中裂解，血管外溶血时，由单核－巨噬细胞系统，主要是脾脏破坏红细胞。

【临床表现】

溶血性贫血的临床表现与溶血的缓急、程度和场所有关。

一、急性溶血

起病急骤，可突发腰酸背痛、腹痛，伴有寒战、高热、恶心、浓红茶或酱油样尿等症状。

二、慢性溶血

起病较缓慢。除乏力、苍白、头晕等一般性贫血常见的症状、体征外，可有不同程度的黄疸，肝、脾肿大多见，胆结石为较多见的并发症。

【实验室及其他检查】

一、红细胞破坏过多的检查

（一）外周血液常规　红细胞计数、血红蛋白含量减低，血涂片中可见破碎红细胞、异形红细胞等。

（二）血浆游离血红蛋白测定 游离血红蛋白 >40mg/L 是溶血尤其是血管内溶血的重要指标。

（三）血清结合珠蛋白测定 常降低。可见于各种溶血性贫血，包括血管内和血管外溶血。

（四）血浆高铁血红素白蛋白试验 本试验有助于鉴别血管内与血管外溶血，阳性表示严重血管内溶血。

（五）尿液检查 尿胆原排出增多，隐血试验阳性，尿含铁血黄素试验呈阳性反应，则主要见于慢性溶血。

二、红细胞代偿性增生的检查

1. 网织红细胞增多在5%～20%以上。
2. 外周血出现幼红细胞。
3. 骨髓幼红细胞显著增生，以中、晚幼红细胞增生为主，粒红比例常发生倒置。

三、红细胞膜缺陷的检查

如红细胞形态改变，红细胞吞噬现象，红细胞渗透脆性试验等。

【诊断与鉴别诊断】

一、诊断依据

临床上有急性或慢性溶血性贫血的临床表现，结合实验室检查的证据，此时可明确溶血性贫血的诊断。

二、鉴别诊断

（一）失血性、缺铁性或巨幼细胞贫血的恢复早期 可有贫血及网织红细胞增多。

（二）家族性非溶血性黄疸（Gilbert 综合征） 患者有非胆红素尿性黄疸而无贫血。

【治疗】

一、病因治疗

去除病因和诱因极为重要。如冷型抗体自体免疫性溶血性贫血应注意防寒保暖；蚕豆病患者应避免食用蚕豆和具氧化性质的药物。要积极治疗原发病。

二、糖皮质激素和其他免疫抑制剂

可选用强的松、氢化考的松、环磷酰胺、硫唑嘌呤或达那唑等。

三、脾切除术

脾切除适应证：①遗传性球形红细胞增多症患者；②自体免疫溶血性贫血应用糖皮质激素治疗无效时；③地中海贫血伴脾功能亢进者。

四、输血

贫血明显时，输血是主要疗法之一，但应尽量少输血。有输血必要者，首先输红细胞或用生理盐水洗涤三次后的红细胞。

第二节　白细胞减少症、粒细胞缺乏症

外周血白细胞总数持续低于 $4.0\times10^9/L$，称为白细胞减少症。白细胞减少症最常见的是由中性粒细胞减少所致；当中性粒细胞绝对值低于（1.8～2.0）$\times10^9/L$ 时，称中性粒细胞减少症；严重者减少至低于 $0.5\times10^9/L$ 时，称粒细胞缺乏症，常伴有难以控制的感染。

【病因病理】

一、病因

本组疾病可分为先天性和获得性（包括原发性和继发性）两类，其中以获得性者最多见，先天性者少见。获得性者病因较为复杂，与感染、药物及化学毒素、免疫、脾功能亢进等因素密切相关。

二、发病机制与病理

（一）粒细胞生成减少，成熟障碍　抗肿瘤药物和免疫抑制剂都可直接杀伤增殖细胞群。苯及其衍生物、二硝基酚、砷等对造血干细胞有毒性作用。X 线、γ 线和中子能直接损伤造血干细胞和骨髓微环境，造成急性或慢性放射损害，出现粒细胞减少。

（二）粒细胞破坏过多　粒细胞破坏过多超过骨髓代偿能力发生粒细胞减少，见于严重败血症、慢性炎症、脾功能亢进与免疫相关疾病，如结缔组织疾病和药物所致免疫性粒细胞减少，常见相关药物是氨基比林。

（三）粒细胞分布紊乱　注射肾上腺素或应激状态下，粒细胞可由边缘池迅速转入循环池，使粒细胞计数明显增高。如边缘池内粒细胞数量相对大量增加时，可造成假性粒细胞减少，此时粒细胞的生成和利用均正常。全身感染及过敏反应时，可引起反应性的获得性假性粒细胞缺乏症。

【临床表现】

一、白细胞减少症

常随其发病原因及白细胞减少的严重程度而异，一般有头晕，乏力，四肢酸软，食欲减退，低热，失眠等非特异性症状。少数无症状，部分病人则反复发生口腔溃疡、肺部感染或泌尿系感染。

二、粒细胞缺乏症

起病多急骤，常有高热、寒战、头痛及乏力、疲乏或极度衰弱，全身肌肉或关节酸痛、咽部疼痛、红肿、溃疡及坏死，常迅速发生败血症或脓毒血症而导致死亡。

【实验室及其他检查】

一、血象

白细胞或中性粒细胞低于正常值下限，红细胞和血小板一般正常。粒细胞缺乏时，粒细胞极度降低或缺如。淋巴细胞相对增多，可见中性粒细胞核左移或核分叶过多，胞浆内常见中毒颗粒及空泡。

二、骨髓象

白细胞减少或中性粒细胞减少，骨髓中幼粒细胞仍有相当数量，而成熟细胞减少的“成熟障碍象”，也可表现为粒系代偿性增生。粒细胞缺乏的骨髓象早期或各阶段粒细胞均明显减少，或仅有一定数量的原始和早幼粒细胞。

三、特殊检查

如肾上腺素试验、白细胞凝集素及溶菌酶实验等。

【诊断与鉴别诊断】

一、诊断依据

1. 临床上可无症状，或有头晕、乏力、低热、食欲减低、失眠多梦、畏寒、心慌等。
2. 易患感冒等病毒性或细菌性感染。
3. 可能找出致病因素，如感染、理化因素等。
4. 血液中白细胞总数多为（2.0～4.0）$\times 10^9$/L。中性粒细胞绝对值低于 1.5×10^9/L，单核细胞、嗜酸细胞常增加，淋巴细胞相对增加或正常，红细胞或血小板数正常。
5. 骨髓象正常或轻度增生，一般有粒系统的增生不良或成熟障碍或有细胞质的改变，红细胞系统及巨核细胞系统正常，淋巴细胞及网状内皮细胞可相对增加。

二、鉴别诊断

（一）低增生性白血病　临床可见贫血、发热或出血，外周血常呈全血细胞减少，可以见到或不能见到原始细胞。骨髓增生减低，但原始粒细胞 >30%。而白细胞减少则幼稚细胞少见，且无出血，无明显贫血现象。

（二）再生障碍性贫血　起病或急或慢，多有出血、贫血表现，白细胞减少，尤以中性粒细胞明显，血小板及网织红细胞均明显减少，骨髓呈三系细胞减少。而粒细胞缺乏症则发病急，无出血，贫血不明显，白细胞分类中粒细胞极度减少，甚至完全消失，血小板及网织红细胞均正常，骨髓象呈粒系受抑，成熟障碍。

（三）传染性单核细胞增多症　传染性单核细胞增多症可见溃疡性咽峡炎、粒细胞减少，易与粒细胞减少症混淆，但传染性单核细胞增多症血涂片中可发现较多的异型淋巴细胞，且血清嗜异凝集试验阳性，不难与粒细胞缺乏症鉴别。

【治疗】

有病因可寻的获得性患者，应去除诱因，如停用可疑药物，脱离有害因素，控制感染等。继发于其他疾病者应积极治疗原发病。

一、白细胞减少和中性粒细胞减少

（一）控制感染　可用有效抗生素加以控制。

（二）药物治疗　碳酸锂可用于白细胞减少和中性粒细胞减少，但用药期间应注意其副作用，肾病者慎用。升粒细胞药物还有多种，如维生素 B_4、维生素 B_6、鲨肝醇、利血生等。

（三）糖皮质激素　免疫因素所致者可试用泼尼松，但不宜长期应用。

（四）造血生长因子　包括粒细胞集落刺激因子和粒－巨噬细胞集落刺激因子。

二、粒细胞缺乏

患者极易发生严重的细菌和真菌感染，危及生命，应采取严密消毒隔离措施，有条件时，可置于“无菌室”中，作为经验性治疗，应及时给予足量广谱抗生素，常用氨基糖甙类和β－内酰胺类联合。宜及早开始造血生长因子治疗。

第三节　白血病

白血病是一种造血系统的恶性肿瘤。表现为正常血细胞生成减少，周围血白细胞发生质和量的异常，白细胞及其幼稚细胞（即白血病细胞）在骨髓或其他造血组织中进行性、失控制的异常增生、浸润并损害各种组织，产生不同症状。

【病因病理】

一、病因

人类白血病的确切病因至今未明。许多因素被认为和白血病的发病有关。病毒可能是主要因素，此外，尚有遗传、放射、化学毒物和药物等因素。

二、发病机制

白血病种类繁多、发病机制复杂。染色体断裂和易位可使原癌基因被激活及位置发生移动。一般说来，白血病的发生至少有两个阶段的过程。

1. 各种原因所致的单个细胞原癌基因决定性的突变，导致克隆性的异常造血细胞生成。

2. 进一步的遗传学改变可能涉及一个或多个癌基因的激活和抑癌基因的失活，从而导致白血病。

三、病理

白血病的特点是骨髓内异常白细胞大量增生，进入周围血并浸润肝、脾、淋巴结等全身各组织器官。

根据白血病的病程及细胞形态学可将白血病分为：

（一）急性白血病 病情发展迅速，骨髓及周围血中主要有异常的原始和幼稚细胞。其自然病程多在6个月以内。急性白血病又分为急性淋巴细胞白血病（ALL）、急性非淋巴细胞白血病（ANLL）或急性髓系白血病（AML）。

（二）慢性白血病 病程较长，骨髓及血中主要是较成熟的异常细胞，其次为幼稚细胞。自然病程多在一年以上。慢性白血病主要包括慢性粒细胞白血病（慢粒）、慢性淋巴细胞白血病（慢淋）、多毛细胞白血病、幼淋巴细胞白血病。

（三）特殊类型白血病 如低增生性白血病、嗜酸粒细胞白血病、嗜碱粒细胞白血病等。

急性白血病

在我国，急性白血病比慢性白血病多见。成人患者中急性粒细胞白血病最多见，在儿童患者中急性淋巴细胞白血病比急性粒细胞白血病更多见。

【临床表现】

起病急缓不一，但各类型白血病其发病原因及病理改变相似，因而临床表现均有贫血、出血、感染及浸润的表现。

一、发热

约50%的病人以发热为早期表现，伴有畏寒、出汗等症状。

二、出血

近半数病人早期即有出血的表现，特别是早幼粒细胞白血病。

三、贫血

贫血随病情发展而渐进，其主要机制是红细胞发育被白血病细胞干扰所致。

四、浸润

①肝、脾淋巴结肿大；②骨骼和关节疼痛；③可形成绿色瘤，引起眼球突出，复视或失明。也可直接浸润视网膜、脉络膜、视神经等引起相应的症状；④口腔黏膜及皮肤浸润；⑤肺部及心包浸润；⑥中枢神经系统浸润至脑膜或脑实质可出现相应的临床表现；⑦睾丸浸润。

【实验室及其他检查】

一、血象

白细胞数增多，也可正常或减少。血涂片细胞分类可见相当数量的原始细胞和早幼粒细胞。血小板计数减低，大多数低于$60 \times 10^9/L$。

二、骨髓象

骨髓象是确诊白血病的依据。大多数病人的骨髓有核细胞增生明显活跃或极度活跃，约10%的急性非淋巴细胞白血病骨髓有核细胞增生低下，但异常的原始细胞或早幼粒细胞增高，正常造血细胞的增生严重受抑，红、巨两系增生减低。

三、细胞化学

原始粒细胞、原始单核细胞、原始淋巴细胞形态相似，有时难以从形态上区别，但各自细胞内的化学物质含量不同，经过组织化学染色，可帮助鉴别各类白血病。

【诊断与鉴别诊断】

一、诊断依据

根据临床症状、体征、实验室和特殊检查结果，急性白血病诊断一般不难。国际上常用的法、美、英三国协作组（FAB）提出原始细胞占全部骨髓有核细胞（ANC）≥30%为急性白血病的诊断标准（2000年WHO提出的诊断标准为≥20%）。诊断成立后应进一步分型，FAB将急性白血病分为两类：急性淋巴细胞白血病及急性非淋巴细胞白血病或急性髓系白血病。ALL又分为L_1，L_2，L_3共3型。ANLL或AML又分为M_0（急性髓细胞白血病微小分化型）、M_1（急性粒细胞白血病未分化型）、M_2（急性粒细胞白血病部分分化型）、M_3

（急性早幼粒细胞白血病）、M_4（急性粒－单核细胞白血病）、M_5（急性单核细胞白血病）、M_6（急性红白血病）、M_7（急性巨核细胞白血病）共8型。

二、鉴别诊断

（一）再生障碍性贫血 常与白细胞不增多性白血病相混淆。通过骨髓检查可作出正确诊断。

（二）骨髓增生异常综合征 该病的RAEB及RAEB－t型除病态造血外，外周血中有原始和幼稚细胞，全血细胞减少和染色体异常，易与白血病相混淆。但骨髓中原始细胞小于30%。

（三）急性粒细胞缺乏症恢复期 在药物或某些感染引起的粒细胞缺乏症的恢复期，骨髓中原、幼粒细胞增多。短期内骨髓成熟粒细胞可恢复正常。

【治疗】

一、支持治疗

（一）感染的防治 急性白血病患者常伴有粒细胞减少，而接受化疗、放疗后常出现持续而严重的缺乏，此时感染发生率高且严重。在致病菌查明之前，应立即给予联合广谱抗生素治疗。

（二）出血的防治 由血小板过低引起者，输注血小板悬液，一般应保持血小板计数 $>20\times10^9/L$，如出血系弥散性血管内凝血（DIC）引起，则按DIC处理。

（三）针对贫血的治疗 如成分输血等。

（四）防治尿酸性肾病 化疗同时给予别嘌呤醇，保持持续静脉输液，维持碱性尿。

二、抗白血病治疗

（一）治疗策略

1. 诱导缓解治疗　目标是使患者迅速获得完全缓解（CR），是此阶段白血病治疗的基础和主要方法。

2. 缓解后治疗　目的是争取患者长期无病生存和痊愈。

（二）ALL的治疗

1. 诱导缓解治疗　长春新碱（VCR）和泼尼松（P）组成的VP方案，是急淋诱导缓解的基本方案。VP加蒽环类药物（如柔红霉素，DNR）、左旋门冬酰胺酶（L－ASP）即为DVLP方案，是推荐的ALL诱导方案。

2. 缓解后治疗　缓解后强化巩固和维持治疗十分必要。ALL治疗的总疗程一般需3年。

（三）AML的治疗

1. 诱导缓解治疗　国内外普遍采用的方案为DA方案，即柔红霉素（DNR）联合阿糖胞苷（Ara－C），另外，用米托蒽醌、去甲氧柔红霉素替代DNR组成的MA、IA方案，以及我国特有的高三尖杉酯碱组成的HA方案，都是临床常用的AML诱导缓解方案。

2. 缓解后治疗　诱导CR是AML长期无病生存关键的一步，在急性早幼粒细胞白血病（APL）中，小剂量砷剂（如0.1%三氧化二砷）能诱导APL细胞分化，大剂量则诱导其凋亡。

三、造血干细胞移植

急性白血病患者只要有人类白细胞抗原（HLA）匹配的同胞供髓者，应在第一次缓解期内进行异基因骨髓移植。接受移植患者年龄应控制在50岁以下。

慢性粒细胞白血病

慢性白血病中，我国以慢性粒细胞白血病最常见。病程发展较慢，中位生存期为3～5年。临床分为慢性期、加速期、急变期。大多数病人因急变而死亡。

【临床表现】

一、症状

主要表现为周身乏力、消瘦、多汗、食欲不振、腹胀、低热，部分病例有不同程度出血，如鼻衄、齿衄、便血、尿血、阴道出血、眼底出血、皮下出血，甚至颅内出血。

二、体征

脾肿大显著，一般呈中度或重度肿大。晚期可见淋巴结肿大、关节痛。可有胸骨压痛。此外胫骨和肋骨压痛也较常见。

【实验室及其他检查】

一、血象

白细胞数明显增高，常超过$20\times10^9/L$，血涂片中性粒细胞显著增多，可见各阶段粒细胞，原始细胞一般为1%～3%，不超过10%。嗜酸性、嗜碱性粒细胞增多，后者有助于诊断。早期血小板多在正常水平。晚期血小板逐渐减少，并可出现贫血。

二、骨髓

骨髓增生明显至极度活跃，以粒细胞为主，其中中性中幼、晚幼及杆状核粒细胞明显增多；原粒细胞不超过10%；嗜酸性、嗜碱性粒细胞增多；红系细胞相对减少；巨核细胞正常或增多，晚期减少。

三、细胞遗传学及分子生物学

90%以上的慢粒白血病病人的血细胞中出现Ph染色体，显带分析为t（9；22）（q34；q11）。

【诊断与鉴别诊断】

一、诊断依据

凡有不明原因的持续性白细胞数增高，根据典型的血象和骨髓象改变、脾大、Ph 染色体阳性即可作出诊断。

二、鉴别诊断

（一）原发性骨髓纤维化 贫血呈轻、中度，而脾肿大不一，白细胞减少或增多，但罕见有超过 50×10^9/L 者，骨髓常呈干抽，活检显示造血组织为纤维组织取代。Ph 染色体阴性。

（二）慢性淋巴细胞白血病 多见于老年人，脾肿大程度不如慢粒，白细胞通常在（10～200）$\times10^9$/L，血象及骨髓分类以成熟淋巴细胞为主，偶有原淋、幼淋细胞。

（三）类白血病反应 多有原发病灶，一般无贫血、出血及淋巴结、肝、脾肿大，血象中虽见少数幼稚细胞，但以成熟细胞为主，细胞胞浆中有中毒颗粒及空泡。骨髓增生明显活跃，伴有核左移现象，无明显的白血病变化，Ph 染色体阴性。

【治疗】

一、化学药物治疗

化学药物治疗虽可使大多数慢粒白血病病人达到血液学完全缓解，但患者的中位生存期并未改善。

（一）羟基脲 起效快，但持续时间较短。为当前首选化学药物治疗药物。

（二）白消安 作用于血细胞的前体细胞。用药 2～3 周后，外周血白细胞才开始减少，停药后白细胞减少可持续 2～4 周。故应掌握剂量。

（三）小剂量阿糖胞苷（Ara－C） 可控制病情发展，且可使 Ph 染色体阳性细胞减少，甚或转阴。

（四）α－干扰素 与小剂量阿糖胞苷联合使用，可提高疗效。

（五）伊马替尼 为酪氨酸激酶抑制剂。可使慢粒白血病患者的 BCR/ABL 融合基因减少，甚或转阴，有研究报道，服用伊马替尼的慢性期患者，3 年生存率可达 88% 以上。

二、造血干细胞移植

应在慢粒白血病慢性期缓解后尽早进行。以 45 岁以下为宜。

三、白细胞单采

主要用于白细胞淤滞症，以缓解危险状况。也可用于急需治疗的孕妇。

第四节　淋巴瘤

淋巴瘤是一组原发于淋巴结或淋巴组织的恶性肿瘤。淋巴结和淋巴组织遍布全身，与单核巨噬系统、血液系统关系密切，所以淋巴瘤可发生在身体的任何部位。

【病因病理】

一、病因及发病机制

人类淋巴瘤的发病原因尚不明确。目前只有两种病毒明确与淋巴瘤有关，即 EB 病毒和人类 T 细胞淋巴瘤/白血病病毒（HTLV－I）。

淋巴瘤发生的可能机理：在遗传性或获得性免疫障碍的情况下，淋巴细胞长期受到外源性或内源性抗原的刺激，导致增殖反应，由于 T 抑制细胞的缺失或功能障碍，淋巴细胞对抗原刺激的增殖反应失去正常的反馈控制，因而出现无限制的增殖，最后导致淋巴瘤的发生。

二、病理

淋巴瘤典型病理学特征有：①淋巴结正常滤泡性结构被大量异常淋巴细胞或组织细胞破坏，被膜及其周围组织同样被浸润；②异常细胞的分裂指数增高。

病理组织学上淋巴瘤分成霍奇金淋巴瘤（HL）和非霍奇金淋巴瘤（NHL）两大类。

【临床表现】

一、淋巴结和淋巴组织起病

浅表淋巴结起病占多数，而 HL 又多于 NHL。受累淋巴结以颈部为最多，其次是腋下、腹股沟。呈进行性肿大，中等硬度。早期可活动，晚期多发生粘连及多个肿大淋巴结融合成块。深部淋巴结起病可压迫上腔静脉，引起上腔静脉综合征。也可压迫气管、食管、喉返神经而相应发生呼吸困难、吞咽困难和声音嘶哑等症状。

二、结外起病

除淋巴组织以外，身体任何部位都可发病，其中以原发于胃肠最为常见，胃及高位小肠淋巴瘤可有上腹痛、呕吐等症状。小肠淋巴瘤好发于回盲部，常有慢性腹泻，也可发生脂肪泻，还可引起肠梗阻。

三、全身症状

常有全身无力、消瘦、食欲不振、盗汗及不规则发热等。少数 HL 可有周期性发热。

【实验室及其他检查】

一、血象

早期一般无特异性改变。贫血见于晚期或合并溶血性贫血者。白细胞除骨髓受累之外一般正常，嗜酸性粒细胞增多，以 HL 常见。

二、骨髓象

骨髓未受淋巴瘤侵犯之前，一般无异常。在 HL 的骨髓涂片中找到瘤巨（RS）细胞对诊断有价值。

三、生化检查

血沉加快提示病情处于活动期；病情进展时，血清铜及铁蛋白升高，缓解期则下降；碱性磷酸酶升高可能有肝或骨骼受累。肝受累者同时可伴有 5－核苷酸酶升高。高钙血症提示有骨侵犯。

四、免疫学检查

HL 患者对结核菌素和其他刺激原反应性降低，体外淋巴细胞转化率减低，其程度与疾病进展有关。

五、活体组织检查

为确诊所不可少的检查方法。一般应选择下颈部或腋部的淋巴结。

六、CT、核磁共振和声像图检查

可发现胸内、腹膜后、肠系膜的淋巴结病变及肝脾病变。

【诊断与鉴别诊断】

一、诊断

由于临床表现比较复杂，一般不易诊断。凡慢性、进行性、无痛性淋巴结肿大者要考虑本病的可能，应做淋巴结穿刺物涂片，淋巴结印片和病理切片检查。当皮肤有损害时，可做皮肤活检。如有血细胞减少、血清碱性磷酸酶增高或骨骼病变时，可做骨髓涂片及活检以寻找 RS 细胞或淋巴瘤细胞。

二、鉴别诊断

淋巴瘤伴有浅表淋巴结肿大者，需与淋巴结结核、慢性白血病、淋巴结癌肿转移等相鉴别。以发热为主要表现的淋巴瘤需与结核病、败血症、风湿热、系统性红斑狼疮病相鉴别。

【治疗】

一、放射治疗及化学药物治疗

（一）霍奇金淋巴瘤　扩大淋巴结照射法可治愈早期局限性的ⅠA或ⅡA的HL。分期为$Ⅲ_B$～Ⅳ者，应以化疗为主。化疗方案采用MOPP方案（氮芥、长春新碱、甲基苄肼、泼尼松）、ABVD方案（阿霉素、博来霉素、长春花碱、甲氮咪胺）。目前治疗HL的策略是化疗为主的放化疗综合治疗。

（二）非霍奇金淋巴瘤　NHL的治疗措施应根据淋巴瘤的病理分型、疾病分期及患者的预后和生理状态决定。惰性淋巴瘤的治疗包括单纯观察、单纯放疗、单药化疗、中剂量联合化疗、新的试验性药物以及抗生素。侵袭性NHL几乎均需联合化疗，也可化疗联合放疗。高度侵袭性淋巴瘤则需要强烈化疗，并予中枢神经系统预防治疗。常用的化疗方案有COP（环磷酰胺、长春新碱、泼尼松）、CHOP（环磷酰胺、阿霉素、长春新碱、泼尼松）等。近年来的新药有氟达拉滨、克拉屈滨、喷司他丁等。

二、生物治疗

（一）单克隆抗体　表达CD20阳性的B细胞淋巴瘤，可用CD20单抗（利妥昔单抗）治疗。

（二）干扰素　对部分淋巴瘤有一定治疗作用。

（三）胃黏膜相关性淋巴样组织淋巴瘤　可使用抗幽门螺杆菌的药物杀灭幽门螺杆菌，经抗菌治疗后部分患者症状改善，淋巴瘤消失。

三、造血干细胞移植

大剂量化疗/放疗联合造血干细胞移植治疗复发的侵袭性淋巴瘤与传统的挽救治疗相比，可延长患者的生存期。

四、手术治疗

有以下情况者可行手术根治，再继以放疗和化疗：①局限于体表的结外病变；②消化道淋巴瘤；③泌尿生殖系淋巴瘤；④原发于脾的淋巴瘤。

第五节　多发性骨髓瘤

多发性骨髓瘤（MM）是骨髓内浆细胞异常增生的一种恶性肿瘤。随着病情进展，可出现骨髓组织浸润、M球蛋白（单克隆免疫球蛋白）比例异常增高，从而导致肝脾淋巴结肿大、反复感染、出血、高黏滞综合征、肾功能衰竭等。

【病因病理】

一、病因

病因尚不明确。遗传、环境因素、化学物质、电离辐射、病毒感染、慢性炎症和抗原刺激都可能与骨髓瘤发病有关。

二、发病机制

目前认为骨髓瘤细胞起源于前B细胞或更早阶段。近年研究发现骨髓瘤有c-myc基因重组，部分有高水平的n-ras基因蛋白质表达。被激活的癌基因蛋白质产物可能促使一株浆细胞无节制地增殖。白介素6（IL-6）是促进B细胞分化成浆细胞的调节因子。进展性骨髓瘤患者骨髓中IL-6异常升高，提示以IL-6为中心的细胞因子网络失调可引起骨髓瘤细胞增生。

三、病理

最突出的病变为骨髓内大量浆细胞增生，可占骨髓内细胞总数的15%～90%。瘤细胞多聚集成堆，有些像成熟的浆细胞，有些分化不成熟，具有不同程度的异型性。有些细胞体积大，有2或3个核，并有瘤巨细胞形成。电镜下可见骨髓瘤细胞胞浆内有高度发达的粗面内质网，其池内常充满无定形物质（免疫球蛋白）。瘤组织在骨髓腔内形成灰红色结节。瘤细胞产生破骨细胞活化因子，激活破骨细胞使骨质溶解吸收。瘤细胞首先侵蚀骨松质，逐渐破坏骨皮质。瘤组织广泛增生可引起骨质疏松。晚期，瘤细胞可浸润至软组织，并可侵犯脾、肝、肾、肺和淋巴结等。

【临床表现】

MM起病徐缓，可有数月至十多年无症状期，早期易被误诊。MM的临床表现繁多，主要有贫血、骨痛、肾功能不全、感染、出血、神经症状、高钙血症、淀粉样变性等。

一、症状

（一）MM瘤细胞浸润表现

1. 骨骼破坏　骨骼疼痛是最常见的早期症状，多为腰骶、胸骨、肋骨疼痛。由于瘤细胞对骨质破坏，引起病理性骨折及骨骼变形。

2. 贫血和出血　贫血较常见，为首发症状，早期贫血轻，后期贫血严重。血小板减少，皮肤黏膜出血较多见，严重可见内脏及颅内出血。

3. 肝、脾、淋巴结和肾脏浸润　肝、脾轻、中度肿大，颈部淋巴结肿大，骨髓瘤肾损害。

4. 其他症状　部分病人在早期或后期可出现肢体瘫痪、嗜睡、昏迷、复视、失明、视力减退。

（二）骨髓瘤细胞分泌大量M蛋白引起的症状

1. 继发感染　感染多见于细菌感染，最常见为细菌性肺炎。

2. 肾功能损害　半数以上病人尿检有蛋白、红细胞、白细胞、管型，出现慢性肾功能衰竭、高磷酸血症、高钙血症、高尿酸血症，可形成尿酸结石。

3. 高黏滞综合征　发生率约为2%～5%，表现为头晕、眼花、视力障碍，并可突发晕厥、意识障碍等。

（三）浆细胞性白血病　符合外周血浆细胞数>20%，肝脾肿大，白细胞数大于15×10^9/L，则为浆细胞性白血病。

二、体征

Ⅱ、Ⅲ期病人见贫血貌，睑结膜苍白，有或无淋巴结肿大，心率增快，肝脾轻、中度肿大，胸骨压痛，或有病理性骨折，伴出血时可见皮肤瘀点、瘀斑。

【实验室及其他检查】

一、血象

贫血可为首见征象，多属正常细胞正常色素型。血沉显著增快。晚期有全血细胞减少，并可发现骨髓瘤细胞在血中大量出现。

二、骨髓象

主要为浆细胞系异常增生（至少占有核细胞数的15%），并伴有质的改变。鉴于浆细胞瘤灶呈散在分布，最好自骨压痛处或多部位穿刺，可提高阳性率。电镜下骨髓瘤细胞有发达的高尔基复合体和扩张的粗面内质网，后者常呈板层状或囊泡状。

三、血液生化检查

（一）单克隆免疫球蛋白血症　血清蛋白电泳出现M蛋白带，依据免疫电泳可确定M蛋白的性质，并对骨髓瘤进行分型：IgG型骨髓瘤约占52%，IgA型约占21%，轻链型约占17%，其他，如IgD型、IgE型、双克隆或多克隆型、IgM型、不分泌型比较少见。

（二）血钙、磷测定　可出现高钙血症、高磷血症。

（三）血清β_2微球蛋白及血清乳酸脱氢酶　活力高于正常。β_2微球蛋白与血清乳酸脱氢酶可反映肿瘤负荷，提示预后和预测治疗效果。

（四）尿和肾功能检查　90%以上患者有蛋白尿。血尿素氮和肌酐可以增高。

四、X线检查

本病骨骼病变可有以下三种X线表现：①早期为骨质疏松；②典型病变为圆形、边缘清楚如凿孔样的多个、大小不等溶骨性损害；③病理性骨折。

【诊断与鉴别诊断】

一、诊断标准

典型多发性骨髓瘤具有下述3项特征：①血清中出现大量单克隆免疫球蛋白（M蛋白）或（和）尿中出现大量单一（单克隆）轻链；②骨髓中浆细胞明显增多（>15%），并有幼稚浆细胞（骨髓瘤细胞）出现，或组织活检证实为骨髓瘤；③广泛性骨质疏松和（或）溶骨性病变。凡具有上述3项中任何2项，即可诊断本病。但需指出，诊断IgM型多发性骨髓瘤需有多发性溶骨病变。

二、鉴别诊断

1. 浆细胞增多应与反应性浆细胞增多鉴别，该症可由慢性炎症、伤寒、系统性红斑狼疮、肝硬化、转移癌等引起。

2. 出现M蛋白应与意义未明单克隆球蛋白血症鉴别，该症无骨骼病变，骨髓中浆细胞增多不明显，单克隆免疫球蛋白一般少于10g/L。

3. 本病的骨病变需与骨转移癌、老年性骨质疏松、肾小管酸中毒及甲状旁腺功能亢进相鉴别。

【治疗】

一、化学治疗

抗骨髓瘤的化学治疗的疗效标准以M蛋白减少75%以上（浓度降至25g/L以下）或尿中本周蛋白排出量减少90%以上即认为治疗显著有效。

初治病例可先选用MP方案（美法仑、泼尼松）。如果MP无效或缓解后又复发者，应作为难治性病例，可使用VAD（长春新碱、阿霉素、地塞米松）或M_2（卡氮芥、环磷酰胺、美法仑、泼尼松、长春新碱）方案。对MP方案无效的患者使用M_2方案，部分可以缓解。

二、对症治疗

（一）感染 细菌感染，应选用抗生素。

（二）高钙血症 增加补液量，促进钙排泄。

（三）高尿酸血症 大量补液，口服或静脉注射碳酸氢钠，口服别嘌呤醇。

（四）贫血 可用雄性激素等。

三、干扰素

大剂量α-干扰素能抑制骨髓细胞瘤的增殖。临床应用干扰素联合化疗的方法治疗本病，能提高化疗的完全缓解率。

四、其他治疗

沙利度胺（反应停）有抑制新生血管生长的作用，近年用来治疗MM取得了一定疗效。双磷酸盐有抑制破骨细胞的作用，可减轻疼痛，常用的有帕米磷酸钠、唑来磷酸等。年龄低于50岁者，可考虑造血干细胞移植治疗。

第六节　血小板减少性紫癜

血小板减少性紫癜是一组因循环血中血小板数目低于正常而引起皮肤黏膜甚或内脏出血的疾病。它是引起异常出血最常见的原因。血小板减少性紫癜可分为特发性和继发性二大类，本节介绍特发性血小板减少性紫癜。

特发性血小板减少性紫癜

特发性血小板减少性紫癜（ITP）又称原发性血小板减少性紫癜，指无明显外源性病因引起的血小板减少，大多数是由于免疫反应引起的血小板破坏增加，故又名自身免疫性血小板减少性紫癜。

【病因病理】

一、病因与发病机制

ITP的发病主要与感染、免疫因素、遗传因素及雌激素等因素有关。

1. 急性型ITP多发生在病毒感染或上呼吸道感染的恢复期，如风疹、麻疹、水痘、腮腺炎等。多认为是病毒抗原引起的。

2. 慢性型ITP发病前常无前驱感染史，是由于血小板结构抗原变化引起的自身抗体异常所致。80%～90%病人有血小板表面相关抗体，抗体直接作用于血小板膜上的糖蛋白，少数作用于膜糖蛋白复合物，使血小板寿命缩短和功能改变。

二、病理

目前认为病毒感染引起ITP不是由于病毒的直接作用而是有免疫机制参与；因为常在病毒感染后2～3周发病，且患者血清中大多数存在血小板表面包被抗体（PAIgG）增加，引起血小板被吞噬细胞破坏。急性型比慢性型抗体量更高，血小板破坏更多。有的病人同时发生血小板减少性紫癜和自身免疫性溶血；新生儿患者均半数母亲患有同样疾病；这些现象都支持ITP是免疫性疾病。

【临床表现】

临床上常根据患者的病程将ITP划分为急性型和慢性型。病程在6个月以内者称为急性型，在6个月以上者称为慢性型。

一、急性型

常见于儿童，男女发病率相近。起病前病人常有呼吸道或其他病毒感染史，秋冬季发病最多。起病急骤，部分患者可有发热、畏寒等。可突然发生广泛而严重的皮肤黏膜紫癜，甚至大片瘀斑和血肿，皮肤瘀点多为全身性，分布均匀。出血多见于鼻、齿龈，口腔可有血泡。颅内出血少见，脾脏常不肿大，有自限性，少数可转为慢性。

二、慢性型

常见于青年女性。起病隐匿，症状较轻，出血常反复发作，每次出血持续数天到数月。出血程度与血小板计数有关，血小板 $>50\times10^9/L$，常为损伤后出血；血小板在（10～50）$\times10^9/L$ 之间可有不同程度自发性出血；血小板 $<10\times10^9/L$ 常有严重出血。病人除出血症状外，全身情况良好。出血多见于皮肤、鼻、齿龈、口腔黏膜等部位，女性月经过多有时是唯一症状。严重内脏出血较少见。出血反复发作可引起贫血和轻度脾肿大，如有明显脾肿大，要除外继发性血小板减少性紫癜的可能性。

【实验室及其他检查】

一、血象

外周血血小板数目明显减少，急性型发作期血小板计数常低于 $20\times10^9/L$，甚至低于 $10\times10^9/L$；慢性型常为（30～80）$\times10^9/L$。血小板体积常增大，血小板平均体积增大，血小板分布宽度增加，反映了血小板生成加速和血小板大小不均的异常程度。红细胞计数一般正常。如有贫血，通常为正常细胞性。白细胞计数与分类通常正常。

二、止血和血液凝固试验

出血时间延长，血块收缩不良，束臂试验阳性见于ITP。而凝血机制及纤溶机制检查正常。

三、骨髓象

骨髓巨核细胞数目增多或正常；形态上表现为体积增大，可呈单核、胞浆量少、缺乏颗粒等成熟障碍改变。红系和粒系通常正常。

四、抗血小板抗体

在大部分ITP病人的血小板或血浆中，可检测出抗血小板糖蛋白（GP）复合物的抗体

（IgG 和/或 IgM 型），包括抗 GPⅡb/Ⅲa、Ⅰb/Ⅸ、Ⅰa/Ⅱa、Ⅴ、Ⅳ抗体。

【诊断与鉴别诊断】

一、诊断依据

1. 临床有皮肤、黏膜及内脏等出血征象。
2. 多次化验检查血小板计数减少。
3. 脾脏不增大或仅轻度增大。
4. 骨髓检查巨核细胞数增多或正常，有成熟障碍。
5. 以下五点应具备至少一项：① 泼尼松治疗有效；② 脾切除治疗有效；③血小板相关抗体（PAIg）阳性；④血小板相关补体 C_3（PAC_3）阳性；⑤血小板寿命缩短。
6. 排除继发性血小板减少性紫癜。

二、鉴别诊断

（一）过敏性紫癜　表现为皮肤出血点及紫癜，多在手足伸面及臀部，紫癜高出皮肤并伴有瘙痒感，同时可有腹痛，关节疼痛肿胀的表现。部分患者可出现血尿及蛋白尿的紫癜肾表现。血小板计数正常，束臂试验阳性，24 小时血块收缩正常，骨髓中巨核细胞无质和量的异常。

（二）体内血小板分布异常　脾功能亢进、肝硬化、骨髓纤维化等疾病都具备脾大，血小板减少，除此之外还有贫血症状及白细胞减少的现象。

（三）继发性血小板减少性紫癜

1. 血小板生成障碍　对以血小板减少为首发症状或经用化疗、放疗后引起的血小板减少性紫癜患者，若骨髓增生低下或极度低下，无巨核细胞或巨核细胞明显减少可诊断为再生障碍性贫血。

2. 自身免疫性疾病导致的血小板减少性紫癜　自身免疫性疾病可出现血小板减少。为明确诊断，可以通过免疫学检查，如抗核抗体、类风湿因子、抗人体球蛋白试验、T_3、T_4 以及血促甲状腺激素（TSH）等加以区别。

【治疗】

一、一般治疗

应注意避免外伤，预防感染，特别是呼吸道感染。

二、糖皮质激素

一般情况下为首选治疗药物，近期有效率约为 80%。常用泼尼松，病情严重者用等效量地塞米松或甲泼尼松龙静脉滴注，好转后改口服。

三、输血浆或血小板

输血可改善贫血，适用于急性大量出血的病人，宜用新鲜血。血小板数量较低，出血倾向明显者，可输血小板或含血小板丰富的血浆。

四、丙种免疫球蛋白

静脉输注大剂量丙种免疫球蛋白可作为糖皮质激素或脾切除无效，或脾切除术后复发、严重出血的一种急救措施。

五、其他药物

对于糖皮质激素或脾切除治疗无效的可考虑用长春新碱、6－巯基嘌呤（6－MP）、环磷酰胺等，有一定临床疗效。

六、脾切除术疗法

适应证为一般治疗，包括糖皮质激素和其他免疫抑制剂治疗无效的急性危重出血病人或长期（半年至1年）反复严重出血者。但18岁以下患者一般暂不切脾，因其可发生反复感染。

第七节　过敏性紫癜

过敏性紫癜是常见的毛细血管变态反应性疾病，可自愈，也可复发，并有约5%患者死于肾功能衰竭、中枢神经系统并发症等。

【病因病理】

一、病因

致敏因素甚多，与本病发生密切相关的主要有：

（一）感染

1. 细菌　主要为β溶血性链球菌。以呼吸道感染最为多见，其次为扁桃体炎及其他局灶性感染。

2. 病毒　多见于发疹性病毒感染，如麻疹、水痘、风疹等。

3. 其他　如某些寄生虫感染等。

（二）食物　主要见于动物性食物，是人体对异性蛋白过敏所致。如鱼、虾、蟹、蛋、鸡、牛奶及其他食物。

（三）药物

1. 抗生素类　青霉素（包括半合成青霉素，如氨苄青霉素等）、链霉素、金霉素、氯霉素及近年来广泛使用的一些头孢菌素类抗生素等。

2. 解热镇痛药　保泰松、吲哚美辛及奎宁类等。

3. 其他　磺胺类、阿托品、异烟肼及噻嗪类利尿药等。

（四）其他　花粉、尘埃、虫咬、受凉及寒冷刺激等。

二、发病机制

1. 蛋白质及其他大分子致敏原作为抗原，刺激人体产生抗体（主要为 IgG），后者与抗原结合成抗原-抗体复合物，沉积于血管内膜，激活补体，导致中性粒细胞游走、趋化及一系列炎症介质的释放，引起血管炎症反应。

2. 小分子致敏原作为半抗原，与人体内某些蛋白质结合构成抗原，刺激机体产生抗体，此类抗体吸附于血管及其周围的肥大细胞，当上述半抗原再度进入体内时，即与肥大细胞上的抗体产生免疫反应，致肥大细胞释放一系列炎症介质，引起血管炎症反应。

三、病理

广泛的毛细血管及小动脉炎症为本病的基本病变，引起皮下、黏膜及浆膜下组织的血管周围浸润及血浆血样渗出。主要累及皮肤、肾、浆膜、滑膜等。肾脏可呈弥漫性或局灶性肾小球肾炎改变。电镜检查肾小球血管系膜有免疫复合物沉着，经免疫荧光证实主要是 IgA（少量为 IgG 及 IgM）、C_3、纤维蛋白/纤维蛋白原，故过敏性紫癜肾脏损害与免疫复合物有关。

【临床表现】

多数患者发病前 1～3 周有全身不适、低热、乏力及上呼吸道感染等前驱症状，随之出现典型临床表现。依其症状、体征的不同，可分为如下几种类型。

一、单纯型（紫癜型）

为最常见的类型。主要表现为皮肤紫癜，多在前驱症状 2～3 天后出现，局限于四肢，尤其是下肢伸侧及臀部，躯干很少受累及。紫癜常成批、反复出现，对称性分布，紫癜大小不等，初呈深红色，按之不褪色，略高出皮肤，可互相融合成片形成瘀斑，数日内渐变成紫色、黄褐色、淡黄色，经 7～14 日逐渐消退。严重的紫癜可融合成大疱，发生中心出血性坏死。

二、腹型

除皮肤紫癜外，因消化道黏膜及腹膜脏层毛细血管受累而产生一系列消化道症状及体征，如恶心、呕吐、呕血、腹泻及黏液便、便血等。其中腹痛最常见（约 50%），位于脐周、下腹或全腹，呈阵发性绞痛，在小儿可因肠壁水肿、肠蠕动紊乱，而诱发肠套叠。

腹部症状、体征多与皮肤紫癜同时出现，偶可发生于紫癜之前。

三、关节型

除皮肤紫癜外，因关节部位血管受累出现关节肿胀、疼痛、压痛及功能障碍等表现。多发生于膝、踝、肘、腕等大关节，呈游走性、反复性发作，经数日而愈，不遗留关节畸形。

四、肾型

病情最为严重。在皮肤紫癜的基础上，因肾小球毛细血管袢炎症反应而出现血尿、蛋白尿及管型尿，偶见水肿、高血压及肾衰竭等表现，个别严重病例死于尿毒症。根据临床进展，紫癜性肾炎可分为 4 种类型：迁延性肾炎、肾病综合征、慢性肾小球肾炎、急进型肾炎。

五、混合型

若有两种以上合并存在时称为混合型。

【实验室及其他检查】

一、毛细血管脆性试验

半数以上患者本试验可呈阳性。

二、尿常规检查

伴有肾脏损害者可有血尿、蛋白尿、管型尿。

三、血小板计数、功能及凝血相关检查

除出血时间可能延长外，其他均为正常。

四、肾功能

肾型及合并肾型表现的混合型者，可有程度不等的肾功能受损，如血尿素氮升高、内生肌酐清除率下降等。

五、毛细血管镜

可见毛细血管扩张、扭曲及渗出性炎症反应。

【诊断与鉴别诊断】

一、诊断依据

1. 发病前 1～3 周有低热、咽痛、全身乏力或上呼吸道感染史。
2. 典型四肢皮肤紫癜，可伴腹痛、关节肿痛及血尿。
3. 血小板计数、功能及凝血相关检查正常。
4. 排除其他原因所致的血管炎及紫癜。

二、鉴别诊断

（一）特发性血小板减少性紫癜　根据皮肤紫癜的形态不高出皮肤，分布不对称及血小板计数减少，不难鉴别。

（二）败血症　脑膜炎双球菌败血症引起的皮疹与紫癜相似，但本症中毒症状重，白细胞明显增高，刺破皮疹处涂片检菌可为阳性。

（三）风湿性关节炎　二者均可有关节肿痛及低热，于紫癜出现前较难鉴别，但随着病情发展，皮肤出现紫癜，则有助于鉴别。

（四）肠套叠　多见于婴幼儿。钡灌肠透视可予鉴别。

【治疗】

一、消除致病因素

防治感染，清除局部病灶（如扁桃体炎等），驱除肠道寄生虫，避免可能致敏的食物及药物等。

二、一般治疗

（一）抗组织胺药　如盐酸异丙嗪、氯苯那敏（扑尔敏）、西替利嗪、去氯羟嗪（克敏嗪）、氯雷他定（开瑞坦）等，亦可用10%葡萄糖酸钙静脉注射。

（二）改善血管通透性药物　维生素C、曲克芦丁等。

三、糖皮质激素

糖皮质激素对减轻症状和减少出血有效，一般用泼尼松30mg/d，顿服或分2次服，疗程一般不超过30天，肾型者可酌情延长。

四、对症治疗

腹痛较重者可予阿托品或山莨菪碱（654－2）口服或皮下注射；关节痛可酌情用止痛药；呕吐严重者可用止吐药；伴呕血、血便者，可用奥美拉唑等治疗。

五、其他

使用免疫抑制剂；抗凝疗法适用于肾型患者；中医中药以凉血、解毒、活血化瘀为主，适用于慢性反复发作或肾型患者。

第六章 内分泌及代谢系统疾病

第一节 甲状腺功能亢进症

甲状腺功能亢进症（简称甲亢），指甲状腺呈高功能状态的一组疾病，其共同特征为甲状腺激素分泌增加而导致的高代谢和基础代谢增加以及交感神经系统的兴奋性增加。临床上以毒性弥漫性甲状腺肿最为常见，占甲亢病人的90%以上，本节仅讨论此病。

毒性弥漫性甲状腺肿

毒性弥漫性甲状腺肿，又称Graves病（GD），是一种自身免疫性疾病，临床表现为高代谢症群、弥漫性甲状腺肿、突眼征、特征性皮损和甲状腺肢端病。

【病因病理】

一、病因

（一）自身免疫机制 本病是一种自身免疫疾病，发病机制尚未完全阐明，其特征之一是在血清中存在针对甲状腺细胞促甲状腺激素（TSH）受体的特异性自身抗体（TRAb），分为三种类型：TSH受体刺激性抗体（TSAb）、TSH刺激阻断性抗体（TSBAb）和甲状腺生长免疫球蛋白（TGI）。TSAb与TSH受体结合产生类似TSH的生物效应，是GD的直接致病原因，95%未经治疗的GD患者TSAb阳性。

（二）遗传因素 Graves病患者常有阳性家族史。

（三）环境因素 精神紧张、生气、工作紧张以及感染、创伤等应激因素容易诱发本病或使病情加重。

二、病理

甲状腺呈不同程度的弥漫性肿大，甲状腺滤泡上皮细胞增生，滤泡间可见不同程度的与淋巴组织生发中心相关的淋巴细胞浸润。

【临床表现】

一、高甲状腺激素症候群

（一）高代谢综合征　患者怕热多汗、皮肤潮热。常有低热，发生危象时可出现高热。胃纳明显亢进，但体重下降，疲乏无力。

（二）神经系统　患者易激动、精神紧张、失眠、焦虑烦躁，甚至出现幻觉等。手和眼睑震颤，腱反射活跃，反射时间缩短。

（三）心血管系统　心悸气短，稍活动即明显加剧。重症者可以出现心律失常、心脏增大和心力衰竭。

（四）消化系统　食欲亢进，大便次数增加，体重却明显下降。甲状腺激素对肝脏也有直接毒性作用，致肝肿大和肝功异常。

（五）血液和造血系统　周围血液中白细胞总数偏低，淋巴细胞及单核细胞增多，偶有贫血。

（六）运动系统　主要表现为肌肉软弱无力，少数可表现为甲亢性肌病，如周期性麻痹、重症肌无力、肌萎缩等。

（七）生殖系统　女性患者常有月经减少，周期延长，甚至闭经，但部分患者仍能妊娠、生育。男性多有阳痿，偶见乳房发育。

二、甲状腺肿

多数患者甲状腺呈弥漫性、对称性肿大，质软，无压痛，吞咽时上下移动。甲状腺弥漫对称性肿大伴杂音和震颤为本病一种特殊体征。

三、眼征

本病中有以下两种特殊的眼征。

（一）非浸润性突眼　又称良性突眼，占大多数。一般为对称性，主要改变为眼睑及眼外部的表现。

（二）浸润性突眼　又称恶性突眼，较少见，病情严重。主要表现为眼球进行性突出，伴流泪、眼球运动障碍及复视，甚至眼睑不能闭合、角膜外露而形成角膜溃疡、全眼炎，甚至失明。

四、特殊临床表现和类型

（一）甲状腺危象　是因甲亢未得到有效控制、在一定诱发因素激发下病情严重恶化的一种状态，伴一种或多种器官功能失代偿，可危及生命。早期表现为原有甲亢症状加剧，中等发热、恶心、呕吐，严重者出现高热、心动过速、腹泻、黄疸、大汗，甚至谵妄、昏迷。

（二）妊娠期甲状腺功能亢进症　妊娠期甲亢可以导致流产、早产、妊娠高血压综合征及死胎等。

（三）儿童甲状腺功能亢进症 包括新生儿甲亢及儿童期甲亢。

（四）胫前黏液性水肿 少部分患者有典型对称性黏液性水肿，多见于小腿胫前下部，也可见于足背、踝关节或者上肢等处，皮损多为对称性分布。可伴继发感染和色素沉着。

【实验室及其他检查】

一、甲状腺激素测定

甲亢患者总三碘甲状腺原氨酸（TT_3）、血清总甲状腺素（TT_4）、血清游离三碘甲状腺原氨酸（FT_3）及血清游离甲状腺素（FT_4）水平增高。

二、促甲状腺激素（TSH）测定

甲亢时TSH受抑制，其值低于正常，是诊断甲亢最敏感的指标。

三、促甲状腺激素释放激素（TRH）兴奋试验

如TSH接近于零或低于正常，且不受TRH兴奋，可提示甲亢。

四、甲状腺摄^{131}I率

如摄碘率增高，3小时大于25%，或24小时大于45%（近距离法），峰值前移可符合本病。

五、甲状腺刺激抗体（TSAb）

本病患者阳性率约80%～90%。

六、抗甲状腺球蛋白抗体（TGA）和抗甲状腺微粒体抗体（MCA）

在本病中上两项均可呈阳性，但其滴度远不如桥本甲状腺炎高。

七、心电图

常表现为窦性心动过速，部分患者可有心律不齐。

八、超声检查

彩色多普勒检查可见患者甲状腺体呈弥漫性或局灶性回声减低，动脉血流速明显加快，阻力减低。

【诊断与鉴别诊断】

一、诊断依据

患者表现为高代谢症状和体征；甲状腺呈弥漫性肿大；血清FT_4增高、TSH减低，诊断

即可成立。另外，早期轻症或小儿、老年患者临床表现不典型，需借助实验室检查以明确诊断。

二、鉴别诊断

（一）单纯性甲状腺肿　仅见甲状腺肿大，而无高代谢症状和体征，血清甲状腺激素水平测定多数正常。

（二）神经官能症　患者可有心慌、潮热、多汗等表现，但血清甲状腺激素水平测定多正常。

（三）其他　需与结核病和风湿病等相鉴别。

【治疗】

一、一般治疗

给予安慰和鼓励，减除精神紧张等不利因素。予以适当休息和各种支持疗法，补充足够热量和营养物质，以纠正本病引起的消耗。

二、抗甲状腺药物治疗

（一）硫脲类　是最主要的抗甲状腺药物。常用药物为丙基硫氧嘧啶（PTU）和甲巯咪唑（MMI，他巴唑），主要药理作用是抑制甲状腺激素的合成。常见的不良反应有白细胞减少、药疹、肝功损害、关节疼痛、神经炎等。

（二）其他抗甲状腺药物　如锂盐、碘番酸、过氧酸钾、β 受体阻滞剂（普萘洛尔）等。

三、其他治疗

其他治疗方式包括放射性^{131}I 治疗和手术治疗。另外，减少碘摄入量是甲亢的基础治疗之一。过量的碘摄入对病情不利，所以甲亢患者应当食用无碘食盐，忌用含碘药物。

四、甲状腺危象的治疗

1. 迅速减少甲状腺激素合成和释放　首选药物为 PTU，此外碘化钠溶液、复方碘溶液、普萘洛尔、氢化可的松和地塞米松也具有一定的治疗作用。

2. 诱因治疗。

3. 高热者予以降温，可用氯丙嗪或物理降温，并予支持和对症处理。

如上述处理疗效不显著者，可考虑应用血浆置换和腹膜透析，以清除血中过多的甲状腺素。

五、妊娠期甲状腺功能亢进症治疗

可在妊娠全程给予抗甲状腺药物治疗。因 PTU 不易通过胎盘，故为首选药物。一般不宜施行甲状腺次全切除术。妊娠期不能应用^{131}I进行诊断和治疗，慎用普萘洛尔等药。

六、儿童甲状腺功能亢进症治疗

新生儿甲亢一般采用抗甲状腺药物辅以普萘洛尔治疗。儿童期甲亢在18周岁前首选抗甲状腺药物治疗，必要时可考虑手术治疗。

第二节　甲状腺功能减退症

甲状腺功能减退症（简称甲减），是由多种原因引起的体内甲状腺激素合成、分泌减少或生物效应不足所致的一组以机体代谢率降低为特征的内分泌疾病。

【病因病理】

一、病因

原发性甲状腺功能减退症的主要病因包括自身免疫损伤，如桥本甲状腺炎、萎缩性甲状腺炎，以及^{131}I治疗后、甲状腺术后导致的甲状腺破坏等。继发性甲状腺功能减退症则是由于各种原因导致促甲状腺激素（TSH）不足，如垂体肿瘤、炎症或产后垂体缺血性坏死等。此外，本病的发生也与甲状腺对TSH产生抵抗或某些抗甲状腺药物的使用有关。

二、病理

（一）呆小病　多数在甲状腺部位或舌根仅有少许滤泡组织，甚至完全缺如。地方性甲状腺肿呈萎缩或肿大，腺体内呈局限性上皮增生及退行性变。腺垂体常较大。

（二）黏液性水肿　原发性者甲状腺呈显著萎缩，腺泡大部分被纤维组织所取代，兼有淋巴细胞浸润，残余腺泡上皮细胞矮小，胞内胶质含量极少。慢性甲状腺炎者腺体大多有淋巴细胞、浆细胞浸润且增大，后期可纤维化而萎缩。继发于垂体功能减退者，垂体有囊性变或纤维化，甲状腺腺体缩小，腺泡上皮扁平，腔内充满胶质。

甲状腺外组织的病理变化包括皮肤角化，真皮层有黏液性水肿，细胞间液中积聚多量透明质酸、粘多糖、硫酸软骨素和水分，引起非凹陷性水肿。全身肌肉可有肌细胞肿大、苍白、肌浆纤维断裂且有空泡变性和退行性病灶。肾脏可有基底膜增厚从而出现蛋白尿。

【临床表现】

一、成人甲状腺功能减退

（一）一般表现　本病起病缓慢、隐匿，主要表现有乏力、怕冷、腹胀、便秘、嗜睡、记忆力减退以及反应迟钝、肌肉痉挛等，妇女可有月经不调。

（二）肌肉和骨骼　肌肉无力，主要累及颈、肩部肌肉；骨质密度可增高，发育期间骨龄常延迟。

（三）黏液性水肿　常有颜面及眼睑浮肿，垂体性黏液性水肿有时颜面胖圆，犹如满月。严重者可导致昏迷，甚至危及生命。

（四）其他　可见心血管、消化、血液、内分泌等系统相关功能减退的临床表现。

二、呆小病

（一）特殊面容　头大、颈短、面部臃肿、眼睑浮肿、眼距宽、鼻梁扁平、唇厚舌大、舌外伸、毛发稀疏、表情淡漠、反应迟钝。

（二）神经系统　智能低下，记忆力、注意力下降。运动发育障碍，行走延迟，常有听力下降，感觉迟钝，嗜睡，严重者可产生黏液性水肿甚至昏迷。

（三）生长发育　身材矮小，躯体长，四肢短，骨龄发育落后。

三、幼年型甲状腺功能减退

症状表现取决于发病年龄，除体格发育迟缓和面容改变不如呆小病显著外，余均与呆小病相似。

【实验室及其他检查】

一、一般检查

血常规 Hb 下降，可见血脂异常。

二、甲状腺功能检查

血清 TSH 增高，总 T_4、FT_4 均下降，T_3 在轻症患者可正常，重症患者降低。亚临床型甲减中部分患者可仅有 TSH 的增高。

三、血浆蛋白结合碘（PBI）

甲减患者 PBI 测定常低于正常，多在 3～4μg/dl 以下。

四、甲状腺吸碘率测定

明显低于正常，易受碘摄取等多种因素的影响。

五、促甲状腺激素释放激素兴奋实验（TRH 兴奋试验）

可用来区分原发性、继发性（垂体性、下丘脑性）甲减。

六、甲状腺自身抗体测定

桥本甲减时甲状腺球蛋白抗体（TgAb）和甲状腺过氧化酶抗体（TPOAb）阳性，部分甲减患者可有 TSH 刺激阻断性抗体（TSBAb）。

【诊断与鉴别诊断】

一、诊断依据

血清 TSH 增高，FT_4 减低，即可诊断为原发性甲减。

二、鉴别诊断

（一）特发性水肿 可有颜面及下肢水肿，无甲减症状，血清甲状腺激素和 TSH 水平正常。

（二）贫血 甲减患者可伴有贫血，但多有甲减的症状和体征，实验室检查有助鉴别。

【治疗】

主要是甲状腺激素的替代治疗，治疗应持续终生。

一、替代治疗

甲减的甲状腺激素替代疗法的原则是“尽早”、“正确维持”、“适量起始”及“注意调整”等，主要药物有干甲状腺片、左旋甲状腺素（$L-T_4$）、三碘甲状腺原氨酸以及 T_4 和 T_3 的混合制剂。

呆小病和幼年粘液性水肿的治疗也主要是替代疗法。

二、黏液性水肿昏迷的治疗

发生前多有感染、应激及使用镇静药等诱因，甲减症状加重。表现为嗜睡、低体温、呼吸功能衰竭、心动过缓、四肢肌肉松弛、反射减弱或消失，甚至昏迷、休克、肾功能不全危及生命。

（一）补充甲状腺激素 首选快速作用的 L－三碘甲状腺原氨酸（$L-T_3$）静脉注射，无快速作用制剂时，可予 $L-T_4$ 静脉注射，至患者清醒后改为口服。

（二）氢化可的松 200～300mg/d 持续静滴，清醒后递减或撤去。

（三）其他治疗 保温、供氧、保持呼吸道通畅，根据需要补液，同时控制感染，治疗原发病。必要时可给予升压药，但升压药和甲状腺激素合用容易发生心律紊乱，故应注意。

第三节 桥本甲状腺炎

桥本甲状腺炎是由于自身免疫因子引起腺体淋巴细胞浸润的慢性甲状腺炎，属于慢性淋巴细胞性甲状腺炎的一种，又称桥本甲状腺肿，为最常见的自身免疫性甲状腺病之一。

【病因病理】

一、病因

本病是公认的器官特异性自身免疫疾病，具有一定的遗传倾向，甲状腺病家族史多见。患者血清中存在多种自身抗体，特别是高效价的甲状腺球蛋白抗体（TgAb）和甲状腺过氧化酶抗体（TPOAb）是桥本甲状腺炎的特征性表现。

二、病理

桥本甲状腺炎患者的甲状腺轻、中度弥漫性肿大，镜下可见明显的淋巴细胞、浆细胞浸润和纤维化，大多数病例有淋巴滤泡形成，伴有生发中心。

【临床表现】

一、一般表现

本病起病隐袭，大部分病人开始无症状，最常见的早期症状是乏力及颈部不适感。

二、甲状腺肿大

为其突出的临床表现，一般呈中度弥漫性肿大，为正常 2 ~ 3 倍，仍保持甲状腺外形，但两侧可不对称，质韧如橡皮，表面光滑，随吞咽移动，局部一般无疼痛。

三、甲状腺功能

桥本甲状腺炎患者就诊时多数病人甲功正常，约 20% 患者有甲减表现，少数病例表现为桥本甲状腺肿伴甲亢，称为桥本甲状腺毒症，少数病例也可伴浸润性突眼。本病呈慢性进行性发展，最终因甲状腺破坏而出现甲减。

四、桥本脑病

是桥本甲状腺炎罕见的并发症，虽然患者的甲状腺功能大多正常，但甲状腺特异性抗体水平较高。临床表现为急性或亚急性的癫痫发作或脑卒中样发作，脑脊液蛋白中度升高、脑电图异常、影像学检查基本正常。

【实验室及其他检查】

一、甲状腺自身抗体检查

甲状腺功能正常时，TPOAb 和 TgAb 滴度显著增高，是最有意义的诊断指标。

二、甲状腺功能检查

甲状腺功能实验取决于疾病阶段，如果甲状腺细胞破坏，释放激素增多，可表现为短暂的 TSH 降低。多数病人就诊时，TSH 正常或升高、FT_4 正常或降低。

三、甲状腺吸碘率测定

吸碘率的上下变动受 TSH 水平、甲状腺对碘化物运用的有效性等因素的影响较大，故对诊断的价值不大。疾病晚期 ^{131}I 摄取率减低。

四、甲状腺扫描

分布不匀，可见“冷结节”。

五、甲状腺细针穿刺活检

有助于诊断的确立。典型表现为淋巴细胞浸润、胶质减少、上皮细胞增大、胞质呈嗜酸性。

【诊断与鉴别诊断】

一、诊断依据

凡是中年妇女有质地坚硬的甲状腺肿，特别是伴峡部锥体叶肿大，不论甲状腺功能是否改变，都应怀疑桥本甲状腺炎。如血清 TPOAb 和 TgAb 显著增高，诊断即可成立。

二、鉴别诊断

（一）甲状腺癌 细针穿刺细胞学检查及甲状腺活检有助于鉴别。

（二）亚急性甲状腺炎 桥本甲状腺炎疼痛、触痛罕见，如有疼痛，应与亚急性甲状腺炎鉴别。

（三）萎缩性甲状腺炎 甲状腺萎缩伴甲减，TPOAb 和 TgAb 显著增高时，萎缩性甲状腺炎的诊断即可成立。

【治疗】

仅有甲状腺肿者一般不需治疗。甲状腺过于肿大造成压迫症状或影响美观时，可使用适量甲状腺激素。对于急性起病伴甲状腺疼痛者，可给予糖皮质激素治疗以缓解症状，但不主张常规应用。压迫症状明显，药物治疗后不缓解者，可考虑手术治疗。对桥本甲状腺毒症患者，一般给予抗甲状腺药物治疗，不采取手术和放射碘治疗，以避免加速甲减的发生。

第四节 糖尿病

糖尿病是一组以血浆葡萄糖水平增高为特征的代谢疾病群。高血糖是由绝对或相对胰岛素分泌不足和胰升糖素活性增高引起的。

1997 年 ADA（美国糖尿病学会）/WHO（世界卫生组织）将糖尿病分为四大类型，即 1 型糖尿病、2 型糖尿病、特殊类型糖尿病和妊娠期糖尿病。

【病因病理】

一、病因

（一）遗传因素　1 型和 2 型糖尿病的发病均与遗传因素有关。糖尿病存在家族发病倾向，且其遗传具有异质性。

（二）环境因素　进食过多，体力活动减少导致的肥胖是 2 型糖尿病最主要的环境因素。部分 1 型糖尿病患者因感染某些病毒如柯萨奇病毒等后导致自身免疫反应，破坏 β 细胞，从而发病。

二、发病机制

（一）1 型糖尿病　1 型糖尿病的患者多具有遗传易感性，因为某些环境因素的影响，如病毒感染等，启动自身免疫反应，导致患者体内出现一组自身抗体，引起进行性胰岛 β 细胞功能丧失，引发糖尿病。

（二）2 型糖尿病　2 型糖尿病具有更明显的遗传易感性，在某些环境因素，如肥胖、体力活动不足等影响下，导致胰岛素抵抗和 β 细胞功能缺陷，逐渐出现糖尿病前期——糖耐量减低（IGT）和空腹血糖调节受损（IFG）的情况，最终出现代谢紊乱症状群或糖尿病并发症的表现，并达到糖尿病的诊断标准。

三、病理

1 型中大多呈胰岛炎，胰岛数量和 β 细胞数大减，提示绝对性胰岛素缺乏。2 型中尤其是肥胖者早期胰小岛大于正常，β 细胞多正常；呈特殊染色，切片示 β 细胞颗粒减少。当糖尿病发生 5 年以上者，则胰小岛数、大小及 β 细胞均见减少，可出现透明变性、纤维化、水肿变性及淋巴细胞浸润等病理变化。不论 1 型、2 型糖尿病者均可呈胰岛纤维化。

糖尿病患者全身小血管和微血管病变的特征为毛细血管基底膜增厚，常伴有微循环异常；大、中血管病变主要是动脉粥样硬化。糖尿病性神经病变以周围神经病变最为常见，神经纤维呈轴突变性，继以节段性或弥漫性脱髓鞘改变。

【临床表现】

糖尿病是一种慢性进行性疾病，其中 2 型糖尿病起病缓慢，早期常无症状，有些直至出现严重并发症时才发现有糖尿病病变基础。

一、多尿、烦渴、多饮

血糖升高后因渗透性利尿引起多尿，一日尿量常到 2～3L 以上。由于多尿失水，患者烦渴，饮水量及次数均增多。

二、善饥多食

由于糖分未能充分利用，以及高血糖刺激胰岛素分泌，患者食欲常亢进，易有饥饿感。

三、疲乏、体重减轻、虚弱

患者外周组织对葡萄糖利用障碍，脂肪分解增多，蛋白质代谢负平衡，患者肌肉渐见消瘦，疲乏无力，体重减轻，儿童生长发育受阻。

糖尿病的多尿、多饮、多食和体重减轻，常被描述为“三多一少”。

四、其他症状

有皮肤瘙痒、四肢酸痛、麻木、腰痛、视力障碍等，有时可因自主神经功能失调导致功能性腹泻。

五、糖尿病酮症酸中毒

是一种严重急性并发症。以高血糖、高酮血症和代谢性酸中毒为主要表现。患者出现食欲减退、恶心、呕吐、极度口渴、尿量增多、呼吸深快、呼气有烂苹果味。后期尿少、失水、皮肤弹性差、血压下降，继续发展则出现各种反射迟钝甚至消失，嗜睡以至昏迷。患者尿糖及尿酮体呈强阳性，血糖多为16.7～33.3mmol/L，有时可达55.5mmol/L以上，CO_2结合力降低，并可出现电解质紊乱和肾功损害的情况。

六、糖尿病性心脏病

从广义上讲糖尿病性心脏病包括冠心病、糖尿病性心肌病、微血管病变和心脏自主神经功能紊乱所致的心律失常和心功能异常。

七、糖尿病性脑血管病

糖尿病性脑血管病变主要包括微血管和大血管病变，如脑动脉硬化、急性脑血管病。糖尿病性脑血管病是糖尿病患者致死致残的主要原因之一。

八、糖尿病性神经病变

病变可累及神经系统任何一部分，如中枢神经、神经根、自律神经和周围神经，以多发性周围神经病变最常见。

九、糖尿病肾病

糖尿病肾病是糖尿病微血管病变之一，是常见的慢性并发症。

十、糖尿病视网膜病变

糖尿病视网膜病变属于微血管病变，是失明的主要原因之一。

十一、糖尿病足

位于下肢远端神经异常和不同程度的周围血管病变相关的足部（踝关节或踝关节以下的部分）感染、溃疡和（或）深层组织破坏，则形成糖尿病足。是截肢、致残的主要原因。

【实验室及其他检查】

一、尿糖测定

尿糖阳性是诊断糖尿病的重要线索，24 小时尿糖总量通常与代谢紊乱程度相一致，也是判断疗效的一个指标。

二、血葡萄糖测定

血糖升高是目前诊断糖尿病的重要依据。正常范围是 3.9～6.1mmol/L。血糖测定又是判断糖尿病病情和控制病情的主要指标。

三、葡萄糖耐量试验

当血糖高于正常范围而又未达到诊断糖尿病标准者，须进行口服葡萄糖耐量试验（OGTT）。

四、糖化血红蛋白 A_1 测定

糖化血红蛋白 A_1（$GHbA_1$）的测定可反映取血前 8～12 周血糖的总水平，是糖尿病控制病情的监测指标之一。

五、果糖胺和糖化血浆白蛋白测定

可反映糖尿病患者近 2～3 周内血糖总的水平，为糖尿病患者近期监测的指标。

六、血浆胰岛素和 C 肽测定

有助于了解 β 细胞功能和指导治疗。

七、其他

糖尿病患者常见血脂异常，表现为甘油三酯、总胆固醇、低密度脂蛋白胆固醇水平升高，高密度脂蛋白胆固醇水平降低。合并酮症、酮症酸中毒时，血酮体升高，出现酮尿。合并高渗性糖尿病昏迷时，血浆渗透压明显升高。

【诊断与鉴别诊断】

一、诊断标准

糖尿病诊断是基于空腹（FPG）、任意时间血糖值或 OGTT 中 2 小时血糖值（2hPG）。空腹指8~10小时内无任何热量摄入。任意时间指一日内任何时间，无论上一次进餐时间及食物摄入量。OGTT 采用75g 无水葡萄糖负荷。糖尿病症状指多尿、烦渴多饮、多食和难以解释的体重减轻。FPG 3.9~6.1mmol/L（70~110mg/dl）为正常；6.1mmol/L~7.0mmol/L（110~126mg/dl），为空腹血糖调节受损（IFG）。OGTT 2hPG<7.7mmol/L（139mg/dl）为正常糖耐量；7.8~11.1mmol/L（140~200mg/dl），为糖耐量异常（IGT）。

表 6-1　　糖尿病诊断新标准

1. 糖尿病症状+任意时间血浆葡萄糖水平≥11.1mmol/L（200mg/dl）或
2. 空腹血浆葡萄糖（FPG）水平≥7.0mmol/L（126mg/dl）或
3. OGTT 中，2hPG 水平≥11.1mmol/L（200mg/dl）

注：需再测一次，予以证实，诊断才能成立。

二、鉴别诊断

（一）其他原因所致的尿糖阳性　如肾性糖尿时因肾糖阈降低所致，可见于妊娠妇女、肾炎、肾病者等，血糖与糖耐量均正常。饥饿性糖尿及食后糖尿为短暂性。应激性糖尿可出现短暂性高血糖，可见于颅脑疾病、麻醉、外伤等。

（二）继发性糖尿病　见于胰腺疾病或胰腺大部切除后，其他内分泌疾病等，根据病史、全面体检及必要的特殊检查不难鉴别。

【治疗】

强调早期治疗、长期治疗、综合治疗、治疗措施个体化的原则，治疗的目标不仅是纠正代谢紊乱，消除症状，防治并发症，延长寿命，减少病死率，而且还应努力提高患者的生活质量。糖尿病的现代治疗主要包括5个方面：糖尿病教育、饮食控制、运动疗法、血糖监测和药物治疗。

一、糖尿病教育

健康教育被公认是其他治疗成败的关键。要教育糖尿病患者懂得糖尿病的基本知识，树立战胜疾病的信心，了解如何控制血糖及控制好血糖对健康的益处。

二、饮食控制

饮食治疗是各种类型糖尿病治疗的基础，应严格和长期执行。包括根据患者的具体情况制定总热量，然后根据食物中碳水化合物的含量及蛋白质和脂肪的比例，将热量换算为食物重量，制定食谱，根据生活习惯、病情和配合药物治疗的需要进行安排。

三、体育锻炼

增加体力活动和改善机体对胰岛素的敏感性，降低体重，改善血糖和脂代谢紊乱。

四、自我监测血糖

应用便携式血糖计可经常观察和记录患者血糖水平，为调整药物剂量提供依据。每2－3个月定期复查GHbA1c或每3周复查果糖胺，了解糖尿病病情的控制程度，以便及时调整治疗方案。

五、口服药物治疗

治疗糖尿病的口服药主要有4类。

（一）促进胰岛素分泌剂　只适用于无急性并发症的2型糖尿病患者，不适用于1型糖尿病、有严重并发症的2型糖尿病、孕妇、哺乳期妇女等。可分为两类。

1. 磺脲类　磺脲类药物可以刺激胰岛β细胞分泌胰岛素，提高机体对胰岛素的敏感性，减少胰岛素的降解。主要适用于经饮食治疗、体育锻炼仍不能使血糖获得良好控制的非肥胖2型糖尿病患者。目前常用的是第二代磺脲类药物，主要有格列本脲、格列吡嗪、格列齐特、格列波脲、格列喹酮、格列美脲等。

2. 非磺脲类　此类降血糖作用快而短，模拟胰岛素生理性分泌，主要用于控制餐后高血糖，可单独或与二甲双胍、胰岛素增敏剂联合使用。有瑞格列奈和那格列奈两种制剂。

（二）双胍类　该类药物可以增加外周组织对葡萄糖的摄取和利用，抑制糖原异生和分解，降低糖尿病时的高肝糖生成率，增强胰岛素敏感性，减轻胰岛素抵抗，为2型糖尿病尤其是肥胖者的第一线用药，和磺脲类药物联合使用有协同作用。双胍类药物禁用于存在酮症、中毒感染、创伤、充血性心力衰竭等情况的患者，常用的双胍类药物为二甲双胍。

（三）α葡萄糖苷酶抑制剂　通过抑制小肠黏膜上皮细胞表面的α葡萄糖苷酶而延缓碳水化合物的吸收，降低餐后高血糖，可作为2型糖尿病的第一线药物，有两种制剂：阿卡波糖和伏格列波糖。

（四）胰岛素增敏剂　该类药为噻唑烷二酮类，又称格列酮类，可以增加靶组织对胰岛素的敏感性，减轻胰岛素抵抗。主要适用于2型糖尿病有胰岛素抵抗者，可单独使用或与其他口服降糖药联合应用。目前有两种制剂：罗格列酮和吡格列酮。

六、胰岛素治疗

（一）适应证　主要有：①1型糖尿病；②糖尿病酮症酸中毒、高渗性昏迷、乳酸性酸中毒伴高血糖时；③合并重症感染、消耗性疾病、视网膜病变、肾病、神经病变、急性心肌梗死、脑卒中；④因伴发病需外科手术的围手术期；⑤妊娠和分娩；⑥2型糖尿病患者经饮食及口服降糖药治疗未获得良好控制；⑦全胰腺切除引起的继发性糖尿病。

（二）制剂类型　根据胰岛素制剂的起效作用快慢和维持作用时间，可分为3类。

1. 短效（普通）胰岛素　发生作用快，持续时间短，是唯一可经静脉注射的胰岛素，可用于抢救糖尿病酮症酸中毒、高渗性昏迷及控制每餐饭后高血糖。

2. 中效胰岛素　控制餐后高血糖，以第二餐为主。制剂有低精蛋白胰岛素（NPH，中性精蛋白锌胰岛素）和慢胰岛素锌混悬液。

3. 长效胰岛素　无明显作用高峰，主要提供基础水平胰岛素。制剂有精蛋白锌胰岛素注射液（PZI，鱼精蛋白锌胰岛素）和特慢胰岛素锌混悬液。

（三）用法用量

1. 补充治疗　口服降糖药后，空腹血糖仍高时可采用胰岛素补充治疗。

2. 替代治疗　当外源性胰岛素用量接近生理剂量时，改用替代治疗。其中三次注射疗法，接近生理状态，易于调整胰岛素剂量，是临床常用的治疗方法。另外，根据临床需要，也可选择采用四次、五次及二次注射疗法。

3. 强化胰岛素治疗　是指通过胰岛素泵或多次皮下注射胰岛素的方法模拟正常胰岛素的生理分泌节律，使血糖达到或接近生理水平的方法。主要适用于1型糖尿病病人、妊娠糖尿病或2型糖尿病用相对简单的胰岛素治疗方案不能达到目标者。

4. 持续皮下胰岛素输注（CSII）　即胰岛素泵治疗，属胰岛素强化治疗的一种。

5. 小剂量胰岛素疗法　可用于治疗非酮症高渗性昏迷、乳酸酸中毒和糖尿病酮症酸中毒，即每小时静脉点滴胰岛素1～12u（平均约5～6u）或每公斤体重每小时给0.05u～0.1u胰岛素。

（四）副作用及抗药性　胰岛素治疗的主要不良反应为低血糖反应，与剂量过大及饮食不规律有关。其他的不良反应还有局部脂肪萎缩，经常更换注射部位，每次针距>2cm可避免，过敏反应较少见。

七、糖尿病合并妊娠的治疗

糖尿病患者在妊娠期间易合并尿路感染、羊水过多和子痫，甚至诱发酮症酸中毒。在整个妊娠期间，应密切监测孕妇血糖水平和胎儿的生长、发育和成熟情况。宜选用速效和中效胰岛素，忌用口服降糖药。

八、胰腺移植和胰岛细胞移植

主要用于1型糖尿病患者，仍有待进一步发展。

九、糖尿病酮症酸中毒的治疗

（一）输液　糖尿病酮症酸中毒时多有不同程度的脱水，甚至可达体重10%以上。通常使用生理盐水。

（二）胰岛素治疗　多采用小剂量（速效）胰岛素治疗方案（每小时每公斤体重0.1u胰岛素）。

（三）维持电解质平衡　主要包括补钾和补碱。

（四）去除和防治诱因　最常见的诱因是各种感染，应在补液、胰岛素治疗的同时积极抗感染治疗。

（五）积极治疗并发症　积极治疗休克、心力衰竭、心律失常、肾衰竭、脑水肿等相关并发症。

第五节　脂代谢异常

由于脂肪代谢或运转异常使血浆一种或几种脂质高于正常称为高脂血症，可表现为高胆固醇血症、高甘油三酯血症或两者兼有（混合型高脂血症）。

根据脂蛋白密度大小的不同，可分为乳糜微粒（CM）、极低密度脂蛋白（VLDL）、中间密度脂蛋白（IDL）、低密度脂蛋白（LDL）和高密度脂蛋白（HDL）5 大类。此外，还有脂蛋白（a）。

脂蛋白的蛋白部分是一种特殊蛋白，因与脂质结合承担在血浆中运转脂类的功能，故称为载脂蛋白。

【病因病理】

高脂蛋白血症的病因主要分为原发性和继发性两种。

一、原发性高脂蛋白血症

由于遗传因素或后天的饮食习惯、生活方式及其他自然环境因素引起的高脂蛋白血症，属于原发性一类。

二、继发性高脂蛋白血症

有某种明确的基础疾患引起的高脂蛋白血症属于继发性一类。常见于控制不良的糖尿病、饮酒、甲状腺功能减退症、肾病综合征、肾透析、肾移植、胆道阻塞、口服避孕药等。

【临床表现】

主要临床表现有两方面，即脂质在真皮内沉积引起黄色瘤以及脂质在血管内皮沉积引起动脉粥样硬化、冠心病、脑血管病和周围血管病等。许多高脂血症患者并无症状和体征，往往是在血液生化检查时被发现的。

一、黄色瘤

一种异常的局限性皮肤隆起，其颜色可为黄色、橘黄色或棕红色，多呈结节、斑块或丘疹形状，质地一般柔软。

二、角膜弓

又称老年环，若见于 40 岁以下者，则多伴有高脂血症，以家族性高胆固醇血症为多见。

三、脂血症眼底

是由于富含甘油三酯的大颗粒脂蛋白沉积在眼底小动脉上引起光散射所致，常是严重的高甘油三酯血症伴有乳糜微粒血症的特征表现。

四、急性胰腺炎

明显的高甘油三酯血症可引起急性胰腺炎。

五、游走性多关节炎

严重的高胆固醇血症特别是纯合子家族性高胆固醇血症可出现游走性多关节炎。

【实验室及其他检查】

一、血脂

常规检查血浆总胆固醇（TC）和甘油三酯（TG）水平，以证实高脂血症的存在。TC是血清所有脂蛋白中胆固醇的总和，而TG是所有脂蛋白中甘油三酯的总和。

二、脂蛋白

可初步估计血浆中各种脂蛋白变化情况。

【诊断与鉴别诊断】

目前尚无统一的诊断标准。为了防治动脉粥样硬化和冠心病，血清胆固醇浓度应控制的合适范围为<5.20mmol/L（200mg/dl），血浆甘油三酯浓度应控制的合适范围为<1.7mmol/L（150mg/dl）。各地由于所测人群不同及所采取的测量方法的差异，所制定的高脂血症的诊断标准不一。1997年，我国制定了首部《中国血脂异常防治建议》（表6-2）。

表6-2　血脂防治异常建议（中国1997）　单位：mg/dl

判断	TC	TG	LDL-C	HDL-C
合适水平	<200	<150	<120	>40
边缘升高	201~219		121~139	
升高	>220	>150	>140	
降低				<35

【治疗】

由于血脂代谢紊乱与冠心病和其他动脉粥样硬化的患病率和病死率密切相关，应坚持长期治疗，并以饮食、锻炼为基础。

一、饮食和运动治疗

首要的办法是调整饮食结构，控制饮食摄入量。饮食治疗的总目标是降低已升高的血脂水平，维持营养上的合理需求，以维持体重在标准水平为准。

二、药物治疗

当进行饮食治疗后，各项血脂和脂蛋白浓度仍不能很好控制者，需要进行药物治疗。

（一）调节血脂药

1. 羟甲基戊二酸单酰辅酶 A（HMG－CoA）还原酶抑制剂　又称他汀类药。这类药物降胆固醇作用十分显著，对轻、中度高甘油三酯血症也有一定疗效。常用药物有洛伐他汀、辛伐他汀、普伐他汀、氟伐他汀、阿托伐他汀。除阿托伐他汀可在任何时间服药外，其余均为晚上一次口服。但不宜用于孕妇、哺乳期妇女和儿童。

2. 氯贝丁酯类和苯氧乙酸类或称纤维酸类　又称贝特类。主要适用于高甘油三酯血症或以甘油三酯升高为主的混合型高脂血症，还有一定的降低血浆纤维蛋白原的作用。常用的有非诺贝特、吉非贝齐和苯扎贝特。

3. 烟酸及其衍生物　烟酸属于 B 族维生素，其用量超过作为维生素使用的剂量时，有明显的调脂作用，可降低 TC、TG 和 LDL－C，升高 HDL－C。其衍生物阿西莫司可以减少总胆固醇及 LDL 的生成，适用于血 TG 水平明显升高、HDL－C 水平明显降低者。

4. 胆酸螯合树脂类　又称胆酸隔置剂。仅适用于单纯高胆固醇血症，对任何类型的高甘油三酯血症均无效。对混合型高脂血症，须合用其他类型调节血脂药。该类药物有考来烯胺和考来替泊。

5. 其他　包括普罗布考、鱼油制剂 ω－3 脂肪酸、弹性酶、泛硫乙胺、中药制剂等。

（二）调节血脂药的选择　临床治疗中，常根据血脂异常的病因及类别，根据调脂药的作用机制、不良反应等因素进行选择。也可按《中国血脂异常防治建议》分型选药。

三、重度血脂异常的非药物治疗

极少数患者的血脂水平非常高，多见于基因遗传异常的患者。这些患者可以通过外科治疗、血浆净化疗法等方法治疗。基因治疗在未来有可能攻克顽固性遗传性血脂异常。

第六节　痛风与高尿酸血症

痛风为嘌呤代谢紊乱和（或）尿酸排泄障碍所致的血尿酸增高的一组异质性疾病。其临床特点为高尿酸血症、痛风性急性关节炎反复发作、痛风石沉积、特征性慢性关节炎和关节畸形，常累及肾引起慢性间质性肾炎和肾尿酸结石形成。

男性和绝经后女性的血尿酸大于 420μmol/L、绝经前女性的血尿酸大于 350μmol/L，称为高尿酸血症。高尿酸血症是痛风发展过程中的一个阶段。

【病因病理】

人体内尿酸有两个来源，从富含核蛋白的食物中核苷酸分解而来的属外源性；从体内氨基酸、磷酸核糖及其他小分子化合物合成和核酸分解代谢而来的属内源性。尿酸是嘌呤代谢的终产物，次黄嘌呤和黄嘌呤是尿酸的直接前体，在黄嘌呤氧化酶的作用下，次黄嘌呤氧化为尿酸。因此，血尿酸盐浓度和嘌呤代谢密切相关。在人体，尿酸的主要来源为内源性。对高尿酸血症的发生，内源性代谢紊乱较外源性因素更为重要。

高尿酸血症是痛风的重要标志，当尿酸生成增多或（和）尿酸排出减少时，均可引起血中尿酸盐浓度增高。此时，尿酸可以析出结晶，并可在组织内沉积，造成痛风的组织学改变，是引起痛风性关节炎、痛风石和痛风性肾病的危险因素。

有一小部分原发性痛风患者，尿酸的生成并不增加，高尿酸血症的形成主要是由肾脏的清除减退所致。

痛风可分为原发性和继发性两大类。本节重点讨论原发性痛风。

【临床表现】

痛风的自然病程及临床表现大致可分为4个临床阶段。

一、无症状期

仅有血尿酸持续性或波动性增高，有些高尿酸血症患者可以持续终生不发生症状，称为无症状高尿酸血症。血清尿酸盐浓度愈高，时间愈长，则发生痛风和尿路结石的机会愈多。

二、急性关节炎期

是原发性痛风最常见的首发症状，典型发作起病急骤，可在数小时内症状发展至高峰。急性关节炎期具有如下特点：

1. 常午夜起病，因疼痛而惊醒，突然发作下肢远端单一关节红、肿、热、痛和功能障碍，最常见为拇指及第一趾指关节，其余依次为踝、膝、腕、指、肘关节。

2. 患者有发热，血白细胞增高，血沉增快，予秋水仙碱治疗后，关节炎症状可以迅速缓解，有特殊的治疗效果。

3. 初次发作常呈自限性，一般经1～2天或多至几周后可自行缓解，此时，受累关节局部皮肤出现脱屑和瘙痒，为本病特有的症状，但非经常出现。

4. 伴高尿酸血症。

5. 关节内也有尿酸盐结晶，或痛风石针吸活检有尿酸盐结晶，是确诊本病的依据。

急性期缓解后，患者出现无症状阶段，即间歇期，时间长短各异，可数周至数年。多数病人于一年内复发，此后每年发作数次或数年发作一次，偶有终生仅发作一次者。

三、痛风石及慢性关节炎期

痛风石是痛风的一种特征性损害。痛风石可以存在于任何关节、肌腱和关节周围软组织，导致骨、软骨破坏及周围组织纤维化和变性，使关节发生僵硬畸形、活动受限。严重时痛风石处皮肤发亮、菲薄，容易溃破成瘘管，可有白色粉末状尿酸盐结晶排出，继发性感染较少见。

四、肾病变

（一）痛风性肾病　痛风性肾病是痛风特征性的病理变化之一。尿酸盐结晶沉积于肾组织引起间质性肾炎。

（二）尿酸性尿路结石　约10% ~25%的痛风患者并发尿酸性尿路结石，细小泥沙样结石可随尿液排出而无症状，较大者常引起肾绞痛、血尿及尿路感染症状。

【实验室及其他检查】

一、血尿酸测定

一般男性血尿酸 >420μmol/L、女性血尿酸 >350μmol/L 可确定为高尿酸血症。应反复检测。

二、尿尿酸测定

限制嘌呤饮食5天后，每日尿酸排出量仍超过3.57mmol/L，可认为尿酸生成增多。

三、滑囊液检查

急性期如踝、膝等较大关节肿胀时，可抽取滑囊液进行旋光显微镜检查，于白细胞内可见双折光的针形尿酸钠结晶，有诊断意义。

四、X线检查

早期急性关节炎除软组织肿胀外，关节显影正常。慢性期或反复发作后可见骨质改变，首先为关节软骨缘破坏，关节面不规则，关节间隙狭窄；病变发展则在软骨下骨质及骨髓内均可见痛风石沉积，骨质呈圆形或不整齐的穿凿样、凿孔样、虫蚀样或弧形、圆形骨质透亮缺损，为痛风的X线特征。

【诊断与鉴别诊断】

一、诊断标准

中老年男性，常有家族史，一般在诱因基础上，突然半夜典型关节炎发作或尿酸性结石肾绞痛发作，可考虑本病。相关辅助检查可助确诊。诊断有困难者用秋水仙碱诊断性治疗迅速显效，具有特征性诊断价值。

二、鉴别诊断

（一）类风湿性关节炎 多见于青、中年女性。血尿酸不高，类风湿因子多数阳性，X线显示关节面粗糙，关节间隙狭窄，甚至关节面融合，与痛风性骨质缺损有明显不同。

（二）化脓性关节炎与创伤性关节炎 二者血尿酸盐不高，滑囊液检查无尿酸盐结晶。

（三）假性痛风 为关节软骨钙化所致，大多见于老年人，以膝关节最常累及。血尿酸盐不高，关节滑囊液检查含焦磷酸钙结晶或磷灰石。

【治疗】

本病不能根治，防治目的为：①控制高尿酸血症，预防尿酸盐沉积；②尽快终止急性关节炎的发作；③防止尿酸结石形成和肾功能损害。根据疾病不同阶段采取不同的治疗手段。

一、一般治疗

合理调节饮食，减少嘌呤的摄入，促进尿酸排出。

二、急性痛风性关节炎期治疗

绝对卧床休息，抬高患肢。迅速给予秋水仙碱，药物治疗越早越好。

（一）秋水仙碱 对本病有特效。

（二）非甾体抗炎药（NSAID） 目前最广泛应用的药物有吲哚美辛，此外还有双氯芬酸、布洛芬、罗非昔布等。禁止两种非甾体抗炎药同时应用。

（三）糖皮质激素 对病情严重而上述治疗无效或因严重不良反应不能使用秋水仙碱和非甾体抗炎药时，可考虑使用糖皮质激素和促肾上腺皮质激素（ACTH）短程治疗。

三、发作间歇期和慢性期处理

为了预防痛风急性发作，防止各种并发症的发生，在此阶段仍须积极治疗，使血尿酸维持正常水平。

（一）排尿酸药 适合肾功能尚好的患者，主要是抑制近端肾小管对尿酸盐的重吸收，增加尿酸排泄，从而降低尿酸水平。排尿酸药目前常用的有羧苯磺胺（丙磺舒）、苯磺唑酮（磺砒酮）、苯溴马隆。

（二）抑制尿酸生成药物 主要有别嘌呤醇。

（三）其他 对有高血压、冠心病、肥胖症、尿路感染、肾功能衰竭等伴发或并发症者，须进行对症治疗。关节活动困难者须予以理疗和锻炼。痛风石溃破成瘘管者应予以手术剔除。

四、无症状高尿酸血症治疗

对高尿酸血症者应寻找病因和相关因素，同时避免过食（特别是高嘌呤饮食）、酗酒、过劳、创伤及精神紧张等诱导急性发作的因素。血尿酸过高者应予别嘌呤醇治疗。

第七章 结缔组织病

第一节 类风湿关节炎

类风湿关节炎（RA）是一种以多关节炎为主要表现的慢性全身性自身免疫性疾病。其主要病变在关节的滑膜，表现为受累关节肿胀、疼痛，呈对称性，常以手足小关节肿痛为首发症状。关节炎持续日久，造成软骨及骨组织破坏，导致关节功能障碍，甚至畸形、致残，预后不良。病变并非局限于关节组织，其他系统的损害也较常见。

本病的病因至今不明，各年龄段皆可发病，男女之比约为1:3。各种族患病率有较大差异，我国的患病率为0.32%～0.36%，美国中年组患病率为1%左右。

【病因病理】

一、病因

本病是多种因素诱发机体的自身免疫反应而致病。确切病因尚未完全阐明，主要与遗传因素和感染因素有关。其发病具有家族聚集性，HLA－DR4/DR1为其易感基因。多种致病原，如细菌、衣原体、病毒、螺旋体等均可引发RA样病征，部分RA发生于某些感染之后，感染在RA起病中有重要作用。RA发病还与受寒、受潮、劳累、外伤、精神刺激等因素有关，这些因素是发病的诱因。

二、发病机制

（一）细胞免疫反应 致病抗原侵入关节后，被滑膜细胞吞噬、处理，在细胞表面表达Ⅱ类抗原受体，将抗原信息传递给T淋巴细胞，激活T淋巴细胞、单核巨噬细胞、树突状细胞等免疫活性细胞，释放出许多可溶性介质。这些介质促进滑膜增生，诱导炎症反应加剧，导致关节软骨破坏。

（二）B细胞产生自身抗体 侵入滑膜的致病抗原同时激活B淋巴细胞，使之转化为浆细胞，产生多克隆抗体，包括类风湿因子（RF）等。在滑膜中形成的RF有IgG－RF、IgA－RF、IgM－RF，形成免疫复合物，激活补体，引起关节局部和其他部位的损伤。B细胞亦可向T细胞呈递抗原，使免疫反应进一步加强。

三、病理

类风湿关节炎基本病理改变是滑膜炎。滑膜微血管增生；滑膜细胞增殖，滑膜肥厚；滑膜间质大量炎症细胞增殖浸润；血管翳形成。血管翳持续增长扩张，覆盖于关节软骨表面，释放许多炎性介质，导致软骨破坏、软骨下骨溶解、关节囊破坏松弛。关节外基本病理改变是血管炎，主要表现为小动脉坏死性全层动脉炎、小静脉炎及白细胞破碎性血管炎。

【临床表现】

一、症状

（一）关节表现　双手近端指间关节、掌指关节、腕、膝、足趾等关节受累最为多见，颞颌关节亦可受累。主要表现为关节肿胀、压痛和僵硬，中晚期患者可见关节僵直与畸形，关节功能受限甚至完全丧失。关节晨僵是类风湿关节炎临床特征之一。

（二）关节外表现　类风湿关节炎临床表现呈现多样性，以关节病变为主，并有侵犯多脏器的关节外表现。

血液系统常见轻至中度贫血。皮肤血管炎：雷诺现象，指（趾）端溃疡、坏死。呼吸系统：弥漫性肺间质纤维化、肺泡炎、胸腔积液、类风湿尘肺等。心脏：心包炎、心内膜炎、心肌炎。眼部可引起角膜炎、巩膜炎等。肾脏：多见系膜性肾小球肾炎、坏死性肾小球肾炎、肾脏淀粉样变等。神经系统：常见周围神经病变。类风湿血管炎造成多发性单神经炎，即肢体局灶性感觉缺失，发生垂腕或垂足；滑膜增生造成神经受压，如环枢关节半脱位或腕管综合征。

类风湿关节炎还常继发干燥综合征、多发性肌炎。

二、体征

受累关节多见关节肿胀，压痛，呈对称性。早期表现为近端指间关节梭形肿大，严重者出现关节畸形如手指鹅颈征、钮扣花指、指掌尺侧偏斜，双手握力减低。大约15%～20%的患者可有皮下结节。

【实验室及其他检查】

一、血常规

可有轻度贫血，活动期血小板增高。

二、红细胞沉降率

活动期增快。

三、C 反应蛋白（CRP）

活动期可增高。

四、类风湿因子

约有 70% 的患者在疾病过程中类风湿因子（RF）阳性。

五、抗角蛋白抗体（AKA）、抗核周因子（APF）抗体、抗环瓜氨酸肽抗体（抗 CCP）

对类风湿关节炎特异性高，阳性可作为早期诊断指标。

六、X 线检查

关节周围软组织肿胀，关节骨质疏松，关节间隙变窄，关节边缘有骨质破坏或见囊状透亮区；晚期可见关节半脱位，关节间隙消失呈骨性强直。X 线片通常取手部，因其多呈典型改变，部分足、踝关节 X 线改变可出现在手部病变之前。类风湿肺部表现可依据肺 X 线检查证实。

【诊断与鉴别诊断】

一、诊断标准（1987 年美国风湿病学会标准）

7 项具备 4 项或 4 项以上即可确诊：①每日晨僵至少 1 小时，持续至少 6 周；②3 个或 3 个以上关节肿胀，持续至少 6 周；③腕关节、掌指关节或近端指间关节肿胀 6 周或以上；④对称性关节肿胀；⑤手的 X 线改变；⑥皮下结节；⑦类风湿因子阳性，滴度≥1∶32。

二、鉴别诊断

（一）风湿性关节炎 发病前多有咽、扁桃体等部位的乙型链球菌感染史，为游走性大关节肿痛，常见膝关节受累，伴皮肤环形红斑，不发生关节僵直或畸形，类风湿因子阴性，常伴心肌炎、心瓣膜病变。

（二）强直性脊柱炎 中轴关节疼痛为主，可见四肢非对称性关节炎，多见于青年男性，有家族史，B27 型人类白细胞抗原（HLA－B27）阳性，类风湿因子阴性，X 线检查见骶髂关节破坏，晚期脊柱竹节样变。

（三）退行性骨关节炎 见于 50 岁以上中老年，多发生于颈椎、腰椎及膝关节，亦可见于手的远端指间关节，活动后症状加重，休息减轻，X 线检查可见骨质增生，关节间隙变窄等。

【治疗】

治疗 RA 的目的一是要减轻关节僵硬、肿痛及其他症状；更为重要的是控制病情进展，阻止不可逆的关节改变，尽可能地保护关节和肌肉功能，改善患者生活质量。可用西药结合中医辨证论治，更好地控制病情，减轻药物毒副作用。

RA 的治疗方法包括药物治疗、饮食治疗、物理治疗、教育、休息及手术治疗，最根本的是药物治疗。

一、药物治疗

治疗 RA 的药物可以分类为：①非甾体抗炎药（NSAID）；②免疫抑制剂；③糖皮质激素；④生物制剂等。

（一）非甾体类抗炎药（NSAID）　有消炎止痛作用，主要作用机理是抑制前列腺素合成，常用药物有：吲哚美辛控释片（意施丁）每次 25～50mg、每日 2～3 次；双氯芬酸钠（扶他林）每次 25～50mg、每日 3 次；布洛芬缓释胶囊（芬必得）每次 0.3～0.6g、每日 2～3 次；吲哚美辛栓（消炎痛栓）1/3～1 粒纳肛、每日 1～2 次等。此类药常见副作用有恶心、呕吐、腹泻、胃溃疡、头痛、眩晕、肝损害、骨髓损害、皮疹等。

（二）雷公藤多甙片　目前临床应用比较广泛。本药既有非甾体类抗炎药的抗炎作用，又有免疫抑制作用。每次 10～20mg、每日 2～3 次。其副作用有腹痛、腹泻、恶心、呕吐、皮疹、皮肤色素沉着、女性月经不调或闭经、男子精子数量减少、骨髓抑制、肝功能损害等。

（三）免疫抑制剂　主要有甲氨蝶呤（MTX）每次 5～20mg、每周 1 次，口服或生理盐水 20ml 稀释后静注；爱若华（LEF）首次剂量 50mg 连服三天、以后 10～20mg 每日 1 次口服维持；柳氮磺胺吡啶（SASP）每次 1g、每日 2 次；硫酸羟氯喹（HCQ）每次 0.1～0.2g、每日 2 次；帕夫林每次 0.3～0.9g、每日 3 次；青霉胺 0.25g、每日 1 次；硫唑嘌呤每次 50～100mg、每日 1 次。这些药物疗程依据患者疗效及出现毒副作用的严重程度而定，其主要副作用有骨髓抑制、胃肠道反应、肝肾损害、脱发、口腔溃疡等。

（四）糖皮质激素　最强的抗炎和免疫抑制剂。关节炎严重时，可予小剂量糖皮质激素，较快缓解症状，逐步减量并停用。对于发热、严重贫血、虹膜睫状体炎、血管炎、浆膜炎及其他严重内脏损害者，应用中等剂量（强的松 30～40mg/d），必要时可足量应用甚或激素冲击治疗，待症状控制后应逐步减量至最小维持量。糖皮质激素的副作用有：骨质疏松、消化道溃疡、感染、高血压、血糖升高、向心性肥胖、水肿、精神异常等。

（五）生物制剂　肿瘤坏死因子 $-\alpha$ 拮抗剂，商品名有英夫利昔单抗、依那西普，因价格昂贵，临床尚未广泛应用。

二、手术治疗

单关节滑膜炎症明显者，可局部关节腔注射得宝松。急性期滑膜肥厚者可行滑膜切除术。晚期关节畸形、强直者，可行矫形手术、人工关节置换术等。

第二节　系统性红斑狼疮

系统性红斑狼疮（SLE）是由于多因素相互作用引起机体免疫紊乱所致的一种全身性自身免疫病。体内存在多种自身抗体，可累及皮肤黏膜、心、肺、胃肠道、肾、血液、中枢神经系统等多系统损害。本病多见于育龄期女性，发病年龄以15～40岁最多，男女之比约为1∶10。肾功能衰竭、继发感染、中枢神经系统损害是死亡的主要原因。

【病因病理】

一、病因

病因不明，一般认为遗传、性激素、感染及环境因素等相互作用，引起机体免疫功能紊乱而发病。其发病有家族聚集倾向，不同种族发病率有显著差异。已知与SLE发病相关的基因主要在HLA－DR区，呈多态性。雌激素可增加自身抗体产生，故育龄期、妊娠期女性发病率高。紫外线能诱发或加重病情，芹菜、无花果等可增加光敏感。某些食物、药物亦能诱发SLE，如蘑菇、肼苯哒嗪、青霉素等。此外，烟草、染发剂、病毒感染也可与SLE发病有关。

二、发病机制

（一）自身免疫耐受破坏　某些感染或环境因素引起自身成分变性，或者外来抗原与自身成分存在某些相同分子结构，刺激或诱导自身抗原呈递异常，T淋巴细胞对自身抗原反应性增强。

（二）T淋巴细胞功能异常　T抑制细胞功能下降，T辅助细胞活性增高。

（三）B淋巴细胞活化　B淋巴细胞被广泛激活，过度增殖，产生多种免疫球蛋白和多种自身抗体。

（四）细胞因子表达异常　血清中白介素－1（IL－1）、白介素－2（IL－2）及其受体产生减少，T抑制细胞活化受影响；血清中白介素－4（IL－4）、γ干扰素（γ－IFN）水平增高，导致B细胞增殖、产生过量免疫球蛋白。

三、病理

（一）基本病理　免疫复合物介导的血管炎。主要表现为结缔组织黏液样水肿，纤维蛋白样变性和坏死性血管炎。

（二）特征性病理表现　苏木紫小体，可出现在所有组织中；脾脏血管“洋葱皮”样病变；疣状心内膜炎。

（三）肾脏病理　光镜下可见苏木紫小体、核碎裂、“白金耳样”病变、透明血栓、新月体形成；电镜下可见微管样结构，广泛的上皮下、内皮下及系膜区电子密集物沉积；免疫荧光检查出现“满堂红”现象。

1982 年世界卫生组织（WHO）狼疮性肾炎病理分型

Ⅰ型：正常肾组织；Ⅱ型：系膜增殖性肾小球肾炎；Ⅲ型：局灶性节断性肾小球肾炎；Ⅳ型：弥漫增殖性肾小球肾炎；Ⅴ型：膜性肾小球肾炎；Ⅵ型：硬化性肾小球肾炎。

【临床表现】

一、全身症状

乏力、发热、体重下降。

二、皮肤黏膜改变

典型的皮损为面颊蝶型红斑和盘状红斑、掌指红斑、网状青斑、甲周红斑，还可见冻疮样皮损、雷诺现象，常有光过敏。脱发明显，称为狼疮发。黏膜损害表现为口腔溃疡、鼻中隔糜烂等。

三、骨与关节肌肉表现

对称性关节疼痛，呈游走性，有时有关节肿胀，较少发生关节畸形，并可出现腱鞘炎。SLE 还可伴发肌病。

四、肾脏损害

肾脏是 SLE 最常见、最重要的内脏损害，表现为不同程度的血尿、蛋白尿和管型尿，以及水肿、继发性高血压等。早期肾功能正常，逐渐进展，可导致肾功能不全。此外，还可有肾间质、肾小管损害。

五、呼吸系统

胸膜炎表现为胸痛、呼吸困难，可出现渗出性胸腔积液。急性狼疮性肺炎出现肺实质浸润性病变，临床特点为发热、呼吸困难、咳嗽，双肺底可闻及湿啰音。预后差，死亡率高。慢性狼疮性肺炎表现为弥漫性肺间质纤维化。SLE 还可并发肺动脉高压、肺出血等。

六、神经系统

可以引起中枢及周围神经系统的多种表现，分为神经性和精神性两类症状。神经症状有癫痫、头痛、脑血管病、无菌性脑膜炎、脑炎以及脊髓炎、神经炎等，精神症状有幻觉、情感障碍以及精神异常等。

七、心血管系统

心脏各部位均可受累。主要有心包炎、心肌炎、心内膜炎，表现为胸痛、心律失常，严重者可发生心包填塞、心力衰竭。血管病变以静脉血栓、四肢血栓闭塞性脉管炎、静脉炎为多见。

八、消化系统

表现为食欲减退、恶心、呕吐、腹痛、腹泻、消化道溃疡，少数可见腹膜炎、腹水、肠梗阻等急重症，并常有肝脏肿大。

九、血液系统

贫血最多见，常为正常细胞正常色素性贫血、自身免疫性溶血性贫血；红细胞、白细胞、淋巴细胞、血小板计数减少也很常见；或伴有淋巴结肿大、脾大。常表现为乏力、头晕、皮肤紫癜、牙龈出血等。

【实验室及其他检查】

一、血常规

血红蛋白、红细胞、白细胞、血小板计数均可减少。

二、红细胞沉降率

血沉增快。

三、抗核抗体谱

抗核抗体（ANA）阳性；抗双链 DNA（dsDNA）抗体是 SLE 标记抗体之一；抗生理盐水可提取性核抗原（ENA）抗体中抗 Sm 抗体为 SLE 特异性抗体之一；此外抗心磷脂抗体、抗核蛋白（DNP）抗体均可出现阳性。

四、补体

血清补体降低，免疫球蛋白升高。

五、抗人球蛋白试验

如发生自身免疫性溶血性贫血，网织红细胞增多、抗人球蛋白试验阳性。

六、X 线

X 线示肺野片状浸润影，肺功能为严重限制性通气功能障碍和弥散功能减低，低氧血症。

七、心脏、血管检查

心脏病变，心电图、心脏超声有相应改变；心肌炎，心肌酶谱升高。血管病变，血管超声、血管造影可见血流改变、管腔狭窄等。

八、尿常规

狼疮性肾炎尿常规表现为不同程度的血尿、蛋白尿和管型尿，24 小时尿蛋白增高，后期可伴血清肌酐升高。

九、超声检查

腹部超声可见肝、脾大。

十、其他

狼疮脑病，腰穿检查脑脊液中细胞数、蛋白水平升高，葡萄糖水平降低；脑电图显示异常，通常为弥漫性慢波节律；头颅 CT 可显示脑出血、脑梗塞；磁共振可为 SLE 脑损伤提供更明确的诊断依据。

【诊断与鉴别诊断】

一、诊断标准（1997 年美国风湿病学会分类标准）

符合下列 4 条或以上，并排除其他原因者可确诊为 SLE：①颊部红斑；②盘状红斑；③光敏感；④口腔溃疡；⑤关节炎；⑥浆膜炎。胸膜炎或心包炎；⑦肾脏病变。蛋白尿大于 0.5g/24h，或管型尿；⑧神经系统异常。癫痫发作或精神病；⑨血液学异常。溶血性贫血；或白细胞减少（$<4.0\times10^9/L$）；或血小板减少（$<100\times10^9/L$）；⑩免疫学异常。抗 dsDNA 抗体阳性；或抗 Sm 抗体阳性；或抗心磷脂抗体阳性；⑪抗核抗体滴度增高，排除药物诱发。

二、鉴别诊断

（一）类风湿关节炎　SLE 患者可有多关节病变，但关节疼痛、肿胀、晨僵的程度均较 RA 轻且持续时间短，关节病变一般为非侵蚀性，不遗留畸形。SLE 患者具有典型的皮疹，多数伴有肾脏改变，而 RA 患者不具备此特点。

（二）皮肌炎或多发性肌炎　SLE 患者可出现全身近端肌肉的疼痛无力等症，但疼痛程度较轻，肌酶多正常，肌电图无特异性改变。而皮肌炎或多发性肌炎患者肾脏病变少见，抗双链 DNA 抗体和抗 Sm 抗体阴性，抗 JO－1 抗体阳性，肌酶明显升高，肌电图呈肌源性损害。

（三）混合性结缔组织病　一般有手指腊肠样肿胀，雷诺现象较 SLE 更为常见，肌炎症状较重，抗核糖核蛋白抗体高滴度阳性，抗 Sm 抗体阴性。

【治疗】

急性活动期应注意休息，加强营养，保持身心愉快。有光过敏者应避免阳光暴晒，育龄期妇女建议工具避孕。

一、药物治疗

（一）非甾类抗炎药（NSAID） 对SLE患者出现的关节痛、发热等临床表现可选用NSAID。如阿司匹林每日3~6g；双氯芬酸钠（扶他林）每日25~50mg，每日3次；吲哚美辛（消炎痛）每日25mg，每日3次。

（二）糖皮质激素 临床多选用强的松，其剂量约为每天每kg体重0.5~1.5mg，轻型病人可用强的松每天15~20mg，重症病例可用强的松每天40~60mg。临床适用情况为：①用其他疗法治疗无效的轻型病例；②急性或亚急性发作，有严重的中毒症状如高热、关节痛、无力和（或）病变迅速累及浆膜、心、肺、肝、肾、造血器官和其他脏器组织者；③慢性病例如伴有明确的进行性内脏损害者。若病情重笃者，可用冲击疗法，用甲基强的松龙1g，每日静注，连续3日，然后每日强的松60~100mg，正规递减至维持量。

（三）免疫抑制剂 临床主要选用环磷酰胺（CTX）和硫唑嘌呤，临床适用于：①单独使用糖皮质激素无效；②对长期大量糖皮质激素治疗不能耐受；③为了更有效地控制SLE的某些病损；④在急性症状得到控制后，为了进一步减少激素维持量或更顺利地逐渐递减激素。CTX用法：可隔日200mg或每两周600~800mg，用盐水稀释后静点，需记录其累积量，同时需根据病情轻重选择用药量。硫唑嘌呤（依木兰）成人用量为50~100mg，每日一次。其他免疫抑制剂有环孢素A、骁悉等，但价格较高。临床上免疫抑制剂常与糖皮质激素合用。

（四）雷公藤多甙片 既有抗炎作用，又有免疫抑制作用。对SLE患者关节表现、蛋白尿均有较好疗效，但长期使用可抑制性腺。每次10~20mg，每日3次。

（五）氯喹/硫酸羟氯喹 对SLE的皮疹有较好疗效。对单纯有皮肤表现而无系统损害的轻型患者可单纯用氯喹治疗。治疗量为氯喹0.25g每日一次，一周服用五天；硫酸羟氯喹0.2g每日二次，维持量每日0.2g。长期使用要注意眼视网膜病变。

二、血浆置换

血浆置换法是将一定量的患者血液引入血浆交换装置，将分离的血浆弃除，同时补充等量的新鲜血浆或其他血浆代用液，其目的是为了清除体内的免疫复合物、炎性介质等。血浆置换的作用是暂时的，临床上免疫抑制剂常与血浆置换联合使用。适用于多脏器损害、激素效果不显著、器质性脑综合征、全血细胞减少及活动性肾炎等重症病例。

第三节　干燥综合征

干燥综合征（SS）是一种以外分泌腺受累为主的系统性自身免疫性疾病，最常见症状是口眼干燥，也可累及其他器官，造成多种临床表现。单纯SS，不与其他结缔组织病并存，称为原发性干燥综合征；如继发于其他自身免疫病，称继发性干燥综合征。本病常继发于系统性红斑狼疮、类风湿关节炎。本节所指为原发性干燥综合征。

本病属全球性疾病，90%患者为女性，发病年龄高峰为30～50岁。国内发病率为0.29%～0.77%。本病病程较长、预后一般良好。

【病因病理】

一、病因

感染因素、遗传基础等参与了本病的发生。患者家族中本病的发生率高于正常人群。某些Ⅱ类人类白细胞抗原（HLA）基因可能是SS易感的基因，对发病和病程持续起一定作用。EB病毒、巨细胞病毒、艾滋病病毒（HIV）等与本病的发生有一定相关性。病毒通过分子模拟交叉反应或超抗原作用成为启动因素之一。

二、发病机制

免疫功能紊乱是本病发病的主要基础。

（一）细胞免疫异常　病变局部浸润的淋巴细胞中T辅助细胞占优势，抑制性T淋巴细胞减少、功能低下。同时自然杀伤细胞（NK细胞）活性下降。

（二）体液免疫异常　B淋巴细胞功能过度亢进，合成大量免疫球蛋白，产生多种器官特异性和非特异性抗体：抗SS－A、SS－B抗体，高滴度的RF，其他如抗线粒体抗体、抗胃壁细胞抗体等。抗原抗体形成复合物，造成腺体和器官的损害。

三、病理

本病主要累及外分泌腺，泪腺、唾液腺最常见，其他如肾小管、肺间质、消化道黏膜、肝汇管区及淋巴管等亦可累及。聚集性的淋巴细胞浸润是本病特征性的病理改变。早期腺管周围大量淋巴细胞、包括单核及浆细胞浸润，局部腺体上皮细胞变性，出现浸润细胞浓集，偶见生发中心生成，腺体萎缩。

另一病变是血管炎，由冷球蛋白血症、高球蛋白血症或免疫复合物沉积而引起，是并发肾小球肾炎、周围和中枢神经系统病变、皮疹、雷诺现象的病理基础。

【临床表现】

一、口干燥症

大多数患者有不同程度的口干、唾液少，重者饮水频繁，进固体食物需伴水或流食送下；猖獗性龋齿是本病特征之一，表现为牙齿逐渐变黑、片状脱落，最终只留残根；常有间歇性腮腺或颌下腺肿痛，累及单侧或双侧；此外还有舌痛，舌面干裂或无苔光滑，口腔溃疡等。

二、眼干燥症

常发生干燥性角膜炎、结膜炎，出现眼干涩、异物感、少泪或无泪、怕光、眼易疲劳、视力下降等症状。

三、其他外分泌腺受累

可引起相应部位的干燥表现。如皮肤干燥、瘙痒、脱屑；阴道干燥、瘙痒；干燥性鼻炎、干燥性支气管炎，有鼻咽干燥、咳嗽等症状。

四、系统损害

①多数患者有关节疼痛，一般无关节破坏及畸形，少数出现肌痛、肌无力；②皮肤损害可出现紫癜样皮疹、结节红斑样皮疹、雷诺现象；③神经系统可见精神症状及意识障碍、癫痫样发作、共济失调等；④肾损害以肾小管酸中毒突出，出现低钾性麻痹、肾性尿崩症；⑤消化系统表现可有萎缩性胃炎、肝功损害、肝脾肿大、阻塞性胆管炎及自身免疫性胆管炎，可并发胆汁淤积性肝硬化；⑥呼吸系统主要改变为肺间质纤维化，出现干咳、气短、呼吸困难，甚至呼吸衰竭；⑦淋巴组织增生，亦可引起全身多处淋巴结肿大；⑧血液系统可有白细胞、血小板、血红蛋白的降低。

【实验室及其他检查】

一、血常规

可见轻度贫血，或有白细胞、血小板的降低。

二、红细胞沉降率

血沉增快，C反应蛋白增高。

三、类风湿因子（RF）

阳性，且滴度较高。

四、免疫球蛋白

表现为高球蛋白血症，为多克隆性，以IgG最明显。

五、抗核抗体谱（ANA谱）

ANA阳性，常为均质型或斑点型；可有抗SS－A、抗SS－B、抗RNP抗体阳性，其中抗SS－A抗体及抗SS－B抗体对SS的诊断有特异性，其阳性率分别为70%和40%。少数抗线粒体抗体阳性。

六、补体

多数正常，偶尔降低（一般发生在有血管炎的患者）。

七、免疫复合物

25%的SS患者血清冷球蛋白阳性。

八、眼部检查

Schirmer（滤纸）试验阳性，即≤5mm/5min；角膜染色阳性，双眼各自的染点>10个；泪膜破碎时间阳性，即≤10秒。

九、口腔检查

唾液流率阳性，即≤1.5ml/15min；腮腺造影阳性，末端腺体造影剂呈点状、球状，提示导管及小腺体有破坏；唾液腺放射性核素检查阳性，即唾液腺吸收、浓缩、排出核素功能差；唇腺活检组织学检查阳性：即淋巴细胞灶≥1，在$4mm^2$组织内至少有50个淋巴细胞聚集于唇腺间质为一个灶。

【诊断与鉴别诊断】

一、诊断标准（2002年国际分类标准）

1. 口腔症状　3项中有1项或1项以上为阳性

每日感口干，持续3个月以上；成年后腮腺反复或持续肿大；吞咽干性食物时需用水帮助。

2. 眼部症状　3项中有1项或1项以上为阳性

每日感到不能忍受的眼干持续3个月以上；有反复的砂子进眼或磨砂感觉；每日需用人工泪液3次或3次以上。

3. 眼部体征　任1项或1项以上阳性。

Schirmer试验阳性；角膜染色指数≥4。

4. 唇腺活检　下唇黏膜活检病理示淋巴细胞灶≥1。

5. 唾液腺受累　任1项或1项以上阳性

唾液流率阳性；腮腺造影阳性；唾液腺核素扫描阳性。

6. 自身抗体　血清抗SS－A或抗SS－B抗体阳性（双扩散法）。

原发性干燥综合征：符合上述4条或4条以上，但必须含有条目4或条目6；条目3、4、5、6中任3条阳性。均可诊断本病。

继发性干燥综合征：有其他结缔组织病，符合条目1、2中任1条，同时符合3、4、5中任2条。

必须除外：头颈面部放疗史、丙肝病毒感染、淋巴瘤、艾滋病、结节病、移植物抗宿主病、抗胆碱药物的应用（阿托品、颠茄、莨菪碱、溴丙胺太林）。

二、鉴别诊断

（一）系统性红斑狼疮 多为女性，常见面部红斑、脱发、口腔溃疡，肾脏受累明显，抗 dsDNA、抗 Sm 抗体阳性，低补体血症。

（二）类风湿关节炎 对称性小关节肿痛，好发于手腕、掌指及近端指间关节，晨僵时间长，严重者有关节畸形，X 线片可见关节侵蚀性骨破坏。

（三）非自身免疫病的口干 老年性外分泌腺体功能下降、糖尿病或药物引起的口干，有赖于病史及各病自身特点加以鉴别，其抗核抗体、抗 SS－A 及抗 SS－B 抗体阴性。

【治疗】

治疗目的：改善症状，控制和延缓因免疫反应引起的组织器官损害以及继发性感染。主要是替代和对症治疗。

一、对症治疗

无多系统损害，以外分泌腺体受损为主。

①减轻口干。多饮水，酌情使用人工唾液；②减轻眼干。使用人工泪液减轻眼干，预防角膜损伤。某些眼药膏也可用于保护角膜；③口眼干燥可用必嗽平，每次 8mg，每日 3 次治疗；④关节痛、肌痛及皮肤病变，可用非甾体抗炎药、羟氯喹治疗；⑤低血钾性周期性麻痹。静脉补钾，6～9g/d，平稳后改为口服补钾 0.5g 每日 2～3 次，有时需终身服用。

二、合并症治疗

合并内脏受累者，根据受损器官及严重程度进行相应治疗。对于神经系统损害、肾小球肾炎、肺间质病变、肝脏损害、血液系统受累等，可给予肾上腺糖皮质激素治疗，剂量用法同其他结缔组织病。病情进展迅速者，可联合应用免疫抑制剂，如环磷酰胺、硫唑嘌呤等，但要注意其副作用。

发生恶性淋巴瘤后，要及时进行淋巴瘤的联合化疗。

第四节　白塞病

白塞病（BD），是一种原因不明的以血管炎为病理基础的慢性多系统疾病，以复发性口腔溃疡、生殖器溃疡、眼色素膜炎为主要特点。其临床表现广泛而复杂，除三联征外，可累及任何器官。

本病发生以地中海、中东及东亚地区较为集中，呈特殊地域性分布。日本患病率为 13.6/10 万，中国北方约为 14/10 万，土耳其患病率为 80～370/10 万。男女发病比例报道不一，我国和日本女性患者居多，伊朗和英国则以男性居多。

【病因病理】

一、病因

本病发病有明显地域性，提示有一定遗传易感性，B51 型人类白细胞抗原（HLA - B51）型是白塞病的易感基因。某些微生物感染，如 EB 病毒、链球菌、结核杆菌、葡萄球菌感染等与本病的发生有一定相关性。此外，存在环境诱发因素，如接触有机农药、高铜饮食等。当易感人群受到某些抗原或环境因素刺激时，则易患本病。

二、发病机制

（一）免疫异常 患者外周淋巴细胞亚群比例失调，T 淋巴细胞对自身口腔黏膜细胞发生细胞毒作用，产生大量炎性细胞因子，如肿瘤坏死因子 - α（TNF - α）、肿瘤坏死因子 - β（TNF - β）、白细胞介素 - 8（IL - 8）等，刺激中性粒细胞，致使中性粒细胞功能亢进。半数患者体内存在抗内皮细胞抗体、抗口腔黏膜细胞抗体等。

（二）中性粒细胞功能亢进 中性粒细胞功能亢进是本病炎症反应的特征。在患者血清中存在趋化激活因子，使中性粒细胞趋化性增强，其游走、黏附能力和吞噬功能均异常增强，并产生多种炎性介质。

（三）继发性血管内皮细胞损伤 免疫异常和中性粒细胞功能亢进引起继发性血管内皮细胞损害和功能紊乱，释放出过多的内皮素，使血管收缩、前列腺素生成减少，促发血管坏死、血栓形成，管壁通透性增强。

三、病理

白塞氏病的病理基础是血管炎，全身血管均可累及，以小血管和静脉为主，亦可形成大静脉血栓和大动脉炎。血管炎有渗出和增生两种改变。渗出性改变为管腔充血，管壁水肿，内皮细胞肿胀，纤维蛋白沉积等；增生性病变是内皮细胞和外膜细胞增生，管壁增厚，有时有肉芽肿形成。

【临床表现】

一、口腔溃疡

复发性口腔溃疡为本病最常见症状，每年发作至少三次，于 1 ~ 2 周后自行愈合，不留疤痕。

二、生殖器溃疡

女性常见于外阴及阴道，男性则在阴囊、阴茎、龟头处。可反复发作，残留疤痕。

三、眼部病变

常见色素膜炎（即葡萄膜炎）、视网膜血管炎、视神经病变。主要表现为视物模糊，视力下降，眼球痛，畏光流泪，异物感等。眼炎反复发作可造成视力障碍甚至失明。男性眼部受累较女性多见且严重。

四、皮肤病变

皮损表现多样。结节红斑最常见，好发双侧下肢小腿部位，椭圆形红色隆起的皮下结节，质地稍硬，有压痛。毛囊炎样皮疹与青春期出现的痤疮相似，其特点是浸润基底大，顶端脓头小，周围红晕宽。多局限于上下肢和头面部。初起为鲜红色丘疹，针尖至黄豆大小，稍有压痛，多数形成脓疱，伴有疼痛，进而结痂。针刺反应阳性是白塞病特征之一，皮内针刺或注射生理盐水，48 小时后针刺部位出现红色丘疹点或脓疱者为阳性。

五、神经系统损害

发生率较低，预后较差，是白塞氏病死亡的主要原因。中枢神经系统受累较周围神经系统多见，可出现脑膜脑炎、脑干损害、器质性精神症状、脊髓损害和周围神经病变，表现为头痛、头晕、意识障碍、精神异常、癫痫、感觉障碍等。

六、血管病变

又称血管型白塞病，也是白塞病致死的重要原因，主要累及大静脉和大动脉，包括静脉血栓、动脉瘤和动脉阻塞。静脉受累较动脉多见。静脉血栓形成最易累及下肢静脉和腔静脉。动脉瘤多数为单个，主要见于腹主动脉和胸主动脉，其次是肺动脉。动脉阻塞发生率较低。血管白塞病临床表现随受损的血管不同而异。肢体动脉阻塞可致无脉症；肾动脉狭窄出现肾性高血压；肺部损害时表现为咯血；心血管受损出现心悸、心律失常、心绞痛等。

七、其他

还可有关节疼痛和酸痛，关节肿胀少有，或伴明显的晨僵，大小关节均可受累，常为非对称性，极少畸形。消化道损害以多发性溃疡最常见，症状有腹胀、腹痛等，严重者造成消化道出血甚至穿孔。

【实验室及其他检查】

一、一般检查

活动期外周血白细胞轻度增多，血沉增快，C 反应蛋白增高。

二、针刺反应

多数患者针刺反应阳性。

三、HLA－B5 基因检查

半数以上 HLA－B5（尤其 B51）阳性。

四、纯化蛋白衍生物检查

部分患者纯化蛋白衍生物（PPD）阳性。

五、抗核抗体谱、类风湿因子检查

均阴性，补体正常。

六、脑脊液检查、脑电图、头颅 CT 及 MRI 检查

有助于神经白塞氏病的诊断。

七、血管造影检查

血管病变时可行血管造影。

八、眼科检查

有助于眼部病变的诊断。

【诊断与鉴别诊断】

一、诊断标准（1989 年国际标准）

具备第一条，加上其余四条中的二条即可诊断：①复发性口腔溃疡，每年至少发作 3 次；②反复生殖器溃疡；③眼病变。色素膜炎，视网膜血管炎，玻璃体混浊等；④皮肤病变。结节红斑、假性毛囊炎、脓性丘疹、青春期后痤疮样结节；⑤针刺反应阳性。

二、鉴别诊断

（一）赖特综合征 男性多见，常发生于胃肠道及泌尿生殖系统感染后，以关节红肿热痛为主，好发下肢关节，可有口腔、生殖器溃疡、眼炎以及皮肤病变，内脏损害少见。HLA－B5 阳性率高。

（二）炎症性肠病关节炎 炎症性肠病关节炎伴有肠外表现，如眼色素膜炎、关节炎、黏膜溃疡等，白塞病亦可有消化道损害。前者累及肠道更广泛，病理为肉芽肿改变，而胃肠型白塞病病变不连续，病理为血管炎改变。

（三）单纯疱疹病毒感染 可引起发热、阴茎和口腔溃疡、皮疹、眼色素膜炎和关节炎，疱疹病毒抗体呈阳性，病变部位 Tsank 试验显示细胞核内包涵疱疹病毒，可与白塞病鉴别。

【治疗】

治疗原则：仅有皮肤、口腔黏膜受累，可局部用药及对症治疗；眼部病变，除局部用药外，严重时加用激素或免疫抑制剂治疗；严重血管炎或脏器受累时，应用激素和免疫抑制剂治疗。

一、局部治疗

口腔溃疡可局部外用激素类软膏；假性毛囊炎和生殖器溃疡，局部外涂抗生素软膏；急性眼炎用散瞳剂和激素滴眼液。

二、药物治疗

（一）糖皮质激素 用于严重眼炎、神经系统损害、大动脉炎以及重度皮肤病变、关节疼痛，可以缓解急性症状，但作用短暂，减量或停药易复发。

（二）免疫抑制剂 主要用于眼炎、严重血管炎、重要脏器受累者。如环磷酰胺、环孢素、甲氨蝶呤、雷公藤等。

（三）抗凝剂 血管炎或血栓形成时，可予阿斯匹林、潘生丁等抗凝剂溶栓治疗。

（四）非甾体抗炎药 有抗炎、镇痛及退热作用，对发热、关节炎、结节红斑有较好的疗效。

三、手术治疗

胃肠型白塞病并发肠穿孔，内科治疗不能控制的消化道出血以及肠瘘为外科手术治疗适应证。

第八章 精神、神经系统疾病

第一节 癫痫

癫痫包括一组疾病和综合征，虽然病因不同，但均以在病程中有反复发生的大脑神经元过度放电所致的暂时性中枢神经系统功能失常为特征。按照有关神经元的部位和放电扩散的范围，功能失常可能表现为运动、感觉、意识、行为、自主神经等不同障碍，或兼而有之。每次发作或每种发作称痫性发作。患者可以一种或数种痫性发作作为其临床症状。发作具有自发性、反复性、突发性及阵发性四个特点，故单独一次发作不能诊断为癫痫，必须发作两次以上才能拟诊为癫痫。

癫痫是最常见的神经系统疾病之一，发生率在3.5‰~6.6‰之间。癫痫发作的国际分类（ICES）是建立在症状学和脑电图（EEG）特征基础上的，有两种主要类型：部分性发作（包括单纯部分性发作、复杂部分性发作和继发性全身强直-阵挛发作的部分发作）和全面性发作（包括特发性全面性癫痫及症状性或隐源性全面性癫痫）。目前该分类已为全世界普遍采用。

【病因病理】

一、病因

癫痫的病因多种多样，并与年龄、发作类型及癫痫类型有很大关系。许多患者可能有多种因素共存。在儿童期遗传因素和先天性疾病如灰质发育不良很常见。而在青春期特发性全面性癫痫中遗传因素占优势。在年纪较大的患者中，肿瘤和脑血管病的因素更加突出。部分性癫痫很可能与潜在的结构性异常有关，而全面性癫痫多有遗传基础。

二、发病机制

癫痫发作的基本原理是脑内出现兴奋性过高的神经元群，能突然过度地重复放电，形成高幅的爆发性放电区，称为“产痫灶”。在发作间歇期产痫灶不断地发出单位放电，在适当的条件下，在头皮上或脑皮质的表面用脑电图记录仪可以记录到尖波或棘波，这是临床上诊断癫痫的“金标准”。在特定情况下，产痫灶的活动突然活跃，其放电量大幅度增加，并向周围扩散，引起邻近神经元的同样放电，并沿着一定的神经通路传向远处，于是引起由许多神经元参与的过度同步放电，这就是一次痫性发作，这一过程称为“点燃”。痫灶可为单发或多发，部位最多见于脑皮质下的神经核团如海马、杏仁核；脑皮质如海马回、沟回、扣带回、梨状回及脑干的网状结构等。发自多发性痫灶或脑干网状结构的痫性发作，多为全身性，又称为全面性发作。对于痫性发作的生物学特性，历年来有很多研究并取得不少进展，其中涉及到神经系统内在性质，兴奋、抑制两过程的平衡失调，发作起点，神经冲动同步化，发作传播途径及其终止等。

【临床表现】

一、症状

癫痫的发作类型多种多样，可以从短暂的注意力消失至长期的意识不清达数小时之久，有的伴有不正常的肢体运动，也有完全没有运动症状，而只有感觉、认知、情绪、内脏功能反应等。

二、体征

有全身骨骼肌强直性痉挛，头眼偏向一侧，躯干强直呈角弓反张，一过性抽搐等不同临床体征。

【实验室及其他检查】

一、脑电图

发作时记录的脑电图诊断意义最大。一次发作间歇期记录，历时20～30分钟，并结合过度换气和闪光刺激，发现癫痫样电活动的概率不超过50%，不能依此作为确诊有无癫痫的手段。多次重复记录，并结合缺睡诱发和睡眠记录，可使阳性率增加至85%上下。对其余的15%患者，有应用遥控脑电图和携带式长程记录仪的适应症。个别复杂部分性发作患者甚至需要做脑深部电极记录方能确诊。癫痫脑电图的典型表现是棘波、尖波、棘－慢或尖－慢复合波。不同类型的癫痫，脑电图上有不同表现，可辅助进行癫痫发作类型的确定。

二、核磁共振MRI

MRI的冠状位T1加权像可显示海马结构的不对称、萎缩等；T2加权像信号增强，反转恢复序列信号降低等。

三、正电子发射断层扫描（PET）

PET诊断癫痫的原理为测定脑内葡萄糖的代谢。由于葡萄糖不能在PET中显示，改用18氟标记的脱氧葡萄糖（FDG），它具有与葡萄糖类似的脑内代谢过程。一般在癫痫发作间期作FDG－PET可显示脑内有FDG的代谢降低区，表明此区可能为痫灶所在。

四、单光子发射断层扫描（SPECT）

检查目的为脑的局部血流量（γCBF）。在癫痫病例中，痫灶部位的血流随发作情况不同而变化。在发作期痫灶的γCBF增加，故采用本检查法可检得痫灶的位置。

【诊断与鉴别诊断】

一、诊断依据

癫痫诊断主要根据临床发作特点和脑电图痫性放电及排除有关疾病。癫痫是一种发作性疾病，病程中至少有2次以上的发作史。此外脑电图所表现的痫性活动，包括棘波、尖波、棘（尖）－慢综合波、多棘－慢综合波、爆发性高波幅节律等，对疾病诊断有重要辅助意义。

如果是继发性癫痫，还需确定癫痫的病因。为探讨脑部疾病的性质，可考虑进行MRI、理化检验、同位素扫描或脑血管造影等检查，以明确诊断。

二、鉴别诊断

（一）假性发作　发作时脑电图上无相应的痫性放电和抗癫痫药治疗无效是与癫痫鉴别的关键。尤其下列情况更要考虑假性发作的可能：①视频脑电图记录到在发作中有意识改变和双侧肢体运动或感觉表现，而脑电图无异常；②发作没有刻板性，运动表现为非典型癫痫样抽动，持续脑电图记录在不同生理条件下都无异常。

（二）晕厥　多由焦虑、疼痛、见血、过分寒冷、高热诱导的发作；站立或坐位时出现的发作，常伴有面色苍白、大汗。脑电图多数正常或仅有慢波。

（三）偏头痛　癫痫头痛程度较轻，多在发作前后出现，偏头痛则以偏侧或双侧剧烈头痛为主要症状；癫痫脑电图为阵发性棘波或棘－慢复合波，偏头痛主要为局灶性慢波。

（四）短暂脑缺血发作（TIA）　多见于老年人，常伴有动脉硬化、高血压、糖尿病等病史，发作时间从数分钟到数小时不等，其临床症状多为缺失而非刺激，因而感觉丧失或减退比感觉异常多，脑电图上无明显痫性放电，多数无家族遗传史。

（五）过度换气综合征　病人的症状能通过过度换气复制是鉴别的主要依据，发作间期或发作期脑无痫样放电，发作前后血气分析显示二氧化碳分压低也是重要的鉴别点。

【治疗】

一、病因治疗

有明确病因者应首先进行病因治疗，低血糖、低血钙等代谢紊乱者应先寻求病因治疗；对于颅内占位性病变者应首先考虑手术，但即使在病变顺利割除后，仍需抗癫痫药物治疗。

二、药物治疗

无明确病因，或虽有明确病因但不能根除病因者，需考虑药物治疗。

（一）用药时机 一般半年内发作两次以上者，一经诊断明确，就应用药；首次发作或半年以上发作一次者，可在告知癫痫药物可能的副作用和不治疗可能出现的后果情况下，根据患者及家属的意愿，酌情选择用或不用抗癫痫药。

（二）抗癫痫药物的选择 主要考虑痫性发作的类型。一般单纯性、复杂性部分性发作和继发性全身性强直—阵挛发作的部分发作，首选卡马西平，次选苯妥英钠、苯巴比妥；全身强直—阵挛性发作首选丙戊酸钠，次选卡马西平、苯妥英钠；强直性发作首选卡马西平，次选丙戊酸钠、苯妥英钠；阵挛性发作首选丙戊酸钠，次选苯妥英钠、苯巴比妥。

（三）药物剂量 口服药量均自低限开始，如不能控制，再逐渐增加。

（四）单用或合并用药 单一用药治疗是应遵守的基本原则，如治疗无效可换用另一种单药，但换药期间应有 5 ~ 7 天的过渡期。一般不主张联合用药，仅在多种类型发作共存，单药（或换药后）无效，才考虑合并用药，但需注意毒副作用。

（五）用药时程 至少两年内没有临床发作，神经系统检查正常，脑电图等实验室检查正常，可以考虑终止治疗，并需与患者说明风险及复发可能。停药必须通过缓慢减量，病程越长，剂量越大，停药越应缓慢，整个过程一般不少于 3 个月。若有复发，则需重复给药。复杂部分性发作很少能完全控制，即使可以控制，也应长期维持较小剂量。

第二节　急性脑血管病

急性脑血管病（ACVD）是由各种血管性病因引起的急性脑部疾病的总称，包括短暂性脑缺血发作、脑出血、脑梗死、脑栓塞、蛛网膜下腔出血等。本病具有发病率高、死亡率高、致残率高及复发率高的特点。

目前急性脑血管病是导致人类死亡的第二位疾病，对老年和中年人的健康危害严重。WHO 的中国脑血管病流行病学调查显示，中国男性死亡率为 65/10 万人口，女性 61/10 万人口，男性略高于女性，且随着年龄增加而上升，近年来已受到各国的普遍关注。

短暂性脑缺血发作

短暂性脑缺血发作（TIA），系指由颈动脉或椎－基底动脉系统一过性供血不足，导致供血区突然出现短暂的局灶性神经功能障碍。约占同期缺血性脑血管病的7%～45%，有20%～40%的患者在数年内可发展为脑梗死。

【病因病理】

一、病因

短暂性脑缺血发作是一种多病因的综合征，高血压、动脉硬化、心脏疾病是本病的主要发病因素。

二、发病机制

微血栓经血液循环阻塞脑部小动脉，而造成一过性神经功能缺失发作，当栓子碎裂并向远端移动时，缺血症状消失。因脑动脉血流有一定的方向性，脱落的微栓子总是沿着一定方向进入同一动脉，故反复出现同一部位的短暂性脑缺血发作；颈内动脉或椎－基底动脉系统的动脉硬化斑块使血管腔狭窄，当流经的涡流加速时，刺激血管壁使血管痉挛亦可出现一过性脑缺血发作，涡流减速时症状消失；此外，脑部动脉系统闭塞或狭窄，颈部动脉受压等引起血流动力学改变，亦可导致TIA发作。

【临床表现】

一、临床特点

①好发于50～70岁，男性较多；②发作突然，历时短暂，一次发作持续数秒至24小时，一般为5～20分钟，半数在10分钟以内症状消失；③症状完全恢复，不留神经功能缺损的症状和体征；④常反复发作，每次发作出现的局灶症状基本相同。

二、症状

（一）颈动脉系统TIA　较少见，持续时间较长，易引起完全性卒中，以发作性偏瘫或单肢轻瘫最常见。

（二）椎－基底动脉系统TIA　较多见，发作较频繁，持续时间较短。主要表现为脑干、小脑、枕叶、颞叶及脊髓近端缺血症状。以眩晕、呕吐、视物不清或变形、眼震、视野缺损、复视、听力下降、轻偏瘫、四肢瘫等症状最常见。少数有猝倒发作，常在迅速转头时突然出现双下肢无力而倒地，意识清楚，常在极短时间内自行起立。

三、体征

部分患者可有两侧颈动脉搏动异常，颈动脉、锁骨上窝处听诊可有杂音。

【实验室及其他检查】

一、头颅 CT

多数患者正常。少数患者可发现脑梗死灶，尤以小腔梗为多，其中相当一部分梗死灶与症状不相符，有的可能是陈旧性病灶。

二、经颅多普勒超声（TCD）

患侧血管出现严重的血管痉挛和动脉狭窄表现，也有患侧血管出现较低或极低的收缩流速频谱，平顶波峰，上升支有转折角，波幅低及频谱灰度增加，频窗消失，脉动指数（PI）增加等；而健侧收缩期流速较高，两侧血流呈现不对称。动态观察缓解期，高血流速频谱可消失。

【诊断与鉴别诊断】

一、诊断依据

1. 突然出现短暂的神经功能缺失发作，持续时间不超过 24 小时。
2. 神经功能障碍必须局限于某脑血管分布范围。
3. 临床症状常反复、刻板地出现，发作间期无任何神经系统阳性体征。
4. TCD、CT 等检查提示有脑部血管痉挛或动脉狭窄表现。

二、鉴别诊断

（一）局灶性癫痫 较可靠的是 24 小时脑电 Holter 监测，如有局灶性癫痫放电则可确诊为癫痫，如无异常则考虑为 TIA 可能。CT 或 MRI 检查可发现脑内有局灶性非梗死性病灶，也可考虑为癫痫。

（二）梅尼埃病 眩晕发作时间较长，伴有耳鸣，多次发作后听力减退，本病除眼震外，无其他神经系统定位体征。

（三）阿－斯综合征 该病可引起阵发性全脑供血不足，有意识障碍，神经系统体征不明显。注意脉搏及心律，做心电图检查即可鉴别。

（四）偏头痛 多起于青春期，常有家族史。发作以偏侧头痛、呕吐等自主神经症状为主，较少出现局灶性神经功能丧失的症状和体征，发作时间也较长。

【治疗】

一、病因治疗

尽可能查找 TIA 的病因，针对病因治疗，如调整血压、治疗心律失常或心肌病变、纠正血液成分异常等。

二、药物治疗

（一）脑血管扩张剂及扩容剂　早期使用可明显减少和终止 TIA 临床发作，可选用盐酸倍他啶，曲克芦丁、氟桂利嗪也有一定效果。

（二）抗血小板聚集剂　可减少微栓子的产生，对预防复发有一定疗效。如无溃疡或出血性疾病，可常用阿斯匹林。此外，噻氯吡啶疗效优于阿斯匹林，但价格昂贵，推广困难。

（三）抗凝治疗　对发作频繁、病情严重和逐次加重，且无明显抗凝治疗禁忌者，及早进行抗凝治疗对减少发作和预防脑梗死均有积极意义，常用药物为肝素。

（四）钙通道阻滞剂　能选择性地作用于脑血管平滑肌的钙通道，阻止钙离子由细胞外进入细胞内，具有防止脑动脉痉挛、扩张血管、增加脑血流和维持红细胞变形能力等作用。一般多选用氟桂利嗪。此外，尼莫地平、尼卡地平亦是常用药物。

三、外科治疗

经血管造影证实颈部大动脉有明显狭窄或闭塞病变，药物疗效差，患者一般情况允许，且有条件者可考虑颈动脉内膜剥离术、支架放置术或颅内－颅外血管吻合术。对消除微栓塞，改善脑血流和建立侧支循环均有一定疗效。由于并非根治方法，且手术指征及效果尚未肯定，国内较少采用。

蛛网膜下腔出血

蛛网膜下腔出血（SAH）是指因脑底部或脑表面的血管自发破裂，血液直接进入蛛网膜下腔的一种临床综合征，可分为继发性和原发性两类。前者是由脑实质、脑室、硬脑膜外或硬脑膜下的血管破裂出血，后者是由于脑表面或脑蛛网膜下腔的血管破裂出血，血液直接流入蛛网膜下腔所致。

据我国六城市调查，其患病率为 31/10 万，年发病率为 4/10 万，约占急性脑血管病的 10% 左右，占出血性脑血管病的 20% 左右，仅低于脑梗死和脑出血，且易反复发作，病死率可高达 35%。

【病因病理】

一、病因

目前比较明确及多见的病因主要分为 3 大类：①动脉瘤。包括先天性和动脉硬化性两类。先天性最常见，多中年（>40 岁）以后发病，约占 50% ~80%。动脉硬化性在老年人中最常见，约占 13% ~15%；②脑动静脉血管畸形（AVM）。青少年多见，约占 2% 左右；③烟雾病（又称脑底异常血管网病）。患者多较年轻，约占 1% 左右。其他病因少见，如各种感染引起的动脉炎、血液疾病、结缔组织病、肿瘤破坏血管等，约占1%左右。此外约有14%～16%的患者用目前的检查手段未发现明确病因，预后较好。

二、发病机制

（一）先天性颅内动脉瘤 在先天性血管壁变薄，内弹力层和肌层纤维中断，血管发育不全或变性的基础上，血管分叉处在血流的不断冲击下可逐渐扩张和形成囊状或带蒂囊状的动脉瘤。在血管壁的极薄处可发生血液渗漏，在血压突然增高时可破裂出血。

（二）动脉硬化性动脉瘤 多见于脑底部较大的动脉主干。脑动脉硬化时，脑动脉中的纤维组织代替了肌层，内弹力层变性、断裂，胆固醇沉积于内膜，破坏管壁，在血流的冲击下，逐渐扩张形成与血管纵轴平行的梭形动脉瘤。

（三）动静脉畸形 由于血管壁发育不全、厚薄不一、动脉压力大，而静脉压力低，当大量血流冲击时易破裂出血。

（四）脑底异常血管网 其管壁薄而脆弱，故易破裂出血。

三、病理

脑脊液呈血性，整个脑表面呈紫色。脑沟、脑池内有大量红细胞沉积，故染色更深。随着时间的推移，大量红细胞开始溶解和释放含铁血黄素，使脑皮质、脑膜呈现不同程度的铁锈色，并可见程度不等的局部粘连形成。镜检：出血4小时后，镜下可见软脑膜血管周围有多核白细胞渗出；24小时后，可见大量白细胞浸润和吞噬细胞，并逐渐自行坏死；72小时后，各种炎性细胞反应达到高峰，尤以淋巴细胞和吞噬细胞更明显，并出现大量的红细胞和含铁血黄素吞噬细胞。1周后，多核白细胞基本消失，淋巴细胞浸润仍明显，吞噬细胞仍最活跃，大多数红细胞裂解。10天后，脑脊髓表面出现纤维化并形成一层瘢痕薄膜。上述镜下演变过程的快慢取决于出血量，少量出血者在72小时就可以出现机化现象。

【临床表现】

一、症状

（一）头痛 突然剧烈头痛，难以忍受。发生率在98%左右。

（二）呕吐 恶心、呕吐多为喷射状，发生率在88%左右。

（三）抽搐 发病早期出现一过性局部或全身性抽搐，发生率在20%左右。

（四）精神症状 个别患者以精神症状为首发症状，也可在发病早期或发病过程中出现，因前交通动脉瘤或大脑中动脉第二分支处动脉瘤破裂后影响额叶、颞叶所致，发生率在2%～5%左右。

二、体征

（一）脑膜刺激征 约86%左右患者有颈项强直；约63%左右患者出现克氏征阳性。

（二）动眼神经瘫 多为交通动脉瘤扩张压迫动眼神经所致。

（三）意识障碍　占50%～60%，轻重程度不等，包括一过性意识障碍、嗜睡、浅或深昏迷。

（四）眼底玻璃膜下、视网膜前出血　呈点、片状，多分布在视乳头周围，出血在发病1小时内即可出现，这一体征对SAH具有诊断意义。

（五）局灶体征　轻偏瘫、单瘫、失语、一侧病理反射阳性等。

（六）吸收热　出血后2～3天出现，体温一般不超过38.5℃。

【实验室及其他检查】

一、脑脊液检查

含血脑脊液是蛛网膜下腔出血的特点，压力常有升高（2周后逐渐下降并恢复正常）。镜检可见大量红细胞、非炎症性白细胞增多和红细胞碎片、巨噬细胞等，蛋白质含量增高，糖和氯化物含量正常。

二、头颅CT

发病1周内的急性病例，CT检查显示出血性高密度影。

三、MRI

亚急性期SAH（7天至1个月），高铁血红蛋白在所有成像序列中均呈高信号。

四、脑血管造影

主要在于确定病因，如动脉瘤的数字减影血管造影（DSA）阳性率为80%，脑血管畸形和脑底异常血管网征可达100%。

【诊断与鉴别诊断】

一、诊断依据

1. 发病急骤，剧烈头痛、呕吐。
2. 一般意识清楚或有短暂性意识障碍。
3. 脑膜刺激征明显，少数伴有脑神经功能缺损及轻瘫等局灶体征。
4. 脑脊液显示血性；头颅CT显示出血性高密度影及其他相关实验室检查阳性。

二、鉴别诊断

（一）脑膜炎　起病时，发热在前，头痛在后。脑脊液非血性改变，常规、生化检查呈炎性改变。

（二）血管性头痛　既往有反复类似发作史，无脑膜刺激征，腰穿和脑CT扫描正常可予鉴别。

（三）脑室出血 头颅 CT 可明确出血部位。

【治疗】

本病的治疗原则是制止继续出血，防治继发性血管痉挛，去除出血原因和防止复发，并掌握时机，尽早行 DSA 检查，如发现动脉瘤及动脉畸形，则应积极行血管介入或手术治疗。

一、一般治疗

绝对卧床 4 ~6 周，环境安静，尽可能多睡眠。避免一切可以引起情绪变化的因素，如生气、烦躁、疲劳等。避免一切可引起高血压、高颅压的因素，如输液反应、突然用力、便秘等。检查和搬动时，动作尽量轻柔。并应进行必要的对症治疗，如止痛、镇静、通便等。

二、药物治疗

（一）止血剂 应选择抗纤维蛋白溶解剂，以延长血凝块再溶解的时间，预防 SAH 的再发。目前临床上常用的有：6－氨基己酸（EACA）、对羧基苄胺（抗血纤溶芳酸 PAMBA）等。

（二）脱水、降颅压 一般首选甘露醇，此外呋噻米、人血白蛋白亦常用。

（三）预防血管痉挛 主要采用钙离子拮抗剂：尼莫地平等，可口服或静脉给药，维持 4 周左右。

（四）预防感染 特别是有意识障碍的患者应考虑应用抗生素，防止坠积性肺炎等。

（五）营养神经 常用 B 族维生素、ATP、辅酶 A 等。

三、外科治疗

经造影证实有动脉瘤或动静脉畸形者，应争取手术或放射性介入治疗，根除病因和避免再次出血。

脑出血

脑出血（ICH）又称脑溢血。系由脑内动脉、静脉或毛细血管破裂引起脑实质内的一种自发性出血性脑血管病。脑出血中 80% 发生于大脑半球，其余 20% 发生于脑干和小脑。

脑出血一般多见于 40 ~70 岁的患者，尤其是患有高血压病者，男性略多于女性。其自然人口发病率为每年 40 ~60/10 万。北方寒冷地区发病率高于南方，冬季发病率高于夏季。

【病因病理】

一、病因

高血压和动脉硬化为脑出血的最常见病因，也可因脑血管畸形、脑动脉瘤、血液病、抗凝或溶栓治疗、脑血管淀粉样变性、脑底异常血管网症等疾病所致。

二、发病机制

目前认为其发病可能与下列机制有关：

1. 高血压引起脑部小动脉壁上的微动脉瘤形成，当血压骤升导致微动脉瘤破裂而出血。

2. 高血压引起脑小动脉痉挛，导致其远端脑组织缺氧、坏死、点状出血和脑水肿，继而大片出血。

3. 高血压可引起小动脉壁玻璃样变、纤维样坏死或透明性变而变薄、小动脉瘤或夹层动脉瘤，当血压骤升时破裂而出血。

4. 由于脑内动脉壁薄弱，中层肌细胞及外膜结缔组织均少，且无外弹力层，故在长期高血压作用下易于出血。这种结构特点也是脑出血明显多于其他内脏出血的原因。

5. 大脑中动脉与其发出的深穿支呈直角，此种解剖结构在用力、激动等外加因素下可使血压骤升，或因压力变化促使该分支动脉破裂而出血。

三、病理

脑出血中，壳核出血最常见，约占脑出血的50%，脑叶出血为15%，丘脑、脑干及小脑出血各占10%左右。出血灶绝大多数为单灶，仅1.8%～2.7%为多灶。

出血侧大脑半球膨隆肿胀，脑回增宽，脑沟变窄，有时可见少量蛛网膜下腔积血。脑出血后，血肿周围脑组织受压肿胀，水肿明显，可造成脑组织移位，严重时可形成脑疝，此时，可在颞叶海马与小脑扁桃体处发现脑疝痕迹。

【临床表现】

多数脑出血患者有高血压病史及脑动脉硬化病史，发病年龄多在50岁以上。发病前多无先兆，个别患者在出血前数小时或数天可有一过性的嗜睡、意识模糊、言语不清或肢体无力、麻木等。起病急，突发，头痛常为脑出血的首发症状。脑膜刺激征也是脑出血患者常见体征之一。部分患者在急性期可出现精神症状，如兴奋、激动，抑郁或淡漠、情绪低落等。亦可有语言障碍、肢体运动障碍，出现肢体瘫痪、共济失调。脑出血时，癫痫发生率为7%左右，多在出血后即刻或数小时内发生。此外，有些患者有发热、消化道出血等表现。

【实验室及其他检查】

（一）头部CT　头部CT扫描是诊断脑出血的首选检查。急性期脑血肿表现为脑内边界清楚、密度均匀的高密度区。CT值为60～80Hu。脑出血后1周左右，血肿边缘因血红蛋白破坏、溶解吸收，表现为血肿边缘密度减低。

（二）脑脊液检查　目前已逐渐弃用。脑出血时脑脊液压力增高，可呈血性。

（三）脑血管造影　疑有脑血管畸形或脑动脉瘤时，可做脑血管造影或磁共振血管造影技术（MRA）。

（四）血、尿常规及血糖 血白细胞数在脑出血急性期常增高，尿常规检查可见尿蛋白及尿糖阳性，血糖在脑出血急性期也可增高。

【诊断与鉴别诊断】

一、诊断依据

1. 常于体力活动或情绪激动时发病。
2. 发作时常有反复呕吐、头痛和血压升高。
3. 病情进展迅速，常出现意识障碍、偏瘫和其他神经系统局灶体征。
4. 多有高血压病史。
5. 头部CT或MRI提示脑出血。

二、鉴别诊断

见表8－1

表8－1 常见脑血管病鉴别诊断表

	缺血性脑血管病		出血性脑血管病	
	脑血栓形成	脑栓塞	脑出血	蛛网膜下腔出血
发病年龄	多在60岁以上	青壮年多见	55～65岁者多见	各组年龄均有
常见病因	动脉粥样硬化	各种心脏病	高血压及动脉硬化	动脉瘤、血管畸形、动脉粥样硬化
起病时状况	多在安静时	不定	多在活动时	多在活动时
起病缓急	较缓（小时、天）	最急（秒、分）	急（分、小时）	急（分）
昏迷	较轻	少、短暂	深而持续	少、短暂、较浅
头痛	无	少有	神志清楚者有	剧烈
呕吐	少见	少见	多见	多见
血压	正常或增高	多正常	明显增高	正常或增高
瞳孔	多正常	多正常	脑疝时患侧大	患侧大或正常
眼底	动脉硬化	动脉栓塞	动脉硬化、视网膜出血	玻璃体膜下出血
偏瘫	多见	多见	多见	无
脑膜刺激征	无	无	偶有	多明显
脑脊液	多正常	多正常	压力增高、可为血性	压力增高、均匀血性
CT检查	脑内低密度灶	脑内低密度灶	脑内高密度灶	蛛网膜下腔内可见高密度灶

【治疗】

一、一般治疗

卧床，保持安静。昏迷患者应将头歪向一侧，以利于口腔分泌物及呕吐物流出，并可防止舌根后坠阻塞呼吸道，予以血压及心电监测。有尿潴留时应导尿，过度烦躁者可酌情应用镇静药物。

二、调整血压

脑出血后的血压升高主要是对颅内压升高的一种反射性自我调节，以维持颅内灌注压和脑血流量，此时盲目降压可能破坏患者的血管自身调节功能，影响脑的血液循环，加重脑水肿，因而脑出血患者调整血压时需慎重，常用降压药有卡托普利、硝苯地平等，血压过低还应适当提高血压。

三、降低颅内压

脑出血急性期患者死亡的主要原因是颅内压增高引起的脑疝，所以脑出血急性期治疗的关键是降低颅内压，防止脑疝形成。常用的降低颅内压药物有甘露醇、山梨醇、复方甘油。

四、止血药应用

常用6-氨基己酸6~8g/d，加入500ml液体内静点，维持2~3周，主要预防非高血压性脑出血患者再出血。

五、抗生素使用

对于无感染迹象的脑出血患者，除昏迷者外，不主张预防性应用抗生素。如发现有泌尿系统、呼吸系统感染时，应选用相应而有效的抗生素进行治疗。

六、肾上腺皮质激素应用

脑出血时不作常规使用，仅在病情危重时作为抢救措施之一短期使用，常用药物为地塞米松。

七、鼻饲

脑出血患者吞咽困难或昏迷时应予以鼻饲，以保证营养供应和必须口服药物的喂入，鼻饲时，应注意食物的温度，每次注入食物的量不要太多，以200ml左右为宜，并注意保持鼻饲管的清洁。

八、手术治疗

常用方法有经皮颅骨小钻孔血肿穿刺抽吸术、开颅血肿清除术。

血栓性脑梗死

血栓性脑梗死是指在颅内、外脑动脉管壁发生病理改变的基础上，由于血流缓慢、血液成分异常或血液黏度增加等因素作用下所形成的血栓，导致血管发生闭塞的一种脑血管病。

【病因病理】

一、病因

最常见的病因为动脉粥样硬化，其次为高血压病伴发的脑小动脉硬化。比较少见的是血管先天发育异常、血管炎、动脉壁的创伤等。同时血液黏度的增高及血液高凝状态是血栓形成的一种重要因素。此外，脑血流量的调节受血压、脑血管阻力等多种因素影响，其中血压改变是影响局部血流量的重要因素。当血流缓慢或血压下降时可引起脑血流量减少，同时也是血栓形成的重要因素。

二、发病机制

由于动脉粥样硬化斑块破裂或形成溃疡，血小板、血液中其他有形成分及纤维素黏附于受损动脉的粗糙内膜上，形成附壁血栓；在血压下降、血流缓慢、血流量减少、血液黏度增加和血管痉挛等情况下，血栓逐渐增大，最后导致动脉管腔的完全闭塞。

三、病理

病初6小时内，肉眼尚见不到明显病变。8～48小时后缺血中心部位发生软化（梗死），脑组织肿胀变软，脑沟变窄，脑回扁平，脑灰白质界线不清。7～14天后病变组织开始液化和变软，神经细胞消失，吞噬细胞大量出现，星形细胞增生。3～4周后软化和坏死组织被吞噬和清除，胶质细胞增生的软化灶形成瘢痕，大的软化灶形成囊腔。

【临床表现】

本病多见于60岁以上患有脑动脉粥样硬化的老年人，多于静态发病，部分患者发病前有TIA病史，或伴有糖尿病、高血压、高血脂、高黏血症、红细胞增多症等疾病。起病较脑出血、脑栓塞稍慢，常在数小时或1～2天达到高峰，少数患者病情逐渐进展，数天才达到高峰。患者可有头痛、眩晕、偏瘫、失语等症状和体征，多无意识障碍，若有大面积梗死或重症脑干梗死，可出现昏迷或脑疝，甚至死亡。脑局灶性损害症状主要根据受累血管的分布而定，其病情严重程度亦据其梗死面积的大小、部位、病灶的多少及脑干损害程度而异。

【实验室及其他检查】

一、脑脊液检查

如梗死面积小，位置深，未波及脑（室）膜时，脑脊液大多正常；如梗死面积大，脑水肿明显，压力可增高。少数出血性梗死可出现血性脑脊液或黄变，白细胞可轻度增高。

二、头部 CT

发病 6 小时以内脑 CT 多正常；24 ~48 小时后，可逐渐显示出梗死区低密度病灶，边界不清；在 72 小时后绝大多数能显示出大脑半球的梗死灶，其表现为低密度影；梗死面积大者可伴明显占位效应改变，如同侧脑室受压和中线向对侧移位。

三、MRI

在发病 12 小时左右，MRI 即可显示出病灶区中的长 T1 和 T2 高信号，24 小时后可清楚地显示病灶及周围水肿区的长 T1 和 T2 信号，大面积梗死者表现为明显的占位效应。

四、脑血管造影

可显示血栓形成的部位、程度及侧支循环情况。

【诊断与鉴别诊断】

一、诊断依据

1. 多见于中老年人。
2. 多在安静状态下发病，常在睡眠后出现症状。
3. 症状多在几小时或几天内逐渐加重。
4. 意识多清楚，而偏瘫、失语等局灶性神经功能缺损体征明显。
5. 脑脊液一般不含血。
6. CT 扫描早期多正常，24 ~48 小时后出现低密度灶；MRI 早期即可发现梗死灶。
7. 眼底及颅外颈动脉硬化明显。
8. 既往有明显的动脉粥样硬化、高脂血症、糖尿病、TIA 等病史。

二、鉴别诊断

（一）脑出血　发病更急，常有头痛、呕吐等颅内压增高症状及不同程度的意识障碍，血压增高明显。鉴别困难者可借助 CT 检查。

（二）栓塞性脑梗死　发病更急骤，一般缺血范围较广泛，症状较重，常有心房纤颤、细菌性心内膜炎等心脏病或其他容易产生栓子来源的病史。

（三）颅内占位性病变　少数脑瘤、脑脓肿等可突然起病，出现与脑血栓相似的偏瘫等局灶性神经功能缺失症状，但其颅内压增高明显，病程呈进展性。脑脓肿患者可发现原发感染和初期感染史；硬脑膜下血肿有颅脑外伤史，偏瘫轻，意识障碍重。必要时可做腰穿、CT 等检查以资鉴别。

【治疗】

治疗原则为重视早期和急性期的处理，整体综合治疗与个体化治疗结合；尽早恢复缺血区的供血，改善微循环，阻断脑梗死的病理过程；尽早应用脑细胞保护剂；防治缺血性脑水肿；加强监护和护理，预防和治疗并发症；早期进行系统化和个体化康复治疗。

一、急性期治疗

（一）基础治疗 卧床，加强皮肤、口腔、呼吸道护理，保持血容量稳定、水电解质平衡，维护心、肾功能。

（二）调整血压 患者由于生理反应或颅压增高等原因，可导致一过性血压升高，这有利于改善缺血区的灌注量，故临床上应慎用降压药。

（三）控制血糖 高血糖会加重脑梗死，因此急性期不宜输注高糖液体。

（四）缓解脑水肿，降低颅内压 脑水肿处理原则是降低颅内压，维持足够脑血流灌注量和防治脑疝。常用甘露醇、人血白蛋白、血浆蛋白质。

（五）溶栓治疗 是长期以来在急性缺血性脑血管病治疗领域中积极探索的方法之一，通过酶促反应裂解血栓中纤维蛋白支架，国内常用尿激酶。

（六）抗凝治疗 能防止血栓扩延和新的血栓形成，适用于在脑 CT 扫描尚未发现低密度病灶之前的进展性脑血栓形成，常用肝素。

（七）抗血小板药 能降低血小板聚集和血黏度，目前常用阿斯匹林、噻氯吡定。

（八）血液稀释疗法 适用于血液黏度过高和血容量不足，且无严重水肿的心功能不全的病人，常选用右旋糖酐-40 或羟乙基淀粉。

（九）神经保护剂 旨在阻断缺氧后的细胞坏死，延长细胞生存能力，缩小梗死面积，延长治疗时间窗，促进后期神经功能的恢复。常用氟桂利嗪、脑活素、胞二磷胆碱。

（十）手术治疗 急性脑血栓形成，内科治疗困难者，可考虑进行相应手术治疗。

二、恢复期治疗

一旦病情稳定，即应尽早进行运动康复治疗。对瘫痪肢体早期进行按摩及被动运动，开始有主动运动时即根据康复要求按阶段进行训练，以促进功能恢复和防止肢体误用或废用所致的挛缩畸形、肌肉萎缩和骨质疏松。对失语者应同时进行语言功能训练，同时配合相应的药物、针灸、理疗等治疗。

栓塞性脑梗死

栓塞性脑梗死，简称脑栓塞，是指由脑外各部位的固体、液体或气体栓子随血液进入脑血管内，造成动脉阻塞，引起相应供血区脑组织缺血、坏死和脑功能障碍的一种急性脑血管病。可发生在任何年龄，但以中老年人居多，多发生在秋冬季节，而夏季明显减少，可能与心血管病情有关。

【病因病理】

一、病因

60%～80%的脑栓塞由心内膜和瓣膜上的栓子脱落所造成。此外，动脉粥样硬化斑块性栓塞、脂肪栓塞、空气栓塞等也是造成本病的重要因素。

二、发病机制

栓子进入脑循环后，最后停留在不能容栓子通过的动脉管腔内，使被阻塞的动脉所供应的区域发生脑梗死。动脉栓子向近心端发生继发性血栓形成亦可扩大脑缺血梗死范围，同时受栓子刺激，该段动脉和周围小动脉出现反射性痉挛，使缺血和梗死范围更加扩大。

三、病理

在急性期，可见栓塞区脑组织坏死并发脑水肿，严重时可致脑疝形成。陈旧性病灶中心可见神经细胞死亡，胶质细胞增生或囊腔形成，梗死灶可为贫血性梗死；亦可因病灶区内的血管缺血坏死、血管再通和血流重建导致灶内出血而形成红色梗死（出血性梗死）。

【临床表现】

大多数无前驱症状，突然发病，常在数秒或数分钟内症状即达到高峰，仅个别病人因反复栓塞，可在数天内呈阶梯式加重，或因逆行性血栓形成致病情有所进展。因大多数的栓塞发生在颈内动脉系统，其临床表现为突发偏瘫、失语、同向偏盲、偏身感觉障碍或局灶癫痫发作，如为全身性强直－阵挛性发作，常提示梗死范围在扩大。少数椎－基底动脉系统栓塞者表现为复视、眩晕、共济失调 、交叉性瘫，多无严重意识障碍及颅内压增高等全脑症状。较大动脉栓塞致大块严重脑梗死或多发性梗死者，发病后3～5天可因昏迷、全身抽搐、颅内压增高及脑疝而死亡。大多数病人可查出原发疾病的病史和临床表现，且多有周围皮肤黏膜和（或）内脏及肢体栓塞症状。

【实验室及其他检查】

一、头颅CT

一般于发病24～48小时后可见低密度影，如在低密度影区中有高密度影则提示出血性梗死，为了确定是否有出血性梗死常需复查。

二、MRI

提示呈长T1、长T2信号。

三、EEG

可见弥漫性慢波节律，以病灶区为显著。

【诊断与鉴别诊断】

一、诊断依据

1. 无前驱症状，突然发病，病情进展迅速且多在几分钟内达到高峰。
2. 局灶性脑缺血症状明显，伴有周围皮肤、黏膜和（或）内脏及肢体栓塞症状。
3. 明显的原发疾病及栓子来源。
4. 脑 CT 和 MRI 能明确栓塞的部位及大小。
5. 腰穿有助于了解颅内压。

二、鉴别诊断

注意与其他类型的脑血管病相鉴别（见表1）。对抽搐发作者应与癫痫鉴别，头颅 CT，EEG 可资鉴别。

【治疗】

脑栓塞的治疗除治疗脑部病变外，要同时治疗其原发病。脑部病变的治疗基本上与血栓性脑梗死相同，主要是改善脑循环、减轻脑水肿、减少梗死范围。对心源性脑栓塞患者要限制静滴液体量，静滴速度也应缓慢。对原发疾病的治疗是整体治疗的一部分，应予重视，如心源性栓塞患者需卧床休息数周，以减少栓塞复发，同时纠正心律失常、心功能不全等，积极治疗细菌性心内膜炎。病情允许的某些有手术适应证的患者，在适当时机进行手术治疗，以根除栓子的来源，防止复发。

第三节　偏头痛

偏头痛为原发性神经血管性头痛之一。其特点为一侧或双侧跳痛或搏动性头痛，可自行缓解，反复发作，发作间歇期无头痛及阳性体征，随年龄增长有痊愈趋势，具有明显的家族遗传史，在一级亲属中可达 75% ~80%。

【病因病理】

一、病因

遗传、饮食、内分泌以及精神因素等与偏头痛的发病有一定关系。大约有 50% ~80% 的患者有阳性家族史。临床上食用富含酪胺或苯乙胺的食物、谷氨酸单钠和腌制食品，以及抑郁、紧张、焦虑和过劳等是偏头痛的诱因。此外，本病多见于女性，常始于青春期，发作多在经前期或经期，更年期后逐渐减轻或消失。约60%生育期女患者在妊娠期偏头痛发作停止，分娩后可复发。

二、发病机制

其发病机制之争已有百余年之久。血管学说派认为偏头痛是原发于血管功能紊乱的一种头痛，其先兆期是由于颅内血管收缩所引起，头痛期是由于颅外血管扩张所致；神经学说派认为偏头痛是原发于神经功能障碍及其继发性血管功能异常的一种头痛；近年来又提出了在众多的学说中处主导地位的神经血管学说，该学说认为偏头痛是由于三叉神经血管系统和中枢镇痛系统功能缺陷，加之过多的内外刺激所引起。

【临床表现】

本病多起于青春期，女性多于男性，约为男性的2～3倍，部分患者有家族史。根据临床表现可分为以下类型：

一、有先兆偏头痛（典型偏头痛）

比例较小，约占10%，在头痛出现前，有典型先兆症状。先兆可表现为视觉症状、偏身麻木、轻偏瘫及言语障碍。常见的视觉先兆症多为闪光暗点，暗点始于视野中心，缓慢而有规律地向外扩展，10～15分钟后可扩展到视野的周边，再过10～15分钟后逐渐消失。

二、无先兆偏头痛

是最常见的偏头痛类型，约占80%。患者常有家族史，头痛性质与典型偏头痛相似，但多无明确先兆，持续时间较典型偏头痛为长，可以持续数天，程度较典型偏头痛轻。主要为一侧搏动性头痛，伴恶心、呕吐、出汗、畏光等症状。

三、眼肌麻痹型偏头痛

本病少见，可有反复发作的偏头痛症状，但以眼眶和球后疼痛为主，每次头痛后数分钟，少数几小时后发生疼痛侧眼球支配神经的麻痹。最常见为单一动眼神经麻痹，受累侧眼睑下垂和复视，检查时眼球上、下、内收运动障碍和瞳孔扩大。持续数天或数周后恢复，极少数不能恢复。

四、偏瘫型头痛

罕见，其临床特点为头痛发作的同时或过后，出现同侧或对侧肢体的不同程度瘫痪，上下肢力量减退等症状，尤其是上肢，并可在头痛消退以后持续一段时间。

五、基底动脉型偏头痛

罕见，即发生在基底动脉系统的一种血管性头痛，主要见于少年或青年女性，与月经期有显著联系。先兆症状常累及脑干、小脑及双侧枕叶视觉皮层，出现短暂的遗忘和双眼失明、言语不清、眩晕、耳鸣、步态不稳等。10～15分钟后，出现枕部搏动性头痛，伴有恶心、呕吐，少数患者甚至出现意识不清，发作后完全恢复正常，间歇期也可正常。

六、偏头痛等位发作

表现为反复发作的恶心、呕吐、眩晕、上腹部疼痛，但很少或甚至没有头痛。发作持续数小时或长至48小时。可伴有寒战、皮肤苍白与疲乏。

【实验室及其他检查】

目前尚无任何仪器或实验室检查可作为诊断偏头痛的依据，但可通过辅助检查如头颅CT、MRI、MRA等排除其他疾病。

【诊断与鉴别诊断】

一、诊断依据

偏头痛的诊断可依据国际头痛协会1988年的诊断标准：

（一）无先兆的偏头痛

1. 符合下述2～4项，发作至少5次以上。

2. 如果不治疗，每次发作持续4～72小时。

3. 具有以下特征，至少2项：①单侧性；②搏动性；③活动被强烈抑制，甚至不敢活动；④活动后头痛加重。

4. 发作期间有下列症状之一：①恶心和呕吐；②畏光和畏声。

5. 无其他已知的类似疾病：①病史和躯体的其他方面正常；②除外颅内、外引起头痛的其他疾病。

（二）有先兆的偏头痛

1. 符合下述2项，发作至少2次。

2. 具有以下特征，至少3项：①有局限性脑皮质或（和）脑干功能障碍的一个或一个以上的先兆症状；②至少有一个先兆症状，逐渐发展，持续4分钟以上；或有相继发生的两个或两个以上的症状；③先兆症状持续时间 <60 分钟；④先兆症状与头痛发作间无间歇期。

3. 具有以下特征，一项以上：①病史和体格检查不提示有器质性疾病证据；②病史和体格检查提示有某种器质性疾病可能性，但经相关的实验室检查已排除；③虽然有某种器质性疾病，但偏头痛的初次发作与该疾病无密切关系。

二、鉴别诊断

（一）丛集性头痛 发作常有规律地在同一时间出现。头痛往往在夜间入睡后突然发作而无先兆症状，疼痛多位于一侧眼眶或球后、额颞部，为尖锐剧痛，痛处皮肤发红、发热，痛侧常有结膜充血、流泪、流涕，不伴有恶心呕吐。饮酒、服用血管扩张剂以及精神过度紧张可诱发。

（二）紧张性头痛　头痛部位大多位于双颞侧、额顶、枕部及（或）全头部。头痛性质呈压迫、束带感、麻木、胀痛和钝痛。患者在紧张、焦虑、烦躁和失眠时头痛加重。体检时无阳性体征，偶有头颈和肩背肌肉僵硬。

（三）非偏头痛性血管性头痛　脑动脉硬化患者因局部脑血流减少，会发生缺血性疼痛，但是一般不剧烈，无恶心呕吐。高血压患者时有额、枕部搏动性头痛，测量和控制血压有助于诊断。

【治疗】

治疗目的是终止头痛发作、缓解伴发症状和预防复发。首先要针对危险因素进行预防，避免各种理化因素刺激。药物治疗分为预防用药和治疗用药。

一、预防用药

中度或严重偏头痛每月发作 3 次以上者，可在头痛发作先兆期或早期口服药物预防。预防性药物包括以下几类：①5－羟色胺（5－HT）受体拮抗剂，如赛庚啶、苯噻啶等；②β－肾上腺素受体阻断剂，如普萘洛尔；③钙通道阻滞剂，如氟桂利嗪、维拉帕米等。

二、发作期的治疗

（一）轻度偏头痛　可选用地西泮、对乙酰基氨基酚以及其他非固醇类抗炎药，如布洛芬等。

（二）中度偏头痛　可应用非固醇类抗炎药的复方制剂或强效抗偏头痛药物，如麦角胺等，必要时使用镇吐药。

（三）严重偏头痛　宜选用以下药物：①麦角碱类药物，如酒石酸麦角胺、双氢麦角胺等；②曲普坦类药物，如舒马普坦，佐米曲坦；③其他抗过敏药、肾上腺皮质激素等也有一定效果；④此外，有研究报道天突穴针刺治疗亦有良好疗效。

第四节　帕金森病

帕金森病（PD）又称震颤麻痹，是一种中老年人常见的运动障碍疾病，以黑质多巴胺能神经元变性缺失和路易小体形成为病理特征，临床表现为静止性震颤、运动迟缓、肌强直和姿势步态异常等。

目前，我国的帕金森病患者已超过 200 万，65 岁以上老年人群患病率为 2%。同时其发病率正以每年0.1%的速度递增，该病具有较强的致残性，严重影响病人的日常生活与学习，给病人、家庭及社会带来了沉重负担。

【病因病理】

一、病因

帕金森病的病因至今尚未完全明了，目前多数学者认为本病与年龄、环境、遗传之间的作用紧密相关。国内外流行病学调查显示，帕金森病的发生与年龄明显相关，大部分地区人群帕金森病的发病率和患病率随年龄的增长而增加，70~79岁年龄组达高峰，80岁以后有所减低。而环境中与1-甲基-4-苯基-1，2，3，6-四氢吡啶（MPTP）分子结构相类似的工业或农业毒素也可能是PD的病因之一。帕金森病患者中仅10%为家族性帕金森病。家族性帕金森病患者多具有不完全外显的常染色体显性遗传或隐性遗传特征，有多代、多个家庭成员发病等特点。

二、发病机制

导致黑质多巴胺能神经元变性死亡的确切发病机制目前尚不完全清楚，但已知氧化应激、线粒体功能缺陷、蛋白错误折叠和聚集、胶质细胞增生和炎症反应等在黑质多巴胺能神经元变性死亡中起着重要作用。

在帕金森病患者的脑中脂质过氧化物明显增高，自由基清除剂Cu-ZnSOD、MnSOD等水平升高。氧化过剩和（或）抗氧化功能不足，细胞处于氧化应激态，产生过多的氧衍生自由基，造成多巴胺能神经元受损死亡。而残存的多巴胺能神经元中，因代偿作用使多巴胺的合成、代谢和更新的速率都加快，故又产生更多的氧自由基进一步加重氧化应激。

自由基是氧在线粒体代谢过程中产生的，如果线粒体功能受损，就会减少ATP的合成而增加氧自由基的生成，导致氧化应激，进而引起多巴胺能神经元受损死亡。

此外，α-突触核蛋白异常过度表达和聚集，对多巴胺能神经元又有一定的毒性，其机制目前未明。同时，α-突触核蛋白基因突变本身又可导致氧化应激和线粒体功能异常，而线粒体功能缺陷，反之亦可促进氧化应激和α-突触核蛋白过表达及聚集，三者形成了一个恶性循环，使损害效应不断扩大，在此基础上激活小胶质细胞，启动炎症反应，导致神经营养因子的缺乏，最终引起进行性神经元变性死亡。

三、病理

病理改变为所有受损区除神经细胞脱失外尚伴胶质细胞增生，残存的色素细胞亦可出现色素减少或色素外溢，部分细胞内出现路易包涵体。此小体位于细胞浆内，经HE染色呈圆形或椭圆形，嗜酸性，有时可为层状，周边多见一苍白圈。神经细胞浆内一般仅见一个路易体，但亦可含多个，大、小不一。路易体有一定嗜银性。电镜下观察包涵体中心部为颗粒状物与微纤维混杂成团状，周边晕圈部位为细纤维呈放射状排列，并含有中心高电子密度的小泡。

此外，帕金森病人中亦可见到另一种包涵体称为苍白体，仅见于黑质、蓝斑，其对常规HE染色、银染等均不着色。电镜观察可见均质结构，其中散在稀疏颗粒物、小空泡及丝状物，周边可散在黑色素。目前认为苍白体从形态结构上均不同于路易体，系另一种包涵体，但意义不明。

【临床表现】

多于50岁以后发病，男性稍多于女性。起病缓慢，逐渐进展。初始症状以震颤最多（60%～70%），依次为步行障碍（12%）、肌强直（10%）和运动迟缓（10%）。症状常自一侧上肢开始，逐渐扩展至同侧下肢、对侧上肢及下肢，即呈“N”字形进展（65%～70%）。患者最早的感受可能是肢体震颤和僵硬。

此外，因口、咽和腭肌运动障碍使讲话缓慢、语调变低，严重时发音单调、吐字不清，使别人难以听懂，还可有流涎和吞咽困难。自主神经系统功能紊乱表现为顽固性便秘、夜间大量出汗、直立性低血压，皮脂腺分泌亢进时表现为脂颜，精神症状发生率亦较高（约27%），最常见为抑郁症，或可出现无欲、思维迟钝和视幻觉等，疾病晚期可出现智力衰退现象。

【实验室及其他检查】

一、生化检测

采用高效液相色谱（HPLC）可检测到脑脊液和尿中高香草酸（HVA）含量降低。

二、基因诊断

采用DNA印记技术、PCR、DNA序列分析等可能发现基因突变。

三、功能显像诊断

采用正电子发射计算机体层扫描（PET）或单光子发射计算机体层扫描（SPECT）进行特定的放射性核素检测，可显示脑内多巴胺转运体（DAT）功能显著降低，多巴胺递质合成减少以及D_2型多巴胺受体活性早期超敏、晚期低敏等，对早期诊断、鉴别诊断及监测病情均有一定价值。

【诊断与鉴别诊断】

一、诊断依据

1. 中老年发病，缓慢进行性病程。

2. 四项主症（静止性震颤、肌强直、运动迟缓、姿势步态异常）中至少具备其中之一，症状不对称。

3. 左旋多巴治疗有效。

4. 患者无眼外肌麻痹、小脑体征、直立性低血压、锥体系损害和肌萎缩等。

二、鉴别诊断

（一）特发性震颤 约1/3的患者有家族史，起病年龄轻，震颤为姿势性或动作性，多影响头部引起点头或晃头，无肌强直和运动迟缓。饮酒后震颤减轻，服用普萘洛尔（心得安）或阿罗洛尔（阿尔马尔）有效。

（二）肝豆状核变性 多见于儿童或青少年，以动作性震颤为主，亦有肌强直，运动失调等表现。肝组织铜含量在250μg/g干重以上。此外，头颅CT或MRI扫描可发现脑室扩大，大脑、小脑、脑干萎缩，基底节区低密度或T1低信号、T2高信号，为对称性改变，可与帕金森病鉴别。

（三）帕金森叠加综合征

1. 多系统萎缩 包括：①橄榄桥小脑萎缩。临床表现为少动、强直、震颤，但同时有明显的小脑性共济失调和锥体系统损害等体征。CT或MRI均显示脑干和小脑萎缩、第四脑室扩大、桥（前）池增宽；②原发性直立性低血压（Shy－Drager综合征）。自主神经损害症状明显，表现为直立性低血压、头晕、无汗、排尿障碍和阳痿等。其CT或MRI的改变与橄榄桥小脑萎缩相似；③纹状体黑质变性。中老年发病，明显的帕金森病症状，如强直、少动和步态不稳，但震颤缺如；伴有小脑共济失调、锥体束征和自主神经功能障碍；头部MRI显示T2－WI单侧或双侧壳核裂缝样低信号，表明铁沉积；左旋多巴治疗无效。

2. 进行性核上性麻痹 表现步态姿势不稳、平稳障碍、构音障碍、核上性眼肌麻痹、运动迟缓和肌强直，但震颤不明显。常伴有额颞痴呆、假性球麻痹及锥体束征，对左旋多巴治疗反应差。

3. 皮质基底节变性 除表现肌强直、运动迟缓、姿势不稳、肌阵挛外，尚可表现为皮质复合感觉消失、一侧肢体失用、失语和痴呆等皮质损害症状，左旋多巴治疗无效。

【治疗】

目前，在帕金森病的各种治疗方法中，仍以药物治疗最为有效。在药物治疗时要注意的是：①掌握用药时机，即疾病早期无需特殊治疗，应鼓励患者进行适度的活动如体育锻炼，若疾病影响患者的日常生活和工作能力时可进行药物治疗；②坚持“细水长流，不求全效”的用药原则；③“low”（低）和“slow（慢）”的原则，即尽可能的维持低剂量，增加剂量应缓慢；④强调治疗个体化。

一、药物治疗

药物治疗是PD最主要的治疗方法，通过维持纹状体内乙酰胆碱和多巴胺两种神经递质的平衡，使临床症状得以改善。

（一）抗胆碱药　对震颤和肌强直有效，对运动迟缓疗效差。适于震颤突出且年龄轻的患者。常用药物有安坦、开马君、苯甲托品等。

（二）金刚烷胺　可促进神经末梢释放多巴胺和减少多巴胺的再摄取，能改善帕金森病的震颤、肌强直和运动迟缓等症状，适用于轻症患者，可单独使用，但疗效不过数月。

（三）多巴胺替代疗法　可补充黑质纹状体内多巴胺的不足，是帕金森病最重要的治疗方法。由于多巴胺不能透过血脑屏障，采用替代疗法补充前体左旋多巴，当左旋多巴进入脑内被多巴胺能神经元摄取后脱羧转化为多巴胺而发挥作用，左旋多巴治疗可以改善帕金森患者的所有临床症状。

（四）多巴胺受体激动剂　帕金森病患者使用左旋多巴治疗 3～5 年后会发生疗效减退及运动系统并发症，而多巴胺受体激动剂通过直接刺激突触后膜多巴胺受体而发挥作用，可以克服左旋多巴的这些缺陷。常用药物有溴隐亭、培高利特、吡贝地尔。

（五）单胺氧化酶 B 抑制剂　可阻止多巴胺降解，增加脑内多巴胺含量，与复方左旋多巴合用有协同作用。常用药物司来吉兰。

（六）儿茶酚－氧位－甲基转移酶抵制剂　通过抑制左旋多巴在外周代谢，维持左旋多巴血浆浓度的稳定，加速通过血脑屏障，增加脑内纹状体多巴胺的含量。常用托卡朋、恩托卡朋。

二、外科治疗

适用于药物治疗无效、不能耐受或出现异动症的患者。目前开展的手术有苍白球毁损术、丘脑毁损术、脑深部电刺激术等。

第五节　痴呆

痴呆是指出生后发育过程中获得的认知、记忆、判断、言语、感情、性格等各种各样的精神功能减退或消失，这种减退或消失不是一过性的，而是慢性持续性的，并影响日常生活或社会生活的状态。智能障碍是痴呆的本质，从临床实用角度，将痴呆定义为因脑功能障碍导致获得性、持续性智能损害，并在记忆、认知、语言、视空间和人格中，至少 3 项受损。

目前痴呆分类尚无统一标准，以病因、症状及病变累及部位不同而有不同分类。本节主要介绍目前发病较常见的两种痴呆性疾病：阿尔茨海默病与血管性痴呆。

阿尔茨海默病

阿尔茨海默病（AD）是一种中枢神经系统原发性退行性疾病。起病隐袭，病程呈进行性发展，临床主要表现为认知功能降低、行为异常及日常生活能力下降而需要照料。

流行病学调查显示，年龄越大AD患病率越高，同时女性AD患病率高于男性。我国AD患病率在0.2%~5.98%之间，目前已成为威胁老年人群健康的主要病种之一。

【病因病理】

一、病因

目前研究表明，AD的发生是各种病因相互作用的结果，存在各种致病假说，主要包括遗传、中枢神经递质代谢障碍、神经元凋亡、自由基、脑内自身免疫反应、细胞骨架改变、微量元素、褪黑素缺乏、雌激素、病毒感染等。

二、发病机制

目前对于AD的发病机制尚无确切定论。部分学者研究证实APP基因突变可导致异常剪切，而增加具有较强沉淀倾向的β淀粉样蛋白（Aβ）的生成，从而促发AD的产生。而ApoE基因能与Aβ结合直接促进淀粉样原纤维的形成，尤其在ApoE4存在的情况下，形成的速度增快且数量加大。另外，ApoE能增加Aβ神经毒性。此外，大量研究证实，AD伴有脑内多种神经递质的紊乱，主要有乙酰胆碱（Ach）系统、单胺（MA）系统、氨基酸及神经肽类，其中尤以Ach的减少最为突出。AD患者神经原纤维缠结（NFTs）和老年斑（SP）内游离于神经元之外的乙酰胆碱酯酶（AchE）活性提高，水解Ach，使皮质Ach活性下降，而Ach减少程度与痴呆严重性呈正相关。此外，尚有认为AD的发病机制与神经细胞凋亡、氧自由基的大量产生、脑内自身免疫反应等相关。

三、病理

严重者脑重量可低于800g，皮质萎缩为主要特征，也有无皮质萎缩征象。以顶、颞及额叶皮质萎缩最为明显。脑室系统呈对称性扩大，皮质变薄。组织学上，大脑皮质神经元减少，星形胶质细胞增生肥大。最典型改变是神经元纤维缠结（NFTs）、老年斑（SP）和海马锥体细胞颗粒空泡变性（GD）。

【临床表现】

AD多数在65岁以后发病，少数在中年发病，据国外资料报道男性平均发病年龄为73岁，女性为75岁。

本病起病常具渐进性，以持续性及进行性发展的智力受损为主要临床特征，很难确切指出其具体的起病时间。轻度的近事遗忘和性格改变是本病的早期症状，随后理解、判断、计算及智能等全面下降，导致不能工作或操持家务，直至终日卧床不起，生活不能自理，发音含糊、口齿不清、言语杂乱，一般经5~10年发展为严重痴呆，最后常因褥疮、骨折、肺炎等并发症引起脏器衰竭而死亡。

【实验室及其他检查】

一、脑脊液中的β-淀粉样蛋白（Aβ）测定

AD病人脑内有大量Aβ积聚呈弥漫斑或典型老年斑，而研究发现AD组脑脊液中Aβ42比对照组减少，推测与AD组病人不溶性Aβ增加而可溶性Aβ减少有关。

二、基因突变分析

阿尔茨海默病的致病基因座定位分4种类型，即定位在21号染色体21q11.2-21q22.2的APP基因、在14号染色体14q24.3（AD3座位）的S182基因（即早老素1基因）、在1号染色体1q31-1q42（AD4座位）的STM2基因（即早老素2基因），以及在19号染色体19q13.2的APoE基因。

三、EEG

主要表现为α波频率减慢，波幅下降，严重时可消失；枕区出现弥漫对称性的δ波和θ波。

四、头颅CT及MRI

主要用于排除性诊断。早期AD患者的脑CT、MRI可正常。

五、正电子发射断层扫描（PET）

可检查局部脑葡萄糖代谢的情况。对AD颞、顶叶功能缺损，PET检出率为100%。

【诊断与鉴别诊断】

一、诊断依据

1. 老年或老年前期隐袭性起病。
2. 病程呈持续性进行发展的智能障碍。
3. 以近记忆力障碍为首发症状，逐渐发展而出现影响正常生活和工作，人格出现变化。
4. 疾病初期常伴发抑郁、焦虑或紧张，继而出现精神病性症状，如幻觉、妄想等。
5. 随着痴呆程度进一步恶化，精神症状消失，而行为症状进一步加剧，如大小便失控，不知饥饱等。
6. 出现以记忆功能受损为主要特征的认知功能障碍，如错认、失认、失用、失语等痴呆的核心症状。
7. 最终出现运动功能障碍，如肢体僵硬、卧床不起。
8. 排除其他原因导致中枢神经系统病变所致痴呆，如脑出血、脑梗死、脑炎后遗症等。

9. 实验室检查支持诊断。

10. 痴呆量表测查：评定痴呆的程度及行为和精神症状。

二、鉴别诊断

（一）皮克病 以早期人格改变、自知力差和社会行为衰退，而遗忘出现晚为特点，空间定位和认知障碍也较晚出现，CT检查示额、颞叶萎缩，与AD的弥漫性萎缩不同，同时EEG多正常。

（二）脑血管性痴呆 本病常有高血压、动脉粥样硬化和反复发作卒中或脑供血不足史，急性起病，有局灶性神经系统体征，如失语、失用、偏瘫等。CT检查示局灶性病灶等可与AD鉴别。

（三）路易小体痴呆 主要特征是累及注意、记忆和较高皮质功能的波动性认知损害；波动性意识错乱和谵妄突出；大多有明显视觉幻觉，继而出现偏执性错觉；反复意外地跌倒。

（四）假性痴呆 ①既往有情感障碍史；②起病相对急，发病前无智力减退证据；③病人常有脑迟钝，记忆减退的主诉，并为此苦恼；④神经心理检查时，病人对问题常用“不知道”来回答，而痴呆病人的回答往往含糊不清或答非所问。

【治疗】

目前尚无有效的治疗方法，以对症治疗为主。其治疗方法主要为：改善脑循环，促进脑细胞代谢、脑神经传递功能。改善剂包括神经递质前体物质、神经递质合成促进剂、神经递质分解酶抑制药及乙酰胆碱受体激动剂等。除此之外，尚用γ肽、γ生长因子、抗氧化剂、抗炎药、雌激素及中药等。

一、胆碱能药物—乙酰胆碱酯酶抑制药（AchE）

（一）他克林（THA） 为可逆性乙酰胆碱酯酶抑制药，对AD有效，但对肝脏有毒性。治疗前及治疗中均应检测肝功能。

（二）盐酸多奈哌齐 商品名为安理申及思博海（国产）。适用于治疗轻至中度AD症状。其作用机制是该药能在脑中抑制乙酰胆碱酯酶，从而提高脑内的细胞外乙酰胆碱浓度。

（三）庚基毒扁豆碱 脂溶性高，能迅速而广泛地分布到脑组织，对AchE的抑制作用可持续24小时，提高脑内Ach水平，而毒性相对较低。

（四）美曲丰（MTF） 是一种长效AchE，临床效果好而胆碱能副反应相对较少，长期使用的安全范围较急性应用为宽。其副作用为典型的胃肠道症状，但不常见，且仅为轻到中度。

二、改善脑循环和脑代谢

AD患者因神经细胞退变，而产生脑血流减少。研究证明改善脑循环的药物可使患者的脑血流量有所增加，但因神经细胞已退变，所以达不到改善脑功能的目的。

吡拉西坦（脑复康）：大剂量吡拉西坦可延缓 AD 患者的病情发展，改善命名和近记忆有较大作用。

银杏叶特殊提取物的制剂可改善神经元代谢，对神经递质障碍有阳性影响。用银杏叶制剂治疗 AD，采用神经心理学的方法观察，证明有显著疗效。

此外，维生素类（B_{12}、B_6、E 等）治疗 AD 也有一定疗效。

三、行为和精神症状治疗

在 AD 的病程中，常伴发行为和精神症状，如幻觉、妄想、焦虑、情绪忧郁等，在对症用药的同时，应考虑到用药剂量。常用的抗精神病药有奥氮平 5mg，利培酮 1mg 或思瑞康 50～100mg 或奋乃静 2～4mg，每晚 1 次口服，视病情而增减药量。

对于 AD 患者伴发抑郁时，应首先加强心理治疗，必要时可考虑给予小剂量抗抑郁药，如氟西汀（百优解）、盐酸文拉法辛胶囊（博乐欣）等，而对于焦虑、失眠 AD 患者可考虑阿普唑仑、氯硝西泮等抗焦虑药。

四、脑移植

阿尔茨海默病是中枢神经系统退行性病变，其病因及发病机制未明，至今尚无有效的治疗方法，脑移植提供了新的治疗方法。据报道将下颌下腺神经生长因子注入患者的脑室，3 个月内注入 4 次，注入神经因子后 1 月，患者系列词语记忆改善，但其他认知功能无变化。

附：Blessed 痴呆量表（BDS）

1968 年由 G. Blessed 等编制。由 24 个问题组成，每项一分，答对几项记几分，其中 22，23，24 题答对记 2 分，答错能自行纠正记 1 分，答错不能纠正记 0 分。评定方法有两种：①按各题答分合计，范围为 0～36 分；②按正确答题数合计，范围为 0～24 分。按我国常规，以教育程度划分的分界值为 16～24 分。总分：36 分，文盲≥19 分；小学≥23 分；中学≥26 分；正确答题数：24 分；文盲≥13 分；小学≥15 分；中学≥17 分。痴呆筛查的敏感性为 91.7%，特异性 83.7%。

表 8－2　Blessed 痴呆量表（BDS）

	问题	计分					
1、	今年你几岁?	1	0				
2、	现在是上午/下午?	1	0				
3、	现在是几点钟?	1	0				
4、	请记住下列人名和地址，并重复一遍：李××广州市 人民路××号	5	4	3	2	1	0
5、	今年的年份?	1	0				
6、	现在是几月份?	1	0				

续表

问题	计分		
7、 今天是几号?	1	0	
8、 现在是什么季节?	1	0	
9、 今天是星期几?	1	0	
10、 你现在住在什么街道(乡镇)?	1	0	
11、 你现在在几层楼?	1	0	
12、 这里的门牌号是什么?	1	0	
13、 你家谁是户主?	1	0	
14、 你的出生年月是什么?	1	0	
15、 这里是什么路?	1	0	
16、 你现在在哪个省(区)市?	1	0	
17、 你住在什么区(县)?	1	0	
18、 我国的现任总理是谁?	1	0	
19、 以前的总理是谁?	1	0	
20、 抗日战争胜利是哪一年?	1	0	
21、 新中国成立于哪一年?	1	0	
22、 将下列五种颜色倒过来讲一遍:红 黄 蓝 白 黑	2	1	0
23、请你从1数到20	2	1	0
24、 请从20倒数到1	2	1	0

血管性痴呆

血管性痴呆(VD)是指各种脑血管疾病引起的脑功能障碍而产生的获得性智能损害综合征,为一种慢性进行性疾病,以认知、记忆、言语、情感、性格等方面的精神减退或消失为主要表现,其障碍并非一过性而是慢性持续性的,并且影响工作、日常生活、社会活动。

血管性痴呆的发病率各国报道不完全一致,一般认为65岁以上人群痴呆的患病率大约为5%,发病随年龄增高而增多。据我国11个城市和农村普查显示,在60岁以上的人群中脑血管性痴呆的患病率为324/10万人口,而VD在城市与农村的患病率分别为478/10万人口和140/10万人口,城市患病率明显高于农村。

【病因病理】

一、病因

最常见的病因是脑动脉粥样硬化,常伴有高血压、高血脂或糖尿病,可加速动脉硬化的发展。其他病因有脑栓塞、脑动脉炎、结缔组织病、先天性血管畸形、真性红细胞增多症、弥散性血管内凝血等。

二、发病机制

在血管壁病变的基础上，当处于睡眠、失水、休克、心衰等情况下，血压下降，血流缓慢，血黏度增高或血凝固性异常等易导致血栓形成；此外，由于栓子脱落经血液循环流入脑动脉引起阻塞，导致供血区缺血、缺氧，发生脑功能障碍，这些都可引起大脑皮质下结构的改变，促使患者产生痴呆。近年来研究报道胰岛素生长因子（IGF－1）属于胰岛素家族，中枢神经系统中的IGF－1通过与其受体结合发挥促进神经元分化的作用，血循环和脑中的IGF－1浓度随年龄增长而降低，并与年龄老化产生的智能减退有关。

三、病理

脑血管性痴呆主要病理变化包括多发梗死、多发腔隙状态、皮层颗粒层萎缩等。病变多发，梗死灶总体积或面积要达到一定程度；双侧损害常见；大块单个病灶多见于左侧；病灶分布多见于额叶和颞叶皮质、基底神经节及丘脑；脑室旁白质也常受损。

【临床表现】

不同病因的血管性痴呆，表现迥异，一般有以下几项共同临床表现：

1. 常常有卒中发作后急性起病，病程进行性，呈波动性或阶梯样恶化及进展。

2. 大多存在神经系统局灶体征，如精神症状、偏瘫或轻偏瘫（一侧或两侧）、感觉障碍、假性球麻痹、帕金森综合征、共济失调、锥体束征、小便失禁等。左半球病变为主则往往兼有言语障碍、计算力减退等；右半球病变为主，易并发失认、人格改变等。

3. 中等度近记忆力减退，智能障碍呈缓慢进展，呈斑片状痴呆。

4. 常有高血压、糖尿病、高血脂、冠心病以及动脉硬化症等引起的脑血管病的各种危险因子。

【实验室及其他检查】

一、血液流变学

如全血黏度升高，红细胞比容升高，纤维蛋白原增多，红细胞聚集指数及血小板聚集率增高，均提示缺血性脑血管病的可能，但单凭一次结果，难作为肯定依据，应综合评价。

二、颅内多普勒超声

可探查颅内动脉狭窄程度，侧支循环情况，对病因诊断有一定的参考意义。

三、电生理检查

（一）脑电图（EEG）　异常改变与痴呆严重程度相平行，表现为α波慢波化、广泛化，α指数减少，伴有较多的低中波幅θ活动，中度异常者有少量δ波，局灶性异常脑电图亦不少见，但均缺乏特异性。

（二）脑电诱发电位 可测出某些亚临床病变，甚至可检出CT及MRI不能显示的病灶。

（三）事件相关电位（P300） 更可能判断某些器质性或功能性的智能衰退，对痴呆的诊断有价值。

四、头颅CT/MRI

显示有脑萎缩，有时其程度较明显，多处大小不等，新旧不等的低密度病灶并存的特点。新鲜病灶边缘模糊，陈旧性病灶边缘整齐，多位于侧脑室旁基底核区丘脑等处，左侧多于右侧，或双侧分布，常伴有侧脑室或第三脑室扩大，双侧梗死多见，皮层萎缩明显。

【诊断与鉴别诊断】

一、诊断依据

目前脑血管性痴呆尚缺乏公认的诊断标准，主要根据本病具有突然起病，智能呈阶梯性退化、进行性痴呆及神经系统的局灶损害体征，颅脑CT扫描显示多发低密度病灶，常可作出正确诊断。患者同时存在原发性高血压、颈动脉杂音及脑动脉硬化证据，情感失控等，则诊断更为可靠。

本节参照血管性痴呆中国精神疾病分类方案与诊断标准（第三版），介绍如下：

1. 符合器质性精神障碍的诊断标准。

2. 认知缺陷分布不均，某些认知功能受损明显，另一些相对保存，如记忆明显受损，而判断、推理及信息处理可只受轻微损害，自知力可保存较好。

3. 人格相对完整，但有些病人的人格改变明显，如以自我为中心，偏执缺乏控制力，淡漠或易激惹。

4. 至少有下列一项局灶性脑损伤的证据：脑卒中史，单侧肢体痉挛瘫痪，伸趾反射阳性，或假延髓性麻痹。

5. 病史、检查或化验有脑血管病的证据。

6. 尸检或大脑神经病理学检查有助于确诊。

二、鉴别诊断

（一）阿尔茨海默病 一般无明显动脉硬化等脑血管病变，组织病理检查可见老年斑，神经原纤维缠结，海马锥体细胞颗粒空泡变性等。CT及MRI显示脑萎缩、海马容积下降。PET可见颞叶和顶叶的脑血流低下，呈对称性，缺氧不明显。

（二）皮克病 病理学检查示额颞叶萎缩，神经元可见皮克细胞或小体，缺乏与年龄相应的老年斑、神经纤维结。

（三）抑郁症 发病时间明确，短时间内恶化，症状易反复，进行智能检查时病人漫不经心，不努力做好。而VD的症状较稳定或呈阶梯状恶化，持续时间长，对智能检查病人努力对待，但结局仍是失败。

【治疗】

血管性痴呆的治疗主要包括两个方面，一是治疗脑血管病，二是痴呆的治疗。其指导原则是：①强调预防和早期治疗；②积极治疗原发病及其病因；③优选药物，进行多疗程治疗；④重视心理康复；⑤注意并发症的防治。

一、控制血压

使血压维持在比病前、平时或同龄正常人稍高水平。除非血压过高，否则不用降压药，以免血压过低致脑血流灌注量锐减而使梗死扩展、恶化。

二、增加脑血流量，改善脑血液循环

可考虑用低分子右旋糖酐静脉滴注以稀释血液，或用己酮可可碱加入生理盐水中静滴以扩张血管。

三、溶血栓剂的使用

一般限制使用于起病后的极早期，常用尿激酶、链激酶等。

四、消除脑水肿

可考虑用20%甘露醇静滴，每日2～4次。

五、促进脑功能代谢药

如吡拉西坦、脑活素、都可喜等，临床应用后确有一部分病人主观症状改善，智能评分有所提高。

六、伴随症状的对症处理

痴呆合并有抑郁症时可予盐酸麦普替林；有谵妄者可予适量的氟哌啶醇。

七、高压氧治疗

可以改善缺血、缺氧引起的病理损伤，保护受损的脑组织。

八、手术治疗

根据病情慎选适应证，可采取动脉内膜切除术或搭桥术以改善大动脉闭塞及狭窄，手术时间宜选在起病后3～6周。

九、针灸治疗

通过头针、体针、电针、穴位注射等方法，针刺治疗VD疗效较单纯应用药物治疗VD优越。

第六节　神经症

神经症又称神经官能症或精神神经症，是一组轻型大脑功能失调的疾病总称。它包括神经衰弱、癔症、焦虑症、强迫症、恐怖症、抑郁性神经症、疑病症及其他神经症等。各组疾病共同点是：①起病常与素质和心理社会因素有关；②病前多有某种性格特征；③临床呈现出精神和躯体方面的多种症状，但无相应的器质性病变基础；④除部分癔症患者外，一般意识清楚，与现实接触良好，人格完整，无严重的行为紊乱；⑤病程较长，自知力完整，要求治疗。

神经症是常见病，患病率高。WHO根据各国调查资料推算：人口中的5%～8%有神经症或人格障碍，是重性精神病的5倍。西方国家的患病率100‰～200‰，我国为13‰～22‰。

【病因病理】

一、病因

神经症是一组异源性疾病，它的病因和发病机制是一个复杂的问题，至今尚不完全清楚。目前主要认为与生物学因素、心理学因素、社会文化因素等相关。生物学因素如遗传、易病素质、人格类型等；心理学因素如工作学习负担过重、急性精神刺激等；此外社会文明发达程度不同，本类疾病的发病率、患病率和症状类型亦会不同。

二、发病机制

其发病机制至今尚无公认的解释。而心理学流派学说纷纭，包括弗洛伊德的精神分析学说，其认为两类情况最容易引发神经症：恋母情结和性心理发展的固恋。此外尚有荣格、阿德勒等的新精神分析学说，以罗杰斯等人为代表的人本主义心理学等等。

【临床表现】

神经症在临床上主要表现为焦虑、抑郁、恐惧、强迫、疑病等症状，发病有一定的人格基础，与心理社会因素有关，病程多持续迁延。本症虽没有肯定的器质性病变作基础，各病人的体验也不一致，但病人对之深感痛苦和无能为力。有时神经症的症状也见于分裂症、器质性精神障碍等，称为“神经症样综合征”。

【实验室及其他检查】

目前无相关实验室检查能为本类疾病作出提示性诊断依据。

【诊断与鉴别诊断】

一、诊断依据

（一）神经衰弱诊断要点　①起病与精神因素有密切关系；②有易于兴奋、易于疲劳和衰弱及伴随自律神经功能紊乱的临床特点；③病程有反复波动和迁延的倾向，波动常与精神因素包括心理反应有关；④躯体、神经系统检查和实验室检查未发现相应的病理改变或其他精神疾病；⑤病程3个月以上。

（二）癔症诊断要点　①突然起病和突然消失，而无残留症状；②急剧和持久的精神因素是重要的发病原因，以后发病可因联想初次发病情景而引起；③具有癔病性格；④症状多样，在情感爆发和精神发作时，带有鲜明的情感色彩。检查未见与临床症状相应的阳性体征和器质性病变的证据；⑤病人对躯体症状常泰然漠视，而精神发作时防御反应存在；⑥症状产生和消失与暗示、自我暗示密切联系；⑦病程3个月以上。

（三）焦虑症诊断要点　①临床表现为焦虑发作，并伴有自律神经功能紊乱及运动性不安；②排除其他躯体疾病及精神疾病引起的焦虑状态；③病程3个月以上。

（四）恐怖症诊断要点　①精神因素起着重要的病因作用；②以对某一物体、某一活动、或处境产生一种莫明的恐惧为临床主要表现；③由恐惧产生的焦虑驱使患者采取回避行为；④明知恐惧不必要，但无法克服；⑤病程3个月以上。

（五）强迫症诊断要点　①有意识的自我强迫与有意识的自我反强迫同时存在；②病人常因自我强迫与自我反强迫冲突而紧张不安，痛苦不堪；③明知强迫症状是异常的，不必要的，但无法摆脱；④病程3个月以上。

（六）抑郁性神经症诊断要点　①持久性的情绪低落；②有相当多的躯体方面的主诉，如头痛、口干、心悸等，主诉多易变；③病程2年以上。

（七）疑病症诊断要点　①对自身躯体细微变化特别关心敏感；②有疑病观念；③病程3个月以上。

二、鉴别诊断

（一）癫痫发作　无明显诱因，发作时意识完全丧失，全身强直，继而有规则的阵挛，面部、嘴唇发绀，瞳孔对光反应消失，整个发作过程仅数分钟，可与癔症鉴别。

（二）抑郁症　有以下事项之一者，即应考虑抑郁症的可能：①既往有躁狂或抑郁的发作史；②早醒或晨重夕轻的节律变化；③体重明显减轻，又无躯体疾病；④严重的内疚或自罪；⑤多次自杀未遂；⑥有精神病性症状或明显的精神运动性抑制；⑦自知力严重缺损。

（三）睡眠障碍　病人表现为入睡困难，多梦，醒后不解乏，或实际已睡而感未睡的睡眠感丧失，或夜间不睡而白天没精打采，或打瞌睡的睡眠醒觉节律紊乱，可与神经衰弱鉴别。

【治疗】

一、神经衰弱治疗

（一）药物治疗 选用利眠宁、硝基安定、舒乐安定等减轻焦虑，稳定情绪，改善睡眠、松弛肌肉和紧张状态。

（二）胰岛素低血糖疗法 可调节自主神经系统功能和增强机体代谢，适用于衰弱状态病人，每周六次，30～40 次为一疗程。

（三）物理疗法 主要有电刺激或理疗、磁疗。

（四）心理治疗 要让病人了解本病的性质，积极调动病人战胜疾病的主观能动性。指导用脑卫生，鼓励参加体力劳动和体育锻炼，以调节神经功能。

二、癔症治疗

（一）精神治疗

1. 暗示疗法 在语言暗示的同时，对症可选用氧气吸入、针刺、注射用水肌肉注射、10% 葡萄糖酸钙静脉注射、电兴奋治疗等。

2. 催眠疗法 医生用一般语言催眠或用 2.5% 硫喷妥纳作静脉缓慢注射，诱导病人进入催眠状态后再进行语言暗示。

（二）针刺或电针疗法 癔病性痉挛发作，取穴人中、合谷、太冲；下肢瘫痪取涌泉、太冲、阳陵泉。

三、焦虑症治疗

（一）精神治疗 向病人说明疾病的性质，解除病人对焦虑发作的精神负担和心理恐惧，树立治疗疾病的信心。

（二）药物治疗 改善和控制焦虑症状，常选用安他乐 25～50mg tid 口服，安定 2.5～5mg tid 口服，利眠宁 5～10mg tid 口服。改善睡眠可用硝基安定 5～10mg qn，舒乐安定 1～2mg qn 口服或其他巴比妥类药物，对急性焦虑发作可用安定肌注或静脉注射，口服要比常用剂量大。多虑平、阿米替林对焦虑有效，与抗焦虑药合并治疗效果较好。

（三）松弛疗法 气功、太极拳、站桩均有全身松弛作用。

四、恐怖症治疗

（一）行为矫正疗法 是治疗恐怖症最好的方法。

（二）安定类药物 有抗焦虑作用，使肌肉松弛，紧张减轻，有助于消除恐惧。

五、强迫症治疗

（一）药物治疗 三环类抗抑郁剂如氯丙咪嗪、多虑平均有一定疗效。

（二）行为治疗　适用于多种强迫动作和强迫仪式行为，主要用系统脱敏疗法、厌恶疗法，以逐渐减少病人重复行为的次数与时间。

（三）心理支持治疗　要让病人对自己的个性特点和所患疾病有正确认识，学习合理的应对方法，增强自信。

六、抑郁性神经症治疗

（一）心理治疗　目前常用的是认知心理治疗，如理性情绪疗法等。

（二）药物治疗　各种抗抑郁药对本病有良好的治疗作用，常用的有阿米替林、氯丙咪嗪等。

七、疑病症治疗

（一）心理治疗　建立良好的医患关系，交谈时要尽量少讨论病人的症状，把谈话的主题转向病人的个性发展、生活经历以及目前的困难方面，尽量让病人能够对疑病的性质和起源有所体会。

（二）药物治疗　一般只在病人有明显焦虑和抑郁状态时，才少量使用抗焦虑或抗抑郁剂，如阿普唑仑等。

第七节　抑郁症

抑郁症是一种与处境不相称的、以显著而持久的情绪低落为基本临床特征，伴有兴趣和活动性减低、自我评价降低，严重时可出现消极自杀行为的疾病。抑郁症具有“四高一低”的特点，即高发、高复发、高致残、高负担、就诊率及识别率低。是目前对个人、家庭、社会都具有较大危害性的一种不可忽视的亚健康疾病。

WHO 估计目前全世界抑郁症患者有 1.2 ~2 亿，其中已有 2000 多万人使用抗抑郁药物治疗。有关统计资料显示到 2020 年时，如果目前人口统计数字和流行病发病趋势顺势发展，抑郁症的比例将会在总体疾病中增至 5.7%。

【病因病理】

现代医学认为，抑郁症是由于下列 5 种神经递质失调引起脑部化学结构发生改变所致。即 5 - 羟色胺、多巴胺、去甲肾上腺素、乙酰胆碱和 γ 氨基丁酸，尤其是 5 - 羟色胺、去甲肾上腺素、多巴胺。其诱因包括遗传基因、家庭不良影响、承受过重的压力或受到创伤等。

【临床表现】

典型的抑郁症表现为三低：情绪低落、兴趣和活动性减低、自我评价降低。部分患者可合并有焦虑及运动性激越，病情严重者可有妄想、幻觉等精神病性症状，或出现严重消极行为，甚至自杀。

【实验室及其他检查】

目前无相关实验室检查能为本类疾病作出提示性诊断依据。

【诊断与鉴别诊断】

一、诊断依据

（一）症状学标准 以心境低落为主，并至少有下列四项：①兴趣丧失、无愉快感；②精力减退或疲乏感；③精神运动性迟滞或激越；④自我评价过低、自责、或有内疚感；⑤联想困难或自觉思考能力显著下降；⑥反复出现想死的念头或有自杀、自伤行为；⑦睡眠障碍，如失眠、早醒，或睡眠过多；⑧食欲降低或体重明显减轻；⑨性欲减退。

（二）严重标准 社会功能受损，给病人造成痛苦或不良后果。

（三）病程标准

1. 符合症状标准和严重标准至少已持续2周。

2. 可存在某些分裂性症状，但不符合分裂症的诊断标准。若同时符合分裂症的症状标准，在分裂症状缓解后，满足抑郁症标准至少2周。

二、鉴别诊断

（一）抑郁性神经症 为持久的情绪低落，郁程度一般不严重。常有相当多的躯体方面的主诉，如头痛、头昏、耳鸣、口干、心悸、胸闷等。

（二）焦虑性神经症 临床上两者常以混合方式出现。只要仔细了解两者发生的先后次序、持续时间、严重程度以及患者临床表现的特点等，鉴别诊断不难。若同时满足焦虑症与抑郁症的诊断标准，宜优先诊断抑郁症。

（三）精神分裂症 精神分裂症患者多有明显的个性改变、丰富的幻觉妄想、荒谬的逻辑推理及怪异的行为等；情感反应以淡漠为主，且思维内容与外部环境不相协调；即使症状缓解，大多也不太充分，而是遗留某些残留症状及适应困难。

【治疗】

一、心理治疗

注意了解病人的社会心理状况并给予及时、适当的干预，疏导患者的不良心态。

二、药物治疗

常用氟西汀（百优解）、帕罗西汀（赛乐特）、盐酸舍曲林（左洛复）、氟伏沙明等抗抑郁药物，疗效确切，但副作用较大，且通常无法治本。停止用药后易复发，因此许多患者需终身依赖药物。此外中医常用“疏肝解郁”法治疗，常用方如逍遥丸、柴胡疏肝散等，亦有一定疗效。

三、其他疗法

此外尚有运动疗法、音乐疗法、品茗解忧法、电休克疗法等等。电痉挛治疗（ECT）和近年来开发出来的另一种 ECT 替代方式的跨颅磁刺激（TMS，一种脑外无创伤性的磁性刺激），都可以提供给严重患者作为有效的治疗方式。

第九章 传染病

第一节 传染病总论

概 述

传染病是由病原微生物（细菌、病毒、支原体、衣原体、立克次体、朊毒体、螺旋体和真菌等）和寄生虫（原虫和蠕虫）感染人体后所产生的有传染性的疾病。上述病原体引起的疾病均属于感染性疾病，但感染性疾病不一定都有传染性，有传染性的疾病才称为传染病，它可在人群中传播并造成流行。

随着人类科技的进步，传染病学已渐从临床内科分化出来，成为专门研究传染病和寄生虫病在人体内、外环境中发生、发展、传播和防治规律的学科，其重点在于研究这些疾病的发病机制、临床表现及诊断、治疗方法，同时兼顾流行病学和预防措施，以求达到防治结合的目的。

历史上，传染病曾多次给人类带来极大的灾难，鼠疫、霍乱、天花、伤寒、疟疾及血吸虫病等传染病猖獗流行，病死率甚高。近 50 年来，在“预防为主”的卫生工作方针指引下，我国传染病的防治工作取得了很大成绩，许多传染病被消灭或基本消灭、控制或减少。目前传染病已经不是引起人类死亡的首要疾病，但许多传染病，如病毒性肝炎、流行性出血热、感染性腹泻等仍广泛存在，而有些已被控制的疾病又死灰复燃，如肺结核、血吸虫病，且呈蔓延之势。新的病种如艾滋病、SARS、禽流感等烈性传染病被发现，依然构成人类生存的极大威胁。因此，对传染病学的研究、预防工作仍十分艰巨。

传染过程

一、传染的概念

传染，又称感染，是病原体侵入人体后的一种寄生过程，也是和人体相互作用和斗争的过程。在漫长的进化过程中，病原体与人体密切接触，相互对抗、相互适应。有些病原体与人体达到了互相适应，互不损害对方的共生状态。但这种平衡是相对的，当人体防御能力低下时，病原体便在人体内生长、繁殖，使人致病；当人体防御能力增强时，病原体就会被消灭和清除，不会发病。病原体只是一种致病条件，能否发病主要取决于人体的免疫和防御能力。

二、传染过程的表现

大多数病原体与人体之间是不适应的，因而引起双方之间的斗争，由于适应程度不同，双方斗争的后果也各异，因而产生各种不同的感染谱，亦即传染过程的各种不同的表现。在传染过程中，病原体是否被清除，或定居下来，进而引起组织损伤、炎症过程和各种病理改变，主要取决于病原体的致病力和人体的免疫机能，也和来自外界的干预如药物、放射治疗等有关。

（一）病原体被清除　病原体侵入人体后，可被处于机体防御第一线的非特异性免疫屏障，如皮肤黏膜屏障或胃酸清除；也可以由事先存在于体内的特异性被动免疫（来自母体或人工注射的抗体）所中和；或被特异性主动免疫（通过预防接种或感染后获得的免疫）所清除。

（二）隐性感染　又称亚临床感染，是指病原体侵入人体后，仅引起机体发生特异性的免疫应答，而不引起或只引起轻微的组织损伤，无临床症状、体征和生化的改变，只有通过免疫学检查时才发现已被感染。在大多数传染病中，隐性感染是最常见的表现，其数量远远超过显性感染。隐性感染过程结束后，大多数人获得不同程度的特异性主动免疫，病原体被清除。少数人转变为病原携带状态，病原体持续存在于体内，称为健康携带者。

（三）显性感染　又称临床感染，是指病原体侵入人体后，不但引起机体发生免疫应答，而且通过病原体本身的作用或机体的变态反应，而导致组织损伤，引起病理变化和临床表现。显性感染过程结束后，病原体可被清除，而感染者获得巩固免疫，不易再受感染。有些传染病的感染者其病后免疫并不巩固，容易再受感染发病。小部分显性感染者则转变为病原携带者，称为恢复期携带者。

（四）病原携带状态　按病原体种类不同而分为带病毒者、带菌者与带虫者等。所有病原携带者都有一个共同特点，即能排出病原体却无临床表现，因而在许多传染病中成为重要的传染来源。按发生于隐性或显性感染之后而分为恢复期与健康携带者。发生于显性感染临床症状出现之前者称为潜伏期携带者。按携带病原体持续时间在 3～6 个月以下或以上而分为急性与慢性携带者。

（五）潜伏性感染　病原体侵入人体后，由于机体免疫功能将其局限化而不引起显性感染，当机体免疫功能下降时，才引起显性感染。常见的潜伏性感染有单纯疱疹、带状疱疹、疟疾、结核等。潜伏性感染期间，病原体一般不排出体外，这是与病原携带状态的不同点。潜伏性感染并不是在每一种感染性疾病中都存在。

上述感染的五种表现形式在不同传染病中各有侧重。一般来说，隐性感染最常见，病原携带状态次之，显性感染所占比重最低，且易识别。上述感染的五种表现形式不是一成不变的，在一定条件下可相互转变。

三、传染过程中病原体的作用

病原体侵入人体后能否引起疾病，取决于病原体的致病能力和人体的免疫机能这两个因素。致病能力包括以下几个方面：

（一）侵袭力 是指病原体侵入机体并在机体内扩散的能力。有些病原体可以直接侵入人体；有些细菌需要先黏附于肠黏膜表面才能定居下来分泌肠毒素或引起感染，有些细菌的表面成分有抑制吞噬作用的能力而促进病原体的扩散。引起腹泻的大肠杆菌能表达受体和小肠细胞结合，称为定植因子。

（二）毒力 毒力由毒素和其他毒力因子所组成。毒素又包括内毒素和外毒素。内毒素通过激活单核-巨噬细胞释放细胞因子而起作用。外毒素通过与靶器官的受体结合，进入细胞内而起作用。其他毒力因子有穿透能力、侵袭能力、溶组织能力等，这些都给机体带来一定损害。

（三）数量 在同一个传染病中，入侵病原体的数量一般与致病能力成正比。但在不同传染病中，则能引起疾病发生的最低病原体数量差别很大。

（四）变异性 病原体可因环境或遗传等因素而产生变异。一般来说，在人工培养多次传代的环境下，可使病原体的致病力减弱；在宿主之间反复传播可使致病力增强；而病原体的抗原变异可逃避机体的特异性免疫作用而继续引起疾病。

四、传染病的流行过程

传染病的流行过程就是传染病在人群中的发生、发展和转归过程。决定流行过程有三个基本条件，即传染源、传播途径和易感人群。除此之外，流行过程本身还受社会因素和自然因素的影响。

（一）传染源 是指病原体已在体内生长繁殖并能将其排出体外的人和动物。如各种传染病患者、某些传染病的隐性感染者、病原携带者及受感染的动物等。

（二）传播途径 指病原体离开传染源后，到达另一个易感者的途径，称为传播途径。传播途径由外界环境中各种因素所组成，从最简单的一个因素到包括许多因素的复杂传播途径都可以发生。

1. 空气、飞沫、尘埃　主要见于以呼吸道为进入门户的传染病。

2. 水、食物、苍蝇　主要见于以消化道为进入门户的传染病，如进食朊毒体感染宿主的组织或加工物可导致感染朊毒体。牛海绵状脑病，又称疯牛病，则是因使用加工不当的动物内脏作饲料而致该病在动物中传播。

3. 手、用具、玩具　又称日常生活接触传播，既可引起呼吸道传染病，也可引起消化道传染病。

4. 吸血节肢动物　又称虫媒传播，见于以吸血节肢动物为中间宿主的传染病。

5. 血液、体液、血制品　见于乙型肝炎、艾滋病等。

6. 土壤　当病原体的芽孢、幼虫、虫卵污染土壤时，则土壤成为这些传染病的传播途径。

（三）人群易感性 对某一传染病缺乏特异性免疫力的人称为易感者，易感者在某一特定人群中的比例决定该人群的易感性。易感者的比例在人群中达到一定水平时，如果又有传染源和合适的传播途径，很容易造成传染病的流行。在普遍推行人工自动免疫的干预下，可把人群的易感性降至最低水平，从而有效防止传染病的流行。自然因素和社会因素对传染病的流行也有极大影响。前者包括地理、气象和生态环境等；后者包括社会制度、经济状况、生活条件以及文化水平等，掌握这些对有效地防止传染病有极大的帮助。

传染病的特征

一、基本特征

传染病与其他疾病的主要区别，在于具有下列四个基本特征，但对这些基本特征不应孤立而要综合加以考虑。

（一）有病原体　每种传染病都是由特异性的病原体所引起，包括各种病原微生物和寄生虫。虽然目前并非每种病原体都能分离清楚，但已发现的病原体对确诊传染病和流行趋势都有着重大意义。

（二）有传染性　传染病与其他感染性疾病的主要区别是都有一定的传染性。传染性意味着病原体能排出体外并污染环境。传染病病人有传染性的时期称为传染期，在每一种传染病中都相当固定，可以作为隔离病人的依据之一。

（三）有流行病学特征　传染病的发生与流行受自然因素和社会因素的影响，表现出各种特征。在质的方面有外来性和地方性之分；在量的方面有散发性、暴发、流行和大流行之分。传染病发病率在时间上、空间上、不同人群中的分布，也是流行病学的特征。

（四）有感染后免疫　人体感染病原体后，都能产生针对病原体及其产物的特异性免疫、保护性免疫。感染后免疫属于主动免疫，感染后所生成的特异性抗体，使之获得被动免疫。不同病原体产生的免疫力强弱和持续时间长短和强度亦不相同。一般来说，病毒性传染病感染后免疫持续时间最长，往往保持终身，但也有例外，如流感。一些原虫或蠕虫感染后通常不产生保护性免疫，因而往往产生重复感染。

二、临床特点

（一）病程发展的阶段性　急性传染病的发生、发展和转归，通常分为四个阶段。

1. 潜伏期　从病原体侵入人体起，至开始出现临床症状为止的时期，称为潜伏期。每一个传染病的潜伏期都有一个范围，并呈常态分布，是检疫工作观察、留验接触者的重要依据。潜伏期通常相当于病原体在体内繁殖、转移、定位、引起组织损伤和功能改变导致临床症状出现之前的整个过程。因此潜伏期的长短一般与病原体感染的数量成正比。如果主要由毒素引起病理生理改变，则与毒素产生和播散所需时间有关。

2. 前驱期　从起病至症状明显开始为止的时期称为前驱期。在前驱期中的临床表现通常是非特异性的，如头痛、发热、疲乏、食欲不振、肌肉酸痛等，为许多传染病所共有，一般持续 1～3 日。起病急骤者，多无前驱期。

3. 症状明显期　急性传染病患者度过前驱期后，某些传染病患者则绝大多数转入症状明显期。在此期间该传染病所特有的症状和体征通常都获得充分表达。在某些传染病中，大部分患者随即转入恢复期，临床上称为顿挫型，仅少部分转入症状明显期。

4. 恢复期　机体免疫力增长至一定程度，体内病理生理过程基本终止，患者症状及体征基本消失，临床上称为恢复期。在此期间体内可能还有残余病理改变或生化改变，病原体还未完全清除，许多患者的传染性还要持续一段时间，但食欲和体力均逐渐恢复，血清中的抗体效价亦逐渐上升至最高水平。

复发与再燃　有些传染病患者进入恢复期后，已稳定退热一段时间，由于潜伏于组织内的病原体再度繁殖至一定程度，使初发病的症状再度出现，称为复发。有些患者在恢复期时，体温未稳定下降至正常，又再发热时，称为再燃。

后遗症　传染病患者在恢复期结束后，机体功能仍长期未能复常者称为后遗症，多见于中枢神经系统传染病。

（二）常见症状与体征

1. 发热　发热可以由感染性、也可以由非感染性原因所引起。在感染性发热中，急性传染病占重要地位。传染病的发热过程可分为3个阶段：①体温上升期。体温可骤然上升至39℃以上，通常伴有寒战，见于疟疾、登革热等；亦可缓慢上升，呈梯形曲线，见于伤寒、副伤寒等；②极期。体温上升至一定高度，然后持续数天至数周；③体温下降期。体温可缓慢下降，几天后降至正常；亦可在一天之内降至正常，此时多伴有大量出汗。

热型是传染病重要特征之一，具有鉴别诊断意义。常见热型有：①稽留热。24小时体温相差不超过1℃，见于伤寒、斑疹伤寒等；②弛张热。24小时体温相差超过1℃，但最低点未达正常，见于伤寒缓解期、流行性出血热等；③间歇热。24小时内体温波动于高热与正常之间，见于疟疾、败血症等，又称为败血症型热；④回归热。骤起高热，持续数日，高热重复出现，见于回归热、布氏菌病等；在多次重复出现，并持续数月之久时，称为波状热；⑤马鞍热。发热数日，退热一日，又再发热数日，见于登革热。

2. 发疹　许多传染病在发热的同时伴有发疹，称为发疹性感染。发疹包括皮疹和黏膜疹两大类。疹子的出现时间和先后次序对诊断和鉴别诊断有重要参考价值。疹子的形态可以分为4大类：①斑丘疹。多见于麻疹、风疹、柯萨奇及埃可病毒感染等病毒性传染病；玫瑰疹见于伤寒；红斑疹见于猩红热；②出血疹。多见于流行性出血热、登革出血热等病毒性传染病，斑疹伤寒等立克次体病和败血症等细菌病；③疱疹或脓疱疹。多见于水痘、天花、单纯疱疹、带状疱疹等病毒性传染病；④荨麻疹。多见于血清病、病毒性肝炎等。

3. 毒血症状　病原体的各种代谢产物，包括细菌毒素在内，可引起除发热以外的多种症状如疲乏，头痛，厌食，全身不适，肌肉、关节、骨骼疼痛等。严重者可有意识障碍、谵妄、中毒性脑病、呼吸及外周循环衰竭等表现，有时还可引起肝、肾损害，表现为肝、肾功能的改变。

4. 单核－吞噬细胞系统反应　在病原体及其代谢产物作用下，单核－吞噬细胞系统可出现充血、增生等反应，临床上表现为肝、脾和淋巴结肿大。

（三）临床类型　根据传染病临床过程的长短、轻重及临床特征，可分为急性、亚急性、慢性，轻型、中型、重型、暴发型，典型及非典型等。典型相当于中型或普通型，非典型则可轻可重，极轻者可照常工作，又称逍遥型。

传染病的诊断

传染病早期正确的诊断可使患者得到及时有效的治疗，也可早期发现采取隔离消毒措施。传染病的诊断需综合分析以下三个方面的资料。

一、临床资料

详细询问病史和全面的体格检查是收集临床资料的基本方法。必须加以注意询问病程的长短、起病方式、前驱症状的特点、热型及伴随症状，皮疹出现的时间、形态及分布等。进行体格检查时，应注意某些传染病有确诊价值的症状和体征，如玫瑰疹、破伤风的角弓反张、腓肠肌压痛等。详尽的临床资料对于确诊极为重要。

二、流行病学资料

流行病学资料在传染病诊断中占有重要地位。包括发病年龄、职业、居住地区、生活习惯、发病季节、既往病史及预防接种史，这些资料对传染病诊断都有很重要的参考价值。

三、实验室检查及其他检查

（一）一般实验室检查　包括血液，大、小便常规检查和生化检查。

1. 血液常规检查　以白细胞计数与分类的用途最广。白细胞总数显著增多常见于化脓性细菌感染，如流行性脑脊髓膜炎、猩红热、百日咳等。革兰阴性杆菌感染时白细胞总数往往升高不明显甚至减少，如伤寒及副伤寒、布氏菌病等。病毒性感染时，白细胞总数通常减少或正常，如流行性感冒、病毒性肝炎等。原虫感染时，白细胞总数也常减少，如疟疾、黑热病等。蠕虫感染时，嗜酸粒细胞通常增多，如钩虫、血吸虫感染等。嗜酸粒细胞减少则常见于伤寒、流行性脑脊髓膜炎等。

2. 尿常规检查　尿中可出现蛋白质、管型、红细胞、白细胞等，有助于钩端螺旋体病和流行性出血热的诊断。

3. 大便常规检查　可见红细胞、白细胞、脓细胞、巨噬细胞或虫卵，有助于蠕虫病和感染性腹泻的诊断。

4. 生化检查　可见肝、肾功能的异常，如肝功能异常、黄疸指数增高，有助于病毒性肝炎的诊断。

（二）病原学检查

1. 直接检出病原体　许多传染病可通过显微镜或肉眼检出病原体而确诊，例如从血液或骨髓涂片中检出疟原虫，从大便涂片中检出各种寄生虫卵及阿米巴原虫等。孵化法可检出血吸虫毛蚴，绦虫节片也可在大便中用肉眼检出。

2. 病原体分离培养　细菌、螺旋体和真菌通常可用人工培养基分离培养；立克次体则需要动物接种或组织培养才能分离出来；病毒分离一般需要组织培养。用以分离病原体的检材可采自血液、尿、粪、脑脊液、痰、骨髓等。采集标本时应注意病程阶段，有无应用过抗微生物药物，及标本的保存与运送。

（三）分子生物学检测

1. 分子杂交　利用生物素标记的分子探针可以检出特异性的病毒核酸或检出特异性的毒素。

2. 多聚酶链反应　用于病原体核酸检查，能把标本中的DNA分子扩增一百万倍以上。逆转录多聚酶链反应则用于检测标本中的RNA。原位多聚酶链反应可用于在组织中原位检出低拷贝的DNA。原位逆转录多聚酶链反应可用于检测组织中的RNA。

（四）免疫学检查　是目前最常用的传染病和寄生虫病诊断检测技术。应用已知的抗原或抗体检测血清或体液中的相应抗体或抗原，是最常用的免疫学检查方法，此法还可用于判断受检者的免疫功能是否有所缺损。若能进一步鉴定其抗体是属于IgG或IgM型，对近期感染或过去发生过的感染有鉴别诊断意义。

1. 特异性抗体检测　在传染病早期，特异性抗体在血清中往往尚未出现或滴度很低，而在恢复期或后期则抗体滴度有显著升高，故在急性期及恢复期双份血清检测，其抗体由阴性转为阳性或滴度升高4倍以上时往往有重要的意义。特异性IgM型抗体的检出有助于现存或近期感染的诊断。

2. 特异性抗原检测　病原体特异性抗原的检测有助于在病原体直接分离培养不成功的情况下，提供病原体存在的直接证据。其诊断意义往往较抗体检测更为可靠。

3. 免疫标记技术

（1）酶标记技术

1）酶免疫检测（EIA）　此法是以酶标记抗原或抗体，将抗原抗体的免疫反应与酶的高效催化作用有效结合，可特异性测定体液中微量抗原和抗体。

2）改良的EIA检测　它的优点为所需抗原量小，仅需纳克（ng）水平的抗原。

（2）免疫荧光技术　该技术采用荧光素标记的抗体球蛋白分子与相应抗原结合形成免疫复合物的原理，借助标记的荧光，在荧光显微镜下观察抗原的有无及其定位。

（3）放射免疫测定（RIA）　以定量的放射性同位素标记的抗原和待测的未标记抗原与抗体相作用，使这两种抗原与抗体竞争性结合，通过测定抗原抗体复合物和游离抗原的放射性强度，即可得出样品中待测抗原含量。

（4）非放射标记技术　如酶标生物素或亲和素制成的链霉素亲和素－生物素系统酶免疫分析法（ABC－EIA）检测乙肝病毒标志物等，敏感性与放免法相当。

（5）印迹术　常用的印迹术有DNA印迹法，蛋白印迹法，点印迹法以及重组免疫印迹法。

4. 皮肤实验　用特异性抗原作皮内注射，可通过皮肤反应了解受试者对该抗原的变态反应，常用于结核病和血吸虫病的流行病学调查。

（1）免疫球蛋白检测　血清免疫球蛋白浓度检测有助于判断体液免疫功能。降低者见于先天性免疫缺损疾病，升高者见于慢性肝炎和艾滋病等。

（2）T细胞亚群检测　用单克隆抗体检测T细胞亚群可了解各亚群的T细胞数和比例，常用于艾滋病的诊断。

（五）其他检查

1. 内镜检查　各种内镜如纤维结肠镜常用来诊断慢性痢疾和血吸虫病等。

2. 影像学检查　X 线检查常用于诊断肺结核和肺吸虫病。超声检查常用于诊断肝炎、肝硬化和肝脓肿等。CT 和 MRI 常用于诊断脑脓肿和脑囊虫病等。

3. 活体组织检查　常用于各型慢性肝炎和肝硬化、各型结核病、艾滋病并发卡波济肉瘤和其他淋巴瘤、各种寄生虫病等传染病的诊断。

传染病的治疗

一、治疗原则

治疗传染病的目的，不仅在于促进患者康复，还在于控制传染源，防止进一步传播。对于传染病的治疗要采取治疗与护理、消毒与隔离并重和一般治疗、对症治疗与特效治疗并重的综合治疗原则。

二、治疗方法

（一）一般及支持疗法　一般疗法包括隔离、护理和心理治疗。患者的消毒隔离按其传染病的传播途径和病原体排出方式及时间而不同。良好的护理工作对于保证患者处于一个舒适而卫生的环境，各项诊断及治疗措施的正确执行和密切观察病情变化具有非常重要的意义。医护人员的良好服务态度、工作作风和对病人的同情心都有助于提高患者战胜疾病的信心。

支持疗法包括适当的营养，保证一定的热量供应，根据病情需要，补充足量的维生素，以维持人体正常代谢，提高机体的防御和免疫功能。

（二）病原或特效疗法　针对病原体选用特效药物，具有清除病原体的作用，达到根治和控制传染源的目的。目前应用最广泛的药物是抗生素、化学治疗制剂和血清免疫制剂等。针对细菌和真菌的药物主要为抗生素与化学制剂，血清免疫制剂包括白喉和破伤风抗毒素、干扰素和干扰素诱导剂等。

（三）对症疗法　主要是减轻患者痛苦、调整患者各系统功能，达到减少机体消耗，保护重要器官使损伤降低至最低限度的目的。如退热剂、镇静剂、脱水剂、强心剂等均能促进康复。

（四）康复疗法　某些传染病如脊髓灰质炎和脑膜炎等可引起一定程度的后遗症，可采取针灸、理疗等疗法促进康复。

（五）中医中药疗法　中医药曾对我国传染病的治疗做出贡献，随着人们对传染病的深入研究和临床经验的积累，中医药已显示出越来越广阔的应用前景。急性传染病多属中医“伤寒”或“温病”范畴，在传染病急性期一般以卫气营血辨证论治为主，慢性期和后遗症则多采用脏腑辨证论治。某些中药如黄连、鱼腥草、板蓝根等具有抗微生物作用，对调整患者各系统功能具有十分重要的作用。

传染病的预防

传染病的预防是传染病学工作者的一项重要任务，以此达到控制传染病在人群中发生和流行的目的。传染病预防措施是对构成传染病流行过程三个基本环节采取综合性措施，并针对不同传染病的各自特点采取适当的应对措施。

一、管理传染源

传染病报告制度是早期发现传染病的重要措施，必须严格遵守。根据中华人民共和国传染病防治法及其实施细则，将法定传染病分为3类：甲类（1. 鼠疫；2. 霍乱）为强制管理传染病，城镇要求发现后6小时内上报，农村不超过12小时。乙类为严格管理传染病(3. 病毒性肝炎；4. 细菌性和阿米巴痢疾；5. 伤寒和副伤寒；6. 艾滋病；7. 淋病；8. 梅毒；9. 脊髓灰质炎；10. 麻疹；11. 百日咳；12. 白喉；13. 流行性脑脊髓膜炎；14. 猩红热；15. 流行性出血热；16. 狂犬病；17. 钩端螺旋体病；18. 布氏菌病；19. 炭疽；20. 流行性和地方性斑疹伤寒；21. 流行性乙型脑炎；22. 黑热病；23. 疟疾；24. 登革热；25. 肺结核；26. 新生儿破伤风)，要求于发现后12小时内上报（最后两种传染病卫生部从1996和1998年起分别由丙类改为乙类传染病）。丙类为监测管理传染病（27. 血吸虫病；28. 丝虫病；29. 包虫病；30. 麻风病；31. 流行性感冒；32. 流行性腮腺炎；33. 风疹；34. 除霍乱、痢疾、伤寒和副伤寒以外的感染性腹泻病；35. 急性出血性结膜炎)，其中27～29应向有关疾病控制中心报告疫情，30～35为仅在监测点上进行监测的传染病，在监测点内按乙类传染病方法报告。2003年4月中央卫生部通知，将传染性非典型肺炎列入法定传染病管理。

对传染病的接触者，应分别按具体情况采取检疫措施、密切临床观察、药物预防或预防接种。

要在人群中检出病原携带者，进行治疗、教育、调整工作岗位和随访观察。对动物传染源，如属有经济价值的家禽，应尽可能加以治疗，必要时宰杀后加以消毒；如无经济价值者则设法消灭；如禽流行性感冒是由甲型禽流感病毒引起的一种禽类疾病。近年已确定禽流感H亚型病毒可直接感染人类引起发病，称为禽流感病毒感染或禽流感病。严重者可因并发症导致患者死亡。如确定有禽流感流行，应及时销毁受感染家禽。上世纪末香港控制禽流感流行的经验，是以最终处死一百五十万只鸡而终止流行，被认为是成功的典范。

二、切断传播途径

切断传播途径通常是起主导作用的预防措施，而其中又以一般卫生措施为重点，包括卫生习惯、饮水卫生、饮食卫生，以及粪便、垃圾、污水、污物的无害化处理。消毒是切断传播途径的重要措施。广义的消毒包括消灭传播媒介即杀虫措施在内，狭义的消毒是指消灭污染环境的病原体而言。消毒有疫源地消毒及预防性消毒两大类。消毒方法有物理消毒法和化学消毒法两种。如鉴于朊毒体病尚无有效治疗，做好预防极为重要。切断传播途径以革除食用人体组织陋习，不食用朊毒体病动物肉类及制品，不以动物组织饲料喂养动物，医疗操作严格遵守消毒程序为措施。

三、保护易感人群

提高人群免疫力主要从两个方面进行。提高机体非特异性免疫力的措施主要是改善营养条件和锻炼身体。但起关键作用的还是通过预防接种提高人群的主动或被动特异性免疫力。接种疫苗、菌苗、类毒素等之后可使机体具有对抗病毒、细菌、毒素的特异性主动免疫，接种抗毒素、丙种球蛋白或高滴度免疫球蛋白，可使机体具有特异性被动免疫。

第二节　病毒性肝炎

病毒性肝炎是由多种肝炎病毒引起的、以肝脏损害为主的一组全身性传染病。本病具有流行范围广、传播途径复杂、发病率高、危害性大等特点。

【病因病理】

一、病原学

从病原学角度，根据感染病毒种类的不同至少分为五类，即甲型、乙型、丙型、丁型、戊型病毒性肝炎。其中，甲肝和戊肝均是经口传播，有季节性，可引起暴发流行，一般不转为慢性；乙型、丙型和丁型都是主要经血传播，无季节性，多为散发，可转为慢性和（或）重症。

二、发病机制

（一）甲型病毒性肝炎　甲型肝炎引起肝损伤的机制至今尚未充分阐明，目前倾向认为以宿主免疫反应性肝损伤为主。

（二）乙型病毒性肝炎　乙型肝炎的发病机制非常复杂，一般认为乙型肝炎病毒（HBV）所致肝细胞病变主要是细胞免疫反应所引起。HBV 感染机体后，依据机体抗病毒细胞免疫应答强度的高低，成为急性自限性或慢性感染。

（三）丙型病毒性肝炎　目前认为，免疫应答在丙型肝炎病毒（HCV）致病机制方面起主要作用。

（四）丁型病毒性肝炎　丁型肝炎病毒（HDV）本身及其表达产物对肝细胞有直接作用，HDV 在完成自身生活周期时影响宿主肝细胞的生存，HDV－RNA 基因序列变异可能与 HDV 致病性相关。

（五）戊型病毒性肝炎　戊型肝炎病毒（HEV）在体内的定位以及感染过程尚未完全弄清，可能与甲型肝炎相似。近年来研究表明，细胞免疫反应是戊型肝炎的肝细胞损害的主要原因。

三、病理

急性肝炎可出现广泛肝细胞变性，变性以胞浆疏松化和气球样变最常见，肝小叶内有散在的点状坏死、炎性细胞浸润，也可有肝细胞再生。轻度慢性肝炎时，肝细胞变性，点、灶状坏死；汇管区可见炎症细胞浸润、扩大，伴轻度碎屑坏死；小叶结构完整。中度慢性肝炎时，汇管区炎症明显，伴中度碎屑坏死；小叶内炎症重，伴桥形坏死，纤维间隔形成，小叶结构大部分保存。重度慢性肝炎时，汇管区炎症重或伴有重度碎屑坏死，桥形坏死范围广泛，累及多个小叶。

亚急性重症肝炎时，既有大片肝细胞坏死，又有肝细胞结节性再生。慢性重症肝炎时，在慢性肝病的基础上有大块或亚大块坏死。淤胆型肝炎时，除有轻度急性肝炎变化外，还有毛细胆管内胆栓形成，肝细胞内胆色素滞留，出现小点状胆色素颗粒，汇管区水肿和小胆管扩张，中性粒细胞浸润。

【临床表现】

不同类型的病毒引起的肝炎在临床上有共同性，按临床表现可分为急性病毒性肝炎（包括急性黄疸型肝炎和急性无黄疸型肝炎），慢性病毒性肝炎（分为轻、中、重三度），重型病毒性肝炎（分为急性、亚急性、慢性三型）。

一、潜伏期

各型肝炎的潜伏期长短不一。甲型肝炎潜伏期2～6周，平均4周。乙型肝炎1～6月，平均3个月。丙型肝炎2周～6月，平均40天。丁型肝炎有HBV与HDV重叠感染时为4～20周。戊型肝炎为2～9周，平均6周。

二、临床经过

（一）急性肝炎

1. 黄疸前期　甲、戊型肝炎起病较急，可有畏寒、发热等类似感冒症状，约80%患者有发热，且体温低于39℃，一般不超过3天。乙、丙、丁型肝炎起病相对较缓，仅有少数发热。伴全身乏力、食欲不振、厌油、恶心或呕吐，常有肝区痛、腹胀、便秘或腹泻等。

2. 黄疸期　以发热消退，黄疸出现为特点，可隐袭或骤然起病，乏力、疲倦、肌痛、厌食、恶心、呕吐等症状加重，尿色加深，球结膜及皮肤黄染，且逐日加深，多于数日至2周内达高峰，然后逐渐下降。肝肿大（质软、边缘锐利、有触痛及叩击痛），少部分出现轻度脾肿大。

3. 恢复期　症状逐渐消失，黄疸消退，精神食欲好转，肝脾回缩，肝功能逐渐恢复正常。

4. 急性无黄疸性肝炎　除无黄疸外，其他表现与黄疸型相似。

（二）慢性肝炎　慢性肝炎仅见于乙、丙、丁3型肝炎。

1. 轻度　病情较轻，可反复出现乏力、头晕、食欲减退、厌油、尿黄、肝区不适、肝稍大有轻触痛，可有轻度脾大。部分患者症状、体征缺如。肝功能指标仅见1或2项轻度异常。

2. 中度 症状、体征、实验室检查居于轻度和重度之间。

3. 重度 有明显或持续的肝炎症状，如乏力、纳差、腹胀、尿黄、便溏等，伴有肝病面容、肝掌、蜘蛛痣、脾大。丙氨酸氨基转移酶（ALT）和（或）天门冬氨酸氨基转移酶（AST）反复持续增高，白蛋白减低或白蛋白/球蛋白（A/G）比例异常，丙种球蛋白明显升高。凡白蛋白≤32g/L，胆红素>85.5μmol/L、凝血酶原活动度（PTA）60%~40%、血清胆碱酯酶（CHE）<2500U/L，4项检测中有1项者即可诊断为慢性肝炎重度。

（三）重型肝炎（肝衰竭）

1. 急性重型肝炎 又称暴发型肝炎，发病多有诱因。以急性黄疸型肝炎起病，但病情发展迅猛，2周内出现极度乏力及严重的消化道症状，出现神经、精神症状，表现为嗜睡、性格改变、烦躁不安、昏迷等，体检可见扑翼样震颤和病理反射、肝性脑病在Ⅱ度以上、黄疸急剧加深、酶-胆分离、肝浊音界进行性缩小、有出血倾向、中毒性鼓肠、肝臭、肝肾综合征等，化验可见PTA小于40%、血氨升高等。本型病死率高，病程不超过3周。

2. 亚急性重型肝炎 又称亚急性肝坏死。以急性黄疸型肝炎起病，15天至24周出现极度乏力、食欲缺乏、频繁呕吐、腹胀等中毒症状，黄疸进行性加深，胆红素每天上升≥17.1μmol/L或大于正常值10倍，重度腹胀，肝性脑病在Ⅱ度以上，明显出血倾向，肝脏迅速缩小，肝功能严重受损，凝血酶原时间延长，凝血酶原活动度<40%，腹水可出现较早。

3. 慢性重型肝炎 临床表现同亚急性重型肝炎，但有慢性肝炎病史、慢性HBV携带史或肝炎后肝硬化病史基础等之一者。

【实验室及其他检查】

一、血常规

急性肝炎初期白细胞总数正常或略高，一般小于10×10^9/L；黄疸期白细胞可偏低，淋巴细胞相对增多；重型肝炎时白细胞可升高，红细胞下降，血红蛋白下降，出凝血时间延长；肝炎肝硬化伴脾功能亢进时可有血小板、红细胞、白细胞减少。

二、尿常规

尿胆红素和尿胆原检测有助于黄疸的鉴别诊断：肝细胞性黄疸时，两者都阳性，溶血性黄疸时，以尿胆原为主，梗阻性黄疸以尿胆红素为主。重度黄疸或有发热者，尿检可见胆红素、蛋白质、红细胞、白细胞或管型。

三、肝功能检查

（一）血清酶学测定

1. 丙氨酸氨基转移酶（ALT）和天门冬氨酸氨基转移酶（AST） 急性肝炎ALT明显升高，黄疸出现后开始下降，重症肝炎患者可出现ALT急剧下降，胆红素不断升高的酶-

胆分离现象，提示肝细胞大量坏死。AST/ALT 值是判断肝损伤程度的良好标志，在急性肝炎时常明显小于 1，慢性肝炎和肝硬化时接近 1 或大于 1，比值越高则预后越差。

2. 碱性磷酸酶（ALP）和 γ－谷氨酰转肽酶（γ－GT） γ－GT 和 ALP 两者是急性肝炎慢性趋势的标志，在慢性肝炎、肝硬化、肝癌时均可升高，尤其是胆管阻塞、胆汁淤积时升高明显。

3. 胆碱酯酶（CHE） CHE 由肝细胞合成，其活性降低提示肝细胞损伤明显，活性升高见于脂肪肝。

4. 乳酸脱氢酶（LDH） 肝病时 LDH 常显著升高，但在肌病时也升高，当予鉴别。

（二）血清蛋白 白蛋白水平有助于判断肝脏储备功能。球蛋白在体内有慢性炎症时即可升高，对判定是否为慢性肝炎病毒感染有一定帮助。

（三）血清胆红素 急、慢性黄疸指数型肝炎时可见血清总胆红素水平升高，活动性肝硬化黄疸指数升高且下降缓慢，重症肝炎胆红素重度升高。

（四）凝血酶原活动度（PTA） PTA 高低与肝损伤程度成反比。$<10\%$ 是诊断重症肝炎的重要依据，也是判断重症肝炎预后的敏感指标。

四、其他生化指标

（一）电解质 重症肝炎、肝硬化失代偿期常见低钾、低钠、低氯，也可见低钙、低镁等，肝肾综合征时可出现高钾。

（二）血糖 重症肝炎常易出现低血糖。

（三）血浆胆固醇 肝细胞严重损伤时，胆固醇在肝内合成减少，此时胆固醇越低，预后越差。梗阻性黄疸时，胆固醇则升高。

五、病原学检查

抗 HAV－IgM（抗甲型肝炎病毒抗体 IgM）是早期诊断甲型肝炎的最简便可靠的血清学标志，在流行病学上是新近感染的标志。

HBsAg（乙肝病毒表面抗原）阳性就可诊断为 HBV 感染。HBeAg（乙型肝炎 e 抗原）阳性表示病毒复制活跃且有较强的传染性。高滴度的抗 HBc－IgM（抗核心抗体 IgM）对诊断急性乙肝和慢性乙肝急性发作有帮助。HBV－DNA 是病毒复制和传染性的直接标志。

抗 HCV－IgG（抗丙型肝炎病毒抗体 IgG）低滴度提示病毒处于静止状态，高滴度提示病毒复制活跃。

抗 HDV－IgG（抗丁型肝炎病毒抗体 IgG）则是丁肝病毒既往感染的标志。

抗 HEV－IgM（抗戊型肝炎病毒抗体 IgM）阳性者提示为近期感染，有早期诊断价值。

六、影像学检查

B 超、CT 检查有助于鉴别阻塞性黄疸、脂肪肝及肝内占位性病变，对肝硬化有较高的诊断价值。能够反映肝脏表面变化，门静脉、脾静脉直径，脾大小，胆囊异常变化，腹水等。

七、肝组织病理检查

是明确诊断、衡量炎症活动度、纤维化程度及评估疗效的金标准。

【诊断与鉴别诊断】

一、诊断依据

依据流行病学资料、典型临床表现和病原学检查三个方面确立诊断。病毒性肝炎的临床表现复杂，切忌主观片面地只依靠某一项或某一次检查异常即作出诊断，应根据流行病学史、临床症状和体征、实验室及影像学检查结果，并结合患者具体情况及动态变化进行综合分析，最后确诊。

二、鉴别诊断

（一）酒精性肝病　在我国，由于生活水平的提高及生活方式的转变，此病的发病率近年有升高趋势。酒精可引起脂肪肝、肝炎及肝硬化，在临床上常交叉重叠。

（二）药物性肝炎　对于不明原因肝炎或慢肝急性加重，伴有用药史时，临床应考虑本病的存在可能。

（三）自身免疫性肝炎　本病可与慢性病毒性肝炎合并存在，ALP、γ－GT 等胆管酶增高，伴有相关抗体阳性可予鉴别。

【治疗】

病毒性肝炎目前还缺乏可靠的特效疗法。治疗时应根据不同病原、不同临床类型及组织学损害区别对待。

一、治疗原则

注重休息和营养。

（一）急性肝炎

1. 甲型肝炎　不变为慢性，主要采取支持与对症治疗。若出现病情转重，应及时按重型肝炎处理。

2. 急性乙型肝炎　应区别是急性乙型肝炎抑或是慢性乙型肝炎急性发作，前者处理同甲型肝炎，后者按慢性乙型肝炎治疗。

3. 急性丙型肝炎　确诊为急性丙型肝炎者应争取早期抗病毒治疗。

4. 急性丁型肝炎　同乙型肝炎治疗。

5. 戊型肝炎　同甲型肝炎治疗。

（二）慢性肝炎　应根据患者具体情况，采取抗病毒、调节免疫、保护肝细胞、改善肝功能、抗纤维化及心理等治疗措施。目前认为，形成肝炎慢性化的原因主要是由于病毒持续感染，因此，对慢性肝炎应重视适时采取抗病毒治疗。

（三）重型肝炎 以综合疗法为主。

（四）慢性乙型和丙型肝炎病毒携带者 可照常工作，但应定期复查，随访观察，并动员其作肝穿刺检查，以便进一步确诊和做相应治疗。

二、保肝、对症治疗

（一）降黄疸药物 中药有茵栀黄注射液、苦黄注射液等；常用西药有熊去氧胆酸（优思弗）、腺苷蛋氨酸（思美泰）、门冬氨酸钾镁。

（二）保肝降酶药物 口服药有水飞蓟素类（益肝灵、利加隆）、甘草甜素类（强力宁、甘利欣）、垂盆草或五味子制剂、联苯双酯等。这类药物应用时停药不宜过快，以减少反跳。以选用1~2种药物为宜。

（三）其他 主要为改善纳差、腹胀、恶心等症状的药物，如维生素B_6、吗丁啉等。

三、抗病毒治疗

目前常用的抗病毒药物有α-干扰素（INF-α）、拉米夫定、阿德福韦、恩替卡韦、氧化苦参碱。

四、免疫调节药的应用

主要有胸腺素。

五、重型肝炎的治疗

提高存活率的关键是早发现，早治疗。常用治疗措施有：早期诊断，尽早卧床休息；维持机体水、电解质及热量平衡；抗病毒治疗及免疫调节治疗；防治肝细胞坏死，促进肝细胞再生等治疗措施。

第三节 流行性脑脊髓膜炎

流行性脑脊髓膜炎，简称流脑，是由脑膜炎奈瑟菌引起的急性化脓性脑膜炎。临床以高热，剧烈头痛，频繁呕吐，皮肤黏膜瘀点，不同程度的意识障碍，脑膜刺激征及脑脊液呈化脓性改变等为其特征。本病在世界各地均有流行，呈流行或散发，经空气传播，冬春季为高峰，儿童发病率较高，如不及时治疗死亡率较高。

【病因病理】

一、病原学

本病的病原菌为脑膜炎双球菌，为革兰阴性菌。它能产生毒力较强的内毒素，仅存在于人体，可以从带菌者的鼻咽间及患者的鼻咽间、血液、脑脊液及皮肤瘀点中检出。多存在于中性粒细胞内，仅少数在细胞外，在含有血液、血清、渗出液及卵黄液培养基上生长良好。本菌对寒冷、干燥、热及一般消毒剂均极敏感，在体外极易死亡，病菌能产生自身溶解酶而易于自溶，故采集标本后，必须保温立即送检及接种。

二、流行病学

（一）传染源 带菌者和病人是本病的传染源。病原菌存在于带菌者鼻咽部深层淋巴组织内，且多为耐药菌株。流脑病人从潜伏期开始至病后10天内具有传染性。但本病隐性感染率高，带菌者对周围人群危险性大于病人。

（二）传播途径 病原菌主要通过咳嗽、喷嚏、说话等飞沫经空气传播，进入呼吸道引起感染。

（三）易感人群 人群易感性与体内抗体水平密切相关，新生儿出生后2~3个月有来自母体的杀菌抗体，故新生儿不易患本病。6个月至2岁的婴幼儿抗体水平下降，发病率最高，以后随年龄增长逐渐降低。病后可获得持久免疫力，再次发病者极少。

（四）流行特征 本病遍及全球各地，呈散发或大小流行。我国各地均有发生，通常大城市发病较少，中小城市、城镇发病较多，山区及偏僻农村可多年无病例，但一旦有传染源进入，则将引起暴发流行。本病可呈周期性流行，大约每隔3~5年出现一次小流行，8~10年发生一次较大流行。本病终年皆可发生，但有明显季节性，冬春季节发病较多，2~4月份达高峰，5月份迅速下降。

三、发病机制与病理

脑膜炎双球菌侵入鼻咽部后，成为带菌状态，大多数人不出现症状而最后由于获得免疫力而自愈。一些人免疫力低下时，病原菌可侵入血循环而成暂时性菌血症，此时多数仍可不治而愈，仅少数可发展为败血症。在败血症期间，病原菌在血液和毛细血管内皮细胞中迅速繁殖，同时释放出内毒素，严重者导致内毒素休克。皮肤微循环障碍可引起皮肤瘀点、瘀斑。脑微循环障碍可导致脑缺氧、脑水肿，甚至出现脑疝等一系列症候表现。其他脏器的微循环障碍可导致肺水肿、心肌损害、肾上腺出血、坏死等，形成临床上的重症型。病原菌亦可经血循环而侵入脑脊膜，引起化脓性炎症，出现脑膜刺激征和脑脊液的变化。病理检查发现，败血症期血管内皮损害，内皮细胞坏死，炎症细胞浸润和血栓形成，皮肤、黏膜和浆膜发生瘀点、瘀斑或局灶性出血。暴发型败血症休克型患者皮肤及内脏血管损害更为严重而广泛，内皮细胞坏死脱落，血管腔内有血栓，皮肤、心、肺、胃肠及肾上腺均有广泛出血。脑膜炎早期大脑半球表面及颅底的软脑膜有充血，少量浆液性渗出及局灶性小出血点，后期可见大量纤维蛋白，中性粒细胞及革兰阴性双球菌。颅底部因化脓性病变的直接侵袭及脓性粘连压迫，可累及视神经、动眼神经、外展神经、听神经及面神经。脑膜炎时脑组织充血、水肿、出血及中性粒细胞浸润。暴发性脑膜炎型可见脑组织充血、水肿明显，颅压显著增高，可发展成脑疝。此外，亦可偶见心内膜、心包、关节腔、眼球等处的迁徙性化脓性病灶。

【临床表现】

一、症状

流脑潜伏期为1~7日，一般为2~3日。根据病情的轻重不同，临床常分为普通型、暴发型、轻型、慢性败血症型4个类型。

（一）普通型 临床多见，该型约占全部病例的90%。大多是带菌者，少数发病。按其发展过程可分为四个阶段。

1. 上呼吸道感染期 上呼吸道感染期大多数患者无明显症状体征，约20%~30%病人可有发热，咽痛，鼻咽部黏膜充血及分泌物增多，咽部滤泡明显增生，鼻咽拭子培养可发现病原菌，一般很难确诊。本期持续1~2天。

2. 败血症期 败血症期患者感染中毒症状明显。患者常无前驱症状即出现突发寒战，高热，头痛，呕吐，乏力，全身肌肉酸痛，食欲不振，表情呆滞或烦躁不安等毒血症状。本期主要体征是约70%的患者全身皮肤黏膜出现大小不等、边缘不整的瘀点或瘀斑。病情严重者瘀点、瘀斑可迅速扩大，中央坏死或形成大疱。约10%病人病后二日左右在口唇或其他部位出现单纯疱疹或脾肿大。多数患者于1~2日内发展为脑膜炎。此期血培养多呈阳性，瘀点涂片可找到病原菌。

3. 脑膜炎期 此期症状多与败血症期症状同时出现，或发生在瘀点出现后24小时，除高热及毒血症症状外，中枢神经系统症状加重，头痛欲裂，颈痛，呕吐频繁，呈喷射状，血压升高而脉率减慢，狂躁谵语，惊厥，并出现颈项强直，克氏征（膝跳反射）及布氏征（小脑脑膜刺激征）阳性等脑膜刺激征。重症可见神志障碍，谵妄抽搐等。此期持续时间不定，如经合理治疗2~5日内进入恢复期。

4. 恢复期 体温逐渐降至正常，皮肤瘀点、瘀斑大部分吸收，神经系统症状亦逐渐消失，精神食欲好转。此期持续1~3周。

（二）暴发型 此型多见于儿童，多起病急骤，进展迅速，病势凶险，如抢救不及时，常于24小时内死亡。

1. 败血症休克型 起病突然，寒战高热，头痛，呕吐，数小时后患者精神萎靡，意识障碍，惊厥，面色苍白，口唇发绀，四肢末梢厥冷，发绀，皮肤呈花斑状。皮肤瘀斑、瘀点迅速增多并融合成片或继以瘀斑中央坏死。休克是本型的主要表现，患者有脉压变小，血压下降或测不出，尿量减少或无尿等循环衰竭症状，大多脑膜刺激征较轻或缺如。脑脊液变化不明显，但血液与皮肤瘀斑涂片或培养阳性率极高，实验室检查常可获弥散性血管内凝血（DIC）证据。若不及时抢救，多在24小时内死亡。

2. 脑膜脑炎型 脑实质损害的表现显著，除高热、斑疹外，病人头痛剧烈，呕吐频繁，反复或持续惊厥，迅速进入昏迷，锥体束征阳性。如颅内压极度增高，可发展成脑疝。枕骨大孔疝表现为昏迷加重加深，瞳孔明显缩小或散大，或忽大忽小，四肢肌张力增加，双上肢内旋，双下肢呈伸直性强直，呈去脑强直状态，呼吸不规则，快慢深浅不一或暂停，或为抽泣样，叹息样，点头样中枢性呼吸衰竭。

3. 混合型　同时或先后出现上述两种暴发型的临床表现，是流脑最为严重的一型，病死率极高。

（三）轻型　此型以儿童多见，流行期间部分受感染者仅表现为皮肤黏膜出血点而无其他症状，为暂时性菌血症的表现。出血点见于背、胸、腹、四肢、颈部及口腔黏膜。涂片染色镜检可发现脑膜炎球菌，咽拭子和瘀点培养均出现阳性结果。流行后期，部分年长儿和青少年患者仅表现为低热、鼻咽炎症状，皮肤斑丘疹或细小出血点，头痛和脑膜刺激征轻微，脑脊液改变不明显，无意识障碍。

（四）慢性败血症型　临床不多见，主要发生于成年人，病程可迁延数日。以发热，皮疹，关节病变为特征。可有间歇性畏寒、寒战、发热，每次经历12小时后即缓解，2～3日后再次发作，发作时出现斑点、斑丘疹以及四肢大关节疼痛。病人一般情况良好，少数有脾脏肿大，需多次血培养及瘀点涂片检查与培养方能找到病原菌。老年流脑有上呼吸道感染明显，热程长，瘀点瘀斑及疱疹发生率高，意识障碍比暴发型多等特点。

二、并发症及后遗症

（一）并发症　由于早期诊断和及时治疗，流脑并发症已明显减少，少数可因脑及周围组织的炎症或粘连并发颅神经损害，出现脑积水，硬膜下积液，或肢体运动障碍，化脓性迁徙病灶，可有全眼炎、中耳炎、关节炎、肺炎、脓胸、心内膜炎、心包炎、睾丸炎及附睾炎等。

（二）后遗症　后遗症已罕见，可有耳聋、幼儿聋哑症、眼肌麻痹、失眠、肢体瘫痪、癫痫及精神障碍。

【实验室及其他检查】

一、血常规

白细胞总数明显增高，多在 $20\times10^9/L$ 以上，以中性粒细胞为主，在0.8以上，核象左移，有时出现类白血病反应。

二、脑脊液检查

早期仅有压力升高，外观正常，稍后外观混浊或呈脓样，白细胞数明显升高到 $1.0\times10^9/L$ 以上，以中性粒细胞为主，蛋白质含量增高，糖及氯化物明显降低，休克型患者脑脊液改变可不明显。

三、细菌学检查

（一）涂片　可见脑膜炎球菌，阳性率达80%以上，是早期诊断的依据之一，脑脊液涂片阳性率可达60%～70%，有时在周围血液涂片的白细胞中，亦可发现脑膜炎球菌。

（二）细菌培养　血培养可有病原菌生长，阳性率很低，但阳性可确诊。此项检查对慢性脑膜炎球菌败血症的诊断很重要，脑脊液培养细菌的阳性率亦低。

四、免疫学检查

近年来开展多种免疫学检测方法，有利于早期诊断。可用乳胶凝集，对流电泳，酶联免疫吸附及放射免疫等方法检查脑脊液或血清中的脑膜炎球菌特异多糖抗原，或用间接血凝或放射免疫法检测血清中的特异抗体，恢复期效价较急性期增高4倍以上，有辅助诊断价值。

【诊断与鉴别诊断】

一、诊断依据

（一）流行病学资料 本病多在冬春季节流行，儿童多发。

（二）症状和体征 突发高热，剧烈头痛，频繁呕吐，皮肤黏膜瘀点、瘀斑及脑膜刺激征，严重者可有败血症，脑实质损害，或有感染性休克，循环衰竭，神志障碍，惊厥及呼吸衰竭。

（三）实验室检查 血象白细胞总数及中性粒细胞均明显增高，脑脊液检查呈颅压升高及化脓性改变，细菌学检查阳性即可确诊。

二、鉴别诊断

（一）其他化脓性脑膜炎 患者脑脊液也呈脓性，但其发病不呈流行性，也无明显季节性。主要有肺炎球菌脑膜炎，大多继发于肺炎、中耳炎的基础上；葡萄球菌性脑膜炎易发生于颅脑手术后；流感杆菌脑膜炎，多发生于婴儿；绿脓杆菌脑膜炎，常继发于腰穿、麻醉、造影或手术后。主要鉴别依靠脑脊液和血液的细菌学检查。

（二）结核性脑膜炎 有结核病史或与结核病人接触史。起病缓慢，病程长，早期有低热，盗汗，消瘦，乏力，头痛，呕吐和脑膜刺激征等，皮肤黏膜无瘀点、瘀斑，休克罕见。脑脊液检查颅内压升高明显，脑脊液外观混浊呈毛玻璃样，白细胞多在50×10^6/L以下，以淋巴细胞增多为主，蛋白质增加，糖及氯化物降低，脑脊液涂片抗酸染色可检出结核杆菌。

（三）流行性乙型脑炎 发病在夏季，即7～9月，有严格的季节性，为脑实质损伤，临床表现以昏迷、惊厥为主，无皮肤瘀点，脑脊液检查颅压增高，外观清亮，白细胞多在（50～500）$\times10^6$/L，糖及蛋白量正常或稍增高，氯化物正常，免疫学检查如特异性IgM，补体结合实验等有助于鉴别。

（四）中毒型菌痢 主要见于儿童，发病季节在夏秋季。起病急骤，常在24小时内迅速出现高热、抽搐、昏迷、休克、呼吸衰竭等症状，但无皮肤瘀点，脑脊液检查正常，肛拭子或灌肠检查粪便可发现脓细胞及红细胞，脓血便出现较晚，确诊依靠粪便细菌培养。

【治疗】

早期、合理、全程治疗是降低死亡率、改善预后的关键。在治疗同时要密切观察患者的体温、神志、血压、瞳孔的变化，保持呼吸道通畅，儿童要注意惊厥的情况，防止意外发生。

一、一般治疗

呼吸道隔离，卧床休息，保持室内空气流通。流质饮食，加强支持疗法，注意水电解质平衡。昏迷患者应加强护理，防止呼吸道感染，褥疮及角膜溃疡等。

二、对症治疗

高热时应行物理降温，小儿可给小量安乃近滴鼻或小儿退热栓塞肛。惊厥时可给 10% 水合氯醛灌肠或安定肌注。

三、病原学治疗

（一）磺胺类　治流脑首选。常用磺胺嘧啶。有肝肾疾病、休克少尿、对磺胺药过敏或经磺胺药治疗 24～48 小时，病情无好转者，应选用青霉素或其他抗生素治疗。

（二）青霉素 G　青霉素 G 为本病敏感杀菌药。

（三）氯霉素　此药较易透过血脑屏障，对脑膜炎有良好的抗菌作用，一般用于对磺胺、青霉素 G 过敏或实验室证实对磺胺、青霉素 G 耐药者，治疗中应密切注意其副作用。

（四）氨苄青霉素　对脑膜炎球菌和肺炎球菌均有较强的抗菌活性，故此药使用于病原未明的重症患者。

（五）第三代头孢菌素　对流脑的疗效与青霉素或氯霉素相近，适用于不能使用上述药物的危重病人。常用头孢噻肟、头孢三嗪、头孢曲松钠。

四、休克治疗

静脉快速滴注低分子右旋糖酐、平衡盐液、生理盐水或葡萄糖液以扩充血容量，改善微循环，同时静注 5% 的碳酸氢钠纠正酸中毒。经上述处理，休克仍未纠正时，应使用血管活性药物，如山莨菪碱。如无效可改用多巴胺、间羟胺或苄胺唑啉等。肾上腺皮质激素是治疗休克的措施之一，可用氢化可的松。凡临床疑有弥散性血管内凝血时，可开始肝素治疗，用肝素的同时应补充抗凝血酶Ⅲ（AT－Ⅲ）。可输鲜血或血浆以补充被消耗的凝血因子。密切观察心肺情况，如有心功能不全征兆，应及时应用洋地黄制剂。

五、脑水肿治疗

发现颅内高压，及早采取脱水治疗，常用甘露醇。肾上腺皮质激素可减轻毒血症和颅内高压，常用地塞米松。脱水过程中应注意电解质的补充。发生呼吸衰竭时除加强脱水治疗外，给氧，吸痰，头部冰袋和给予呼吸兴奋剂等积极抢救。

第四节　病毒性乙型脑炎

流行性乙型脑炎，简称乙脑，是由乙型脑炎病毒感染所引起，以脑实质炎症为主要病变的中枢神经系统急性传染病。是一种人畜共患的自然疫源性疾病，家畜、家禽为主要传染源，蚊为主要传播媒介，多在夏秋季节流行。临床以高热、意识障碍、抽搐、呼吸衰竭及脑膜刺激征等为特征，病死率较高，部分重症患者可有神经、精神后遗症，重症常死于呼吸衰竭。

【病因病理】

一、病原学

乙脑病毒属被膜病毒科 B 组虫媒病毒，是一种核糖核酸病毒。乙脑病毒抵抗力不强，易为常用消毒剂所杀灭，不耐酸，对乙醚，酒精，丙酮也较敏感，加热 56℃，30 分钟可灭活，但耐低温，在 50% 甘油中 4℃条件下可保存 3 个月。

二、流行病学

（一）传染源 乙脑是一种人畜共患的自然疫源性疾病，人或动物（主要是猪等家畜）受感染后出现病毒血症，是本病的传染源，其中幼猪是本病最主要的传染源。人感染后，病毒血症期短，且血中病毒数量较少，故乙脑病人和隐性感染者不是本病的主要传染源。

（二）传播途径 蚊虫是本病主要传播媒介，也是本病长期储存宿主之一。主要蚊种是三带喙库蚊，伊蚊和按蚊。

（三）易感人群 人群普遍易感染乙脑病毒，但多数为隐性感染，仅有少数人发病，感染后可获持久的免疫力。

（四）流行特点 主要流行于亚洲东部的热带、亚热带及温热带地区。热带地区全年散发，但在亚热带及温带地区，发病则有明显季节性。我国除东北北部、青海、新疆、西藏外，均有本病流行。我国主要在夏末秋初发生流行，而冬春季节极少发生。10 岁以下儿童多见，成年人和老年人发病率有增高趋势，同一家庭很少有多人同时发病的。

三、发病机制与病理

病毒通过蚊虫叮咬进入体内，经淋巴管或毛细血管到达网状内皮系统进行繁殖，达到一定数量后进入血循环，造成病毒血症，并侵入血管内膜及各靶器官，引起全身性病变。多数不侵入中枢神经系统而呈隐性感染，少数病毒通过血脑屏障进入中枢神经系统而引起脑炎。乙脑病变范围广泛，脑及脊髓可同时受累，但以大脑皮质、丘脑、中脑最为严重。其基本病变为：①血管内皮细胞损害。可见脑膜与脑实质小血管扩张，充血，出血及血栓形成，血管周围套式细胞浸润；②神经细胞变性坏死，液化溶解后形成大小不等的筛状软化灶；③局部胶质细胞增生，形成胶质小结，部分患者脑水肿严重，颅内压升高或进一步导致脑疝。

【临床表现】

本病潜伏期 4～21 日，一般为 10～14 日，临床症状轻重不一，轻者仅出现一般呼吸道或消化道症状或呈一过性发热。重者表现高热、头痛、呕吐、颈项强直、惊厥、意识障碍，少数还出现呼吸衰竭表现，典型临床经过可分下列几期：

一、初期（病程第1～3日）

急骤起病，有发热，体温在1日内升高至39℃～40℃。伴头痛、恶心、呕吐，并有不同程度的意识障碍，如精神倦怠或嗜睡或烦躁，小儿可有腹泻或轻度上呼吸道症状。

二、极期（病程第4～10日）

进入极期后，除初期症状加重外，主要表现脑实质受损症状，主要表现有：

（一）高热 多呈稽留热，体温在39℃～40℃以上，持续7～10日，热度高低与病情呈正比。

（二）意识障碍 表现为烦躁不安或嗜睡、昏睡、昏迷，其程度不一，昏迷越早越深，持续时间越长，病情越重。

（三）惊厥或抽搐 通常继发于脑实质炎症及脑水肿，先有面部、眼肌、口唇的小抽搐，随后为肢体阵挛性抽搐或全身强直性抽搐，历时数分钟至数十分钟不等。惊厥是病情严重的表现。

（四）呼吸衰竭（多发生于频繁性抽搐或深昏迷者） 是本病的最严重症状和主要死亡原因，临床上以中枢性呼吸衰竭为主或中枢性与周围性呼吸衰竭同时存在，其原因主要有脑性呼吸衰竭、脑疝、脑水肿、中枢性缺氧，呼吸肌麻痹等。表现为呼吸表浅、节律不齐、双吸气、叹息样、潮式、抽泣样呼吸及下颌呼吸等。严重者可呼吸停止，伴有瞳孔变化，血压上升，肌张力增强、抽搐等，提示脑水肿或脑疝。周围性呼吸衰竭通常由脊髓病变引起呼吸肌麻痹或呼吸道梗阻，肺部感染。表现为呼吸困难、呼吸频率先快后慢、发绀，但呼吸节律始终整齐。

（五）脑膜刺激征及颅内压增高 脑膜刺激征表现为颈项强直，克尼格征、布鲁金斯基征阳性；颅内压增高表现为剧烈头痛、恶心、呕吐、血压升高、脉率减慢、婴儿前囟隆起。

（六）其他神经系统症状及体征 神经症状表现为多样性和可变性，延髓、前庭小脑、锥体束、自主神经受损后，均可出现相应的表现。

三、恢复期

极期过后，体温多在2～5天内降至正常，神志逐渐清醒，精神神经症状逐渐好转，约2周左右完全恢复，部分重症患者需1～3个月。此期表现为低热、多汗、神志迟钝、痴呆、失语或语言障碍、肢体痉挛、各种瘫痪等。积极治疗常可望在6个月内恢复，否则有后遗症。

四、后遗症期

指神经系统残存症状超过6个月尚未恢复者。主要表现有失语、强直性瘫痪、扭转痉挛、去皮质综合征以及精神障碍等。

【实验室及其他检查】

一、血常规

白细胞总数常增高，多在（10～20）$\times 10^9$/L，个别可达30×10^9/L，中性粒细胞多在

0.8 以上，嗜酸性粒细胞减少，血沉多增快。

二、脑脊液

脑脊液压力轻度升高，外观清亮或微浑，白细胞计数多在（50~500）$\times10^6$/L 之间，早期以中性粒细胞为主，以后以单核细胞为主，蛋白轻度增高，糖正常或稍高，氯化物正常。

三、血清学检查

（一）补体结合实验 该试验诊断乙脑特异性和敏感性均较高。双份血清增长 4 倍以上有诊断价值，1∶4 以上为阳性。本实验因阳性出现较晚，无早期诊断价值，多用于回顾性诊断和当年隐性感染者的调查。

（二）血凝抑制实验 可用于诊断和流行病学调查。双份血清增长 4 倍以上有意义。

（三）特异性 IgM 抗体测定 乙脑特异性 IgM 抗体于病后第 4 天即可出现，2~3 周达到高峰，故单份血清即可做出早期诊断，阳性率高，可做早期诊断用。

（四）病毒分离 一般不做，可用于回顾性诊断。

【诊断与鉴别诊断】

一、诊断依据

（一）流行季节 多在 7、8、9 月发病，南方稍早，北方稍迟。

（二）症状和体征 多急性起病，有高热，头痛，呕吐，惊厥，意识障碍，及脑膜刺激征等。重症者迅速出现抽搐或呼吸衰竭。

（三）实验室检查 早期外周血白细胞总数及中性粒细胞增高，脑脊液检查可见压力增高，细胞计数轻度增高，蛋白质稍增高，糖和氯化物正常，结合血清特异性 IgM 检查等早期检测手段，即可做出诊断，也可根据血凝抑制试验或补体结合试验做回顾性诊断。

二、鉴别诊断

（一）中毒型细菌性痢疾 发病季节相同，多发生在夏季。但起病较流脑更急，常在 24 小时内迅速出现高热，抽搐，昏迷或周围循环衰竭的表现。一般无脑膜刺激征，脑脊液多无变化。大便或肛拭子检查可见大量脓细胞，培养痢疾杆菌阳性。

（二）化脓性脑膜炎 常有急性感染病史，脑膜刺激征显著。常起病急骤，以寒战，高热，剧烈头痛，喷射性呕吐，烦躁，抽搐，昏迷等症状为主的感染性疾病。脑膜炎双球菌所致多发生在冬春季，皮肤黏膜常有瘀点，昏迷多于发病的 1~2 天内出现。脑脊液外观混浊，白细胞计数常在 1.0×10^9/L 以上，并且以中性粒细胞为主，蛋白质明显升高，糖与氯化物明显降低，涂片或培养可发现致病菌。

（三）结核性脑膜炎 无季节性，多有结核病史或结核病接触史。起病缓慢，病程长，临床表现以脑膜刺激征为主，意识障碍较轻，出现较迟。脑脊液外观多呈毛玻璃样，细胞数

在 $500 \times 10^6/L$ 以下，以淋巴细胞为主，蛋白增高明显，糖及氯化物降低。脑脊液静置 24 小时，可见薄膜形成，抗酸染色涂片可见结核杆菌。

（四）其他病毒性脑炎及脑膜炎　由单纯疱疹病毒，柯萨奇病毒，埃可病毒，淋巴脉络丛脑膜炎病毒等引起。部分病毒性脑炎流行于夏秋季，其症状体征与乙脑相似，鉴别困难，确诊有赖于血清学检查和病毒分离。

【治疗】

本病进展迅速，病情凶险。应早发现、早诊断、早治疗、减少传变。

一、一般治疗

病人应住院隔离治疗，病房有防蚊、降温设备，保持空气流通，环境安静，室温宜在 30℃以下。病人应卧床休息，流质饮食，保证足够的水分、营养、维生素摄入。昏迷病人应鼻饲，定时翻身，叩背，吸痰，防止褥疮发生，静脉补液不宜过多、过快，以免加重脑水肿。

二、药物治疗

主要是对症治疗，高热、抽搐、呼吸衰竭是乙脑的主要症状，且可互为因果，形成恶性循环。高热增加耗氧量，加重脑水肿和神经细胞损伤，从而使抽搐加重；而抽搐又加重缺氧，致呼吸衰竭和加重脑部病变，体温升高。因此，降温、止痉和抢救呼吸衰竭成为治疗本病的关键。

（一）高热　乙脑高热以物理降温为主，药物降温为辅，同时降低室温，使肛温在 38℃以下。头部置冰袋，冰帽，酒精擦浴，冷盐水灌肠等。降温药物可选用小量阿斯匹林，消炎痛等，儿童和年老体弱病人可用 50% 安乃近滴鼻。若高热持续，反复惊厥的病人，可用亚冬眠疗法（氯丙嗪和异丙嗪或用乙酰普马嗪代替氯丙嗪）。但治疗期应避免搬动，积极防治继发感染，并防止因冬眠过深致呼吸道分泌物增多而引起痰阻窒息。

（二）抽搐或惊厥　寻找原因，针对原因进行治疗。高热引起的应加强降温；脑水肿引起者应使用脱水疗法；呼吸道阻塞或其他原因导致换气不足的脑缺氧者应吸痰给氧，侧卧保持呼吸道通畅，必要时气管切开；脑实质病变引起者，应予镇静剂。

镇静剂可用安定、水合氯醛、苯巴比妥钠、阿米妥钠。

（三）呼吸衰竭　针对病因，采取综合措施，保持呼吸道通畅，促进气体交换，积极治疗诱发呼吸衰竭的原因。

1. 保持呼吸道通畅　及时吸出痰液和呼吸道分泌物，定时翻身，叩背，以利引流。痰稠可用 α－糜蛋白酶雾化吸入，伴支气管痉挛者予 5% 异丙肾上腺素 1ml、庆大霉素 8ml、氢化考地松 5mg 雾化吸入，同时以鼻管法给氧。

2. 充分给氧

3. 呼吸兴奋剂　山梗菜碱或尼克刹米静注，用药时配合氧疗。

4. 气管插管或气管切开　宁早勿晚，呼吸微弱或无自主呼吸者，应用人工呼吸器。

5. 血管扩张剂　如东莨菪碱、654－2、阿托品。

（四）脑水肿和颅内高压　常用甘露醇或山梨醇。并发脑疝者，首次用量应加大。

（五）恢复期及后遗症治疗　对昏迷病人或恢复期病人可酌情使用促进脑细胞代谢，改善脑功能的药物，如谷氨酸、γ－酪氨酸、能量合剂等。有后遗症者，可用针灸、按摩、推拿和肢体功能锻炼等综合措施。

第五节　流行性出血热

流行性出血热是由汉坦病毒引起的，以鼠类为主要传染源的自然疫源性疾病。又称为肾综合征出血热。

【病因病理】

一、病原学

本病的病原为病毒，属布尼亚病毒科的一个新属，称为汉坦病毒属。

二、发病机制

（一）病毒感染是引起发病的始动环节　本病患者早期脏器内即有病毒增殖，且对免疫器官、免疫细胞直接损害，导致免疫功能失调，因而病毒的直接损害起着先导作用，是造成组织细胞损伤的始动原因。

（二）免疫病理反应　病毒作为重要的始动因素，一方面可能导致感染细胞功能及结构的损害，另一方面激发了机体免疫应答，而后者既有清除感染病毒、保护机体的有利作用，又有引起免疫病理反应（如Ⅲ、Ⅰ型），造成机体组织损伤的不利作用。

三、病理

皮肤、黏膜和各系统的组织器官有广泛充血、出血和水肿，严重者伴坏死灶形成。其中以肾髓质、右心房内膜、脑垂体前叶、肾上腺皮质最明显。

【临床表现】

潜伏期为5～46天，一般为1～2周。本病典型表现有发热、出血和肾脏损害三类主要症状，以及发热、低血压、少尿、多尿与恢复期等五期临床过程。

一、发热期

主要表现为感染性病毒血症和全身毛细血管损害引起的症状。

大多突然畏寒发热，体温在1～2日内可达39℃～40℃，热型以弛张热及稽留热为多，一般持续3～7日。出现全身中毒症状，高度乏力，全身酸痛，头痛和剧烈腰痛，眼眶痛。

其中头痛，腰痛，眼眶痛，称为“三痛”。胃肠道症状也较为突出，常有食欲不振、恶心、呕吐、腹痛及腹泻等。重者可有嗜睡、烦躁及谵语等。

二、低血压期

主要为失血浆性低血容量休克的表现。

本期一般持续1～3日，重症可达6日以上。且常因心肾功能衰竭造成死亡，此期也可不明显而迅速进入少尿或多尿期。

三、少尿期

少尿期与低血压期常无明显界限，二者经常重叠或接踵而来，也有无低血压休克，由发热期直接进入少尿期者。

四、多尿期

肾脏组织损害逐渐修复，但由于肾小管重吸收功能尚未完全恢复，以致尿量显著增多，24小时尿量达3000ml为多尿，多尿达4000～10000ml以上。

五、恢复期

随着肾功能的逐渐恢复，尿量减至3000ml以下时，即进入恢复期。

【实验室及其他检查】

一、常规检查

（一）血象　早期白细胞总数正常或偏低，3～4日后即明显增高；发热期红细胞和血红蛋白开始上升，低血压期逐渐增高，休克期患者明显上升，至少尿期下降；全病程血小板均有不同程度降低。

（二）尿常规　显著的尿蛋白是本病的重要特点，也是肾损害的最早表现。

二、血液生化检查

（一）尿素氮及肌酐　低血压休克期轻、中度增高。少尿期至多尿期达高峰，以后逐渐下降，升高程度及幅度与病情成正比。

（二）二氧化碳结合力　发热后期即下降，低血压休克期明显，少尿期亦有下降，多尿期逐渐恢复至正常。

（三）电解质　血钾在发热期可有降低，休克期仍低，少尿期上升为高血钾，多尿期又降低。但少尿期亦有呈低血钾者。血钠及氯在全病程均降低，以休克及少尿期最显著。血钙在全病程中亦多降低。

三、凝血功能检查

一般血小板均减少，有DIC者，开始为高凝阶段，凝血时间缩短，但为时较短，不易观察。

四、免疫功能检查

普遍有免疫功能异常。表现为病初自发性抑制性T细胞（STs）活性明显低下，CD8细胞百分数增加，CD4/CD8（CD4，CD8细胞均为人体免疫系统中的一种重要免疫细胞）比值倒置，增加的CD8细胞属于细胞毒性T细胞。

五、特异性血清学检查

检测血清中特异性抗原或抗体，具有较好的特异性和较高的敏感性。

【诊断与鉴别诊断】

一、诊断依据

（一）流行病学资料 在发病季节，于发病前两个月内曾到过疫区，或有与鼠类直接或间接接触，食用鼠类污染的食物或有接触带病毒的实验动物史。

（二）症状 起病急，有发热、头痛、腰痛、眼眶痛、恶心、呕吐、腹痛、腹泻等症状。常依次出现低血压、少尿及多尿现象。

（三）体征 面、颈、上胸潮红（即三红），重者似酒醉貌，眼结膜和咽部充血，软腭、腋下、前胸等部位可见出血点（点状、条索状、集簇状），并可伴有眼结膜水肿及眼睑、面部浮肿，肾区有叩击痛。

（四）实验室检查

1. 尿常规 早期尿中出现蛋白，且迅速增多，有红细胞、管型或膜状物。

2. 血象 早期白细胞总数正常或偏低，随着病程进展逐渐增高，淋巴细胞增多，并出现异型淋巴细胞，血小板数下降。

3. 血生化检查 血尿素氮（BUN）或非蛋白氮（NPN）升高。

（五）病程经过 病程中有发热、低血压、少尿、多尿及恢复期等五期经过。不典型病例或经早期合理治疗，可不出现低血压或少尿期。

（六）确诊依据 经血或尿特异性抗原检测阳性，血清特异性IgM抗体阳性或双份血清特异性IgG抗体4倍增高者（间隔1周）。

二、鉴别诊断

（一）以发热为主症者 应与上呼吸道感染、流感、流脑、败血症、斑疹伤寒、钩端螺旋体病等鉴别。

（二）以休克为主症者 应与休克型肺炎、暴发型流脑、败血症休克等鉴别。

（三）以出血为主症者 应与血小板减少性紫癜、伤寒肠出血、溃疡病出血等鉴别。

（四）以肾损害为主症者 应与肾小球性肾炎、急性肾盂肾炎及其他原因的肾功能不全相鉴别。

（五）以腹痛为主症者 应与外科急腹症，如急性阑尾炎、腹膜炎、肠梗阻及急性胆囊炎相鉴别。

【治疗】

应抓好“三早一就”（即早期发现、早期治疗、早期休息和就近治疗）。特别应抓好发热期的治疗，认真把好“三关”（休克、出血及肾功能衰竭关）。中西医结合治疗效果较好。

一、发热期治疗

1. 一般治疗 早期卧床休息，给予高热量、多维生素、易消化饮食。对呕吐不能进食者应静脉补充葡萄糖液。

2. 维持水、电解质及酸碱平衡。

3. 抗病毒药物及免疫调整剂治疗 病毒唑、干扰素、聚肌胞、阿糖胞苷、环磷酰胺、转移因子、植物血凝素、胸腺素等可试用。

4. 发热后期 尿量每日少于1000ml以下，可酌情应用利尿剂。

5. 对症处理 高热、中毒症状重者，可选用氢化考地松或地塞米松。

二、低血压期治疗

本期治疗以积极补充血容量为主，同时应针对微循环功能障碍、酸中毒、心功能不全等，进行相应治疗，力争血压尽快回升，4小时左右稳定，补充血容量应早期、快速、适量。

三、少尿期治疗

本期治疗原则为稳定机体内环境，促进肾功能恢复。可采用稳定机体内环境，促进利尿、导泻、放血、透析等疗法。

四、多尿期治疗

本期治疗原则为调节水、电解质平衡及防治感染。

五、恢复期治疗

继续注意休息，逐渐增加活动量；加强营养，给予高糖、高蛋白、多维生素饮食；出院后可根据病情恢复情况，休息1~3个月；重型病例可适当延长。

第六节 钩端螺旋体病

钩端螺旋体病（简称钩体病）是由致病性钩端螺旋体（简称钩体）引起的一种分布广泛的人兽共患的自然疫源性急性传染病。其临床特点为高热、全身酸痛、乏力、球结膜充血、淋巴结肿大和明显的腓肠肌疼痛，重者可并发肺出血、黄疸、脑膜脑炎和肾功能衰竭等。

青壮年发病多，20～40岁组占病例总数40%左右。疫区儿童常下河洗澡、嬉水、亦易感染。性别与职业的发病情况常取决于与传染源及疫水接触的频度。农民、渔民发病率较高，畜牧业及屠宰工人常与病畜接触，亦易发病。

【病因病理】

一、病因

（一）病原体 革兰染色呈阴性，在含兔血清的柯索夫培养基、pH7.2～7.4、28℃条件下需1～2周生长良好，在塘水、河水和潮湿的土壤中可存活几个月，对热、酸、一般消毒剂敏感。钩体的抗原结构复杂，主要为型特异性抗原和群特异性抗原。

（二）传染源 畜如猪、犬、牛、羊、马等，野生动物如鼠、狼、兔、蛇、蛙等均可成为传染源，但主要传染源为鼠类、猪和犬。直接方式只能引起个别发病，通过被污染的水可引起大批发病，某些吸血昆虫和其他非脊椎动物可作为传播媒介。

（三）传播途径 对人主要间接接触传播。钩端螺旋体主要通过与动物的直接接触，经皮肤、黏膜和消化道传播；有时也可以经过胎盘垂直传播；咬伤，食入污染钩体的肉类均可感染本病；患病母亲可通过乳汁将钩体病传给胎儿。

（四）人群易感性 人们对钩体病普遍易感。常与疫水接触如农业、渔业劳动者发病率高。病后对同型钩体产生特异免疫，但对其他型钩体仍可感染。钩体以体液免疫为主，特异性抗体可保持多年。

（五）流行特征 青壮年农民发病率高。主要流行于夏秋季。全世界均有此病，以热带、亚热带地区流行较严重，目前本病流行主要发生在亚洲、非洲、中美洲、南美洲的一些国家。我国是受钩体病危害十分严重的国家。

二、发病机制

钩体侵入人体后，经淋巴道和小血管进入血循环和组织内大量繁殖并产生毒素，钩体有极强的穿透力，可在一周引起严重的感染中毒症状，主要是全身感染中毒性微血管功能改变及肺、肝、肾、心、中枢神经系统等急性功能障碍。此后，钩体及其毒素进一步引起不同程度的器官损害，如按其表现划分为流感伤寒型、肺出血型、黄疸出血型、肾功能衰竭型、脑膜脑炎型。各型可互相重叠出现。钩体侵入人体后，最初出现非特异性免疫反应，表现为肝、脾、淋巴结等单核吞噬细胞系统细胞增生，巨噬细胞和中性粒细胞增多，并不同程度地吞噬钩体，但不能彻底予以消灭。与此同时，血液及各组织中的钩体开始减少并消失，临床上遂进入恢复期。热退后各种症状逐渐减退而趋向康复。少数病人可再次发热，出现后发症。主要是变态反应引起的。

三、病理

本病的病理变化属急性全身性中毒性损害，主要累及全身毛细血管，引起不同程度的循环障碍和出血，以及广泛的实质器官变性、坏死而导致严重功能障碍。炎性反应一般轻微，由于菌型和毒力的不同，所引起病变的轻重和主要累及器官的种类也有差异。肺脏最初表现为肺出血而非炎症性。肝的病变包括肝细胞肿胀，实质内炎性细胞浸润，淤胆。肾脏损害肉眼观察，肾稍肿大，切面见皮质苍白，髓质瘀血，偶见肾包膜出血。此外，心肌、淋巴结及横纹肌可有间质性炎症、细胞肿胀、点状出血及坏死，尤以腓肠肌受累显著。具特征性的病理检查是在各组织切片上，经特殊染色后直接查找钩端螺旋体。其他病理改变还有如脑膜及脑实质充血、出血，神经细胞变性及炎性细胞浸润。心肌呈点状出血，灶性坏死及间质炎。骨骼肌，尤其是腓肠肌肿胀、灶性坏死。出血倾向与菌体内毒素损伤、血液内凝血酶原降低及微循环障碍有关。

【临床表现】

潜伏期平均 7～12 日，最长可达四周。典型临床过程可分为三个时期。

一、早期（钩体血症期）

约为起病 3 日内，以“三症状”（寒战、全身肌肉酸痛、全身乏力）和“三体征”（眼结膜充血、腓肠肌疼痛及压痛、全身浅表淋巴结肿大）为特征，可伴有咽痛、咽充血、扁桃体肿大，腭黏膜有小出血点、鼻衄；食欲不振、恶心呕吐、腹泻、肝脾可有轻度肿大，有压痛与叩痛等症状和体征。

以上表现持续时间长短不一，短者 3～5 日，重者达 10 日左右，但预后多良好。

二、中期（器官损伤期）

约为病后 3～14 日，在钩体血症继续发展的基础上，钩体及其毒素进一步引起不同程度的器官损害，造成临床上不同的病型。

（一）流感伤寒型　最常见，症状较轻。临床主要是败血症期症状和体征的继续，无明显的器官损害，临床表现类似上呼吸道感染或伤寒等，表现为鼻塞、咽痛、咳嗽等症状。也有少数病例，起病急，症状重，表现高热或消化道出血、呕吐、腹泻的胃肠道症状，甚至出现休克、呼吸、心跳骤停。

（二）肺出血型　为本病病情最重、病死率最高的一型。于病程 3～4 天后，在早期症状上出现咳嗽、血痰、或咯血，临床分为普通出血型和弥漫出血型。普通出血型可转变为弥漫出血型，是无黄疸型钩端螺旋体病人常见死亡原因。

1. 普通出血型　咳嗽、痰中带血，为鲜红色泡沫，量不多，无呼吸困难和发绀，肺部可闻及少量湿性啰音。X 线胸片可见双肺纹理增粗，散在点状或片状阴影。

2. 弥漫出血型　临床上先有钩体败血症早期表现，于 2～5 日突然发展成肺弥漫性出血。面色苍白，呼吸、心率逐渐加快，呼吸音变粗，可有血痰；并逐渐出现干湿啰音，进而口唇发绀，面色灰暗，咯出鲜红色血痰，双肺布满湿性啰音。X线胸片呈肺纹理增粗、紊乱。如果病情继续恶化，发热及其他中毒症状逐渐加重，则出现气急、心慌、窒息和恐惧感，血痰增多，短期内面色转为极度苍白或青灰，口唇高度紫绀，呼吸、心率显著增快、奔马律，或伴神志改变，双肺满布湿啰音，双肺广泛点片状阴影或大片融合。大量咯血甚至口鼻涌出，迅即窒息而死。

（三）黄疸出血型 早期表现同钩端螺旋体败血症症状。于3~7天后出现黄疸、出血及肝脏损害的表现。轻者黄疸后症状逐渐减轻；重者可发生肾衰竭、肝昏迷或大出血而死亡。以往为致死的主要原因，占病死率60%~70%。

（四）脑膜脑炎型 起病后2~3日左右，出现剧烈头痛、频繁呕吐、嗜睡、谵妄、或昏迷，部分患者有抽搐、出现瘫痪等，颈项强直，克氏征与布氏征均阳性。脑脊液压力增高，蛋白质增加，白细胞在 $0.5\times10^9/L$ 以下，淋巴细胞为主，糖正常或减少，氯化物正常，谷草转氨酶可增高，脑脊液可分离出钩体。

（五）肾功能衰竭型 各型钩体病人都有不同程度肾脏损害的表现，肾损害较严重，如尿中有蛋白，红、白细胞与管型，少尿或无尿，出现不同程度氮质血症和酸中毒。轻者预后良好，重者可死于尿毒症。此型常与黄疸出血型合并出现，单独肾功能衰竭者少见。

三、恢复期或后发症期

（一）后发热 经治疗或自愈后3~4天发热再现，称后发热。体温38℃~38.5℃，一般1~3日内消退。此时无钩体血症，血内嗜酸细胞可增高，无需青霉素治疗。

（二）眼后发症 多在热退1周至1月出现，如葡萄膜炎、虹膜睫状体炎、脉络膜炎、球后视神经炎、玻璃体混浊等。其中葡萄膜炎病情较重，迁延持久。

（三）神经系统并发症 在后发热时或稍后出现，如反应性脑膜炎、各种脑神经损害、闭塞性脑动脉炎等。临床表现为偏瘫、失语、可短暂反复发作。脑脊液蛋白轻度增多，白细胞轻度或中度增加，脑脊液钩体补体结合试验阳性。血清钩体补体结合试验与镜凝试验阳性。脑血管造影显示脑基底部多发性动脉炎。除与迟发性变态反应有关外，亦有人认为系钩体直接损害脑血管所致。

【实验室及其他检查】

一、常规及生化检查

血象白细胞总数和中性粒细胞轻度增高，出血者血红蛋白和血小板减少，出凝血时间延长。尿常规可见红、白细胞，轻度蛋白及管型；血生化可见转氨酶及胆红素增高。

二、血清学检查

取早、晚双份血清，分别查抗原、抗体。

（一）凝集溶解试验 一次凝集效价达到或超过1/400，或早、晚期双份血清效价递增4倍以上可确诊。病后1周出现，15~20天达高峰，可持续多年，故多用于流行病学调查。

（二）补体结合试验 测定属特异性抗体。效价 1∶20 有诊断价值。本法不能分型，但抗体在病后 2～3 天即可查出，可协助早期诊断。

（三）间接凝集试验 测定属特异性抗体。近年用钩体抗体致敏乳胶进行反向乳凝试验，于病初 3 日内可查出钩体抗原，3～5 分钟出结果，简便、快速、敏感，有早期诊断价值。

其次，有酶联免疫吸附试验，荧光抗体测定、反向血凝、红细胞凝集试验等。

三、病原体分离

可从血液或脑脊液或尿液分离到钩端螺旋体，从血液或尿液或脑脊液检测到钩端螺旋体核酸，病人恢复期血清比早期血清抗钩端螺旋体抗体效价升高 4 倍或 4 倍以上。

四、X 线胸片检查

双肺呈毛玻璃状或双肺有弥散性点、片状或融合性片状阴影。

【诊断与鉴别诊断】

一、诊断依据

1. 流行特点。本病的发生多与接触病犬或带菌鼠的尿有密切关系。通常公犬发病较多，幼龄犬比老龄犬发病多，常散发。

2. 应根据流行病学资料及临床表现做出临床诊断，确诊需要分离钩端螺旋体和检测钩端螺旋体特异性抗体。

二、鉴别诊断

（一）流感伤寒型应与下列疾病鉴别

1. 流感 亦可急起高热，全身疼痛，但无疫水接触史。无腓肠肌疼痛与压痛，无淋巴结肿痛。发热一般在 3 日以内，白细胞不增高。

2. 伤寒 起病缓慢，发热呈梯形上升，白细胞数减低，血、骨髓培养可有伤寒杆菌生长，肥达反应阳性。

（二）黄疸出血型应与下列疾病鉴别

1. 急性黄疸型病毒性肝炎 主要症状为食欲减退，厌油，发热不高，中毒症状不重。白细胞中性粒细胞正常或稍低，肝功能改变明显，尿胆红素、尿胆原阳性，但无疫水接触史。

2. 流行性出血热 无疫水接触史，多见于 10～12 月份。急起发热、头痛、腰痛、眼眶痛；颜面、颈与上胸部充血，球结膜充血水肿，肩背部出血点呈搔抓样。一般有明显的发热、低血压休克、少尿等典型的 5 期经过。外周血白细胞与中性粒细胞增高，异性淋巴细胞增多。尿中有大量的蛋白、红细胞、白细胞与管型。

3. 急性溶血性贫血 小便呈酱油色，病前有服用某些药物或蚕豆史，血红蛋白与红细胞减低，网织红细胞增高，无出血倾向。

（三）肺出血型应与下列疾病鉴别

1. 大叶性肺炎　急起发热、胸痛、咳嗽、咳铁锈痰带脓性。肺部有实变体征。白细胞与中性粒细胞显著增高。X 线显示大片阴影。

2. 肺结核或支气管扩张　咳嗽、咯血、多无急性发热等中毒症状。常有肺结核或支气管扩张咯血史。X 线有肺结核或支气管扩张表现。

【治疗】

钩端螺旋体病治疗原则是“三早一就”，即早发现、早诊断、早治疗和就地治疗。应重视使用有效抗生素及时消灭机体内病原体，这对控制病情发展具有重要意义。并应强调休息，细心护理，注意营养。

一、一般治疗

早期卧床休息，给予易消化饮食，酌情补充热能及维生素 B 族和维生素 C，保持体液与电解质平衡。体温过高者，可物理降温。密切观察病情，警惕青霉素治疗后的赫氏反应与肺弥漫性出血的征象。

二、早期治疗

（一）镇静药物　首选巴比妥钠或异丙嗪、氯丙嗪。

（二）抗菌药物　钩体对多种抗菌药物敏感，如青霉素、庆大霉素、四环素、头孢噻吩、盐酸甲唑醇和咪唑酸酯。国内首选青霉素 G，但其治疗首剂后发生赫氏反应者较多。青霉素过敏者，可用庆大霉素。

（三）肾上腺皮质激素治疗　氢化可的松，用于发病急重、体温高于 40℃，或有其他严重感染中毒表现者。

三、肺弥漫性出血型治疗

采取抗菌、解毒、镇静、强心为主的综合措施。

（一）抗生素　运用同前述。

（二）镇静药物　使病人完全安静，避免不必要的检查和搬动。同时选用多种镇静药物。如盐酸哌替啶或加用适量苯巴比妥钠或异丙嗪肌注。

（三）解毒　缺氧严重者，可用地塞米松、氢化考地松。危重患者可用琥珀酸钠氢化考地松。

（四）强心　根据心脏情况可用毒毛旋花子甙 K。用于第一心音减弱、奔马律、心脏扩大、心率 >120 次/分患者。

四、黄疸出血型治疗

在抗菌治疗基础上，轻型病人适当对症治疗即可。重症患者，应记出入量。胃肠出血者给予流质或半流质饮食，昏迷者注意口腔护理，保持皮肤清洁，鼻饲以保证营养，出血给予维生素 K_1。保护肝脏，预防肝昏迷，酌情给予能量、支链氨基酸、精氨酸等静脉点滴。保护肾脏，防止肾功能衰竭。

五、肾功能衰竭型治疗

轻症按早期治疗改善全身和肾血液循环，血容量不足应进行补液疗法，改善肾血流多可康复，重症出现肾功能衰竭者，限制蛋白质饮食，保证充足的热能，严密注意水、电解质平衡，纠正酸中毒，必要时采用透析疗法。

六、脑膜脑炎型治疗

病原治疗同早期治疗，余参阅“流行性乙型脑炎”。

七、后发症治疗

后发热和反应性脑膜炎明确诊断后，一般采取对症治疗，短期即可缓解。眼后发症，青霉素同早期治疗；配合1%阿托品滴眼，必要时可使用氢化考地松球结膜下注射。神经系统后发症，早期应用大剂量青霉素，并给予肾上腺皮质激素。如有瘫痪，可给予针灸、推拿治疗。

第七节　严重急性呼吸综合征

严重急性呼吸综合征是由 SARS 冠状病毒（SARS－CoV）引起的一种具有明显传染性、可累及多个脏器系统的特殊肺炎，世界卫生组织（WHO）将其命名为严重急性呼吸综合征（SARS）。临床上以发热、乏力、头痛、肌肉关节酸痛等全身症状和干咳、胸闷、呼吸困难等呼吸道症状为主要表现，部分病例可有腹泻等消化道症状，重症病例表现明显的呼吸困难，并可迅速发展成为急性呼吸窘迫综合征（ARDS）。

【病因病理】

一、病因

2003 年 4 月 16 日 WHO 在日内瓦宣布，一种新的冠状病毒是 SARS 的病原，并将其命名为 SARS 冠状病毒。现有资料表明，SARS 患者是最主要传染源。已有本病的病原可能来源于动物的报道，并在果子狸、山猪、黄猄、兔、山鸡、猫、鸟、蛇、獾等多种动物经聚合酶链反应（PCR）或血清学检测获得阳性结果。有人检测发现，SARS 的主要传播途径为近距离呼吸道飞沫传播，患者是最主要传染源，但尚不能排除经肠道传播的可能性。

二、发病机制

SARS 是由一种新近发现 SARS－CoV 引起的传染病，人们对其发病机制的了解还不清楚，所得到的一些线索主要来自SARS死亡病例的尸体解剖资料、超微结构研究、核酸水平的SARS－CoV检测和SARS患者的临床资料。

SARS－CoV由呼吸道进入人体，在呼吸道黏膜上皮内复制，进一步引起病毒血症。被病毒感染的细胞包括气管支气管上皮细胞、肺泡上皮细胞、血管内皮细胞、巨噬细胞、肠道上皮细胞、肾脏远段曲管上皮细胞和淋巴细胞。肺泡上皮细胞和肺血管内皮细胞受累可损伤呼吸膜血气屏障的完整性，同时伴有炎症性充血，引起浆液和纤维蛋白原的大量渗出，渗出的纤维蛋白原凝集成纤维素，进而与坏死的肺泡上皮碎屑共同形成透明膜。

由于弥漫性肺泡损伤（DAD）和弥漫性肺实变致血氧饱和度下降，以及血管内皮细胞损伤等因素所引起的弥散性血管内凝血，常常造成多器官功能衰竭而导致患者死亡。SARS患者末梢血淋巴细胞减少，特别是 $CD4^+$ 细胞数减少。SARS－CoV感染会不同程度地影响患者的体液免疫反应。

三、病理

有关SARS活检和尸检的材料有限，故对其病理改变的认识还很有限。基于目前的尸检和少量支气管活检材料，SARS主要累及肺和免疫器官如脾和淋巴结，其他脏器如心、肝、肾、肾上腺、脑等也可能出现不同程度的损害。

肺：一般均明显膨隆、肿大，重量增加。胸腔可无或有少量积液。肺组织切面以均匀实变者居多，可累及全肺各叶，似大叶性肺炎的肝样变期，色红褐或暗紫。继发感染者可有大小不等的脓肿形成。肺血管内可见血栓，部分病例可出现局部区域的肺梗死。在部分病例中可见肺门淋巴结肿大。

光镜观察：肺的病变通常比较弥漫，几乎累及所有肺叶。主要表现为弥漫性肺泡损伤的改变。肺内小血管常可见到纤维素性微血栓。部分病例，尤其是长期治疗的患者，常可见到散在的小叶性肺炎甚至大面积真菌感染，其中以曲霉菌感染最为常见。继发性感染可累及到胸膜，造成胸腔积液、胸膜粘连，甚至发生胸膜腔闭塞。

【临床表现】

起病急，自发病之日起，2～3周内病情都可处于进展期。主要有以下三类症状：①发热、乏力、头身痛等症状。常以发热为首发和主要症状，体温一般高于38℃，常呈持续性高热，可伴有畏寒、肌肉酸痛、关节酸痛、头痛、胸背疼痛、乏力。在早期，使用退热药可退热；在进展期后，重症者通常难以用退热药控制高热，使用糖皮质激素可对热型造成干扰，多数患者呈双峰热，使用激素退热后热退，但在疾病的进展期（10～14天）时再有发热；②呼吸系统症状。少有上呼吸道卡他症状，部分患者发热3～6天后出现咳嗽，多为干咳，少痰，少部分患者可出现咽痛。可有胸闷，喘憋，严重者渐出现气促，甚至呼吸窘迫。呼吸困难和低氧血症多见于发病6～12天以后；③其他症状。部分患者出现腹泻，恶心，呕吐等消化道症状。

SARS患者的肺部体征常不明显，部分患者可闻少许湿啰音，或有肺实变体征。偶有局部叩浊音、呼吸音减低等少量胸腔积液的体征。

【实验室及其他检查】

一、外周血象

在病程2～7天时白细胞计数一般不升高，部分患者可降低；常有淋巴细胞计数减少；部分患者血小板减少。淋巴细胞计数常于发病早期即见 $CD4^+$ 细胞、$CD8^+$ 细胞计数降低，二者比值基本正常或降低。

二、胸部影像学检查

病变初期肺部出现不同程度的片状、斑片状磨玻璃影，少数为肺实变影。阴影常为多发或/和双侧改变，并于发病中呈进展趋势，部分患者进展迅速，短期内融合成大片状阴影。病变处于早期阶段，X线胸片难以发现。故早期X线胸片阴性，尚需每1～2天动态复查。胸部CT检查，有助于发现早期轻微病变。

三、特异性病原学检测

（一）SARS－CoV 血清特异性抗体检测　发病10天后，患者血清内可以明确检测到SARS－CoV的特异性IgG抗体。绝大多数在28天内IgG抗体阳转或抗体的滴度从进展期至恢复期升高4倍以上，具有病原学诊断意义。

（二）SARS－CoV 核酸（RNA）检测　准确的SARS－CovRNA检测具有早期诊断意义。从呼吸道分泌物或粪便等人体标本中检出SARS－CoV的RNA，尤其是多次、多种标本和多种检测试剂盒的SARS－CoVRNA阳性，对病原学诊断有重要支持意义。

四、其他诊断方法

免疫荧光抗体检测鼻咽或气道脱落细胞，基因芯片等检测方法尚有待进一步研究。

【诊断与鉴别诊断】

一、诊断依据

（一）流行病学史

1. SARS患者是最主要传染源。

2. 患者在近2周内有与SARS患者接触，尤其是密切接触；或患者有明确的传染他人，可以认为该患者具有SARS的流行病学依据。

（二）临床症状和体征

1. 发热、乏力、头身痛等症状　常以发热为首发和主要症状，体温一般高于38℃，常呈持续性高热，可伴有畏寒、肌肉酸痛、关节酸痛、头痛、胸背疼痛、乏力。

2. 呼吸系统症状　少有上呼吸道卡他症状，部分患者发热3～6天后出现咳嗽，多为干咳，少痰，少部分患者可出现咽痛。可有胸闷，喘憋，严重者逐渐出现气促，甚至呼吸窘迫。

3. 其他症状　部分患者出现腹泻，恶心，呕吐等消化道症状。

4. 体征　SARS 患者的肺部体征常不明显，部分患者可闻少许湿啰音，或有肺实变体征。偶有局部叩浊音、呼吸音减低等少量胸腔积液的体征。

（三）实验室检查

1. 血象　外周血象在病程 2～7 天时白细胞计数一般不升高，部分患者可降低；常有淋巴细胞计数减少；部分患者血小板减少。

2. T 淋巴细胞计数　常于发病早期即见 $CD4^+$ 细胞、$CD8^+$ 细胞计数降低，二者比值基本正常或降低。

（四）胸部 X 线影像学变化　病变初期肺部出现不同程度的片状、斑片状磨玻璃影，少数为肺实变影。阴影常为多发或（和）双侧改变，并于发病中呈进展趋势，部分患者进展迅速，短期内融合成大片状阴影。

（五）SARS－CoVPCR 检测阳性

二、重症 SARS 诊断

1. 呼吸困难，成人休息状态下，呼吸（R）≥30 次/分，且伴有下列情况之一。

（1）胸片显示多叶病变或病灶总面积在正位胸片上占双肺总面积的 1/3 以上。

（2）病情进展，48 小时内病灶面积增大超过 50%，且在正位胸片上占双肺总面积的 1/4 以上。

2. 出现低氧血症，氧合指数低于 300mmHg。

3. 休克或出现多器官功能障碍综合征（MODS）。

三、鉴别诊断

（一）感冒（普通感冒）　肺部 X 线检查一般无炎性改变，实验室检查中性粒细胞减少或正常，淋巴细胞增多或正常，痰培养一般正常，病原学检查可有相应发现。

（二）流行性感冒　多呈流行性，病情较感冒为重，一般不会出现气急、呼吸困难等表现，肺部 X 线检查一般无炎性改变，实验室检查中性粒细胞减少或正常，淋巴细胞增多或正常，病原学检查可有相应发现。

（三）成人麻疹　肺部 X 线检查一般无炎症改变，实验室检查血白细胞计数正常或降低。

【治疗】

虽然 SARS 的致病原已经基本明确，但发病机制仍不清楚，目前尚缺少针对病因的治疗。基于上述认识，临床上应以对症支持治疗和针对并发症治疗为主。

一、一般治疗与病情监测

卧床休息，注意维持水、电解质平衡，避免用力和剧烈咳嗽，密切观察病情变化。一般早期给予持续鼻导管吸氧。

根据病情需要，每天定时或持续监测脉搏容积血氧饱和度。定期复查血常规、尿常规、血电解质、肝肾功能、心肌酶谱、T淋巴细胞亚群和X线胸片等。

二、对症治疗

1. 发热<38.5℃，或全身酸痛明显者，可使用解热镇痛药。高热者给予冰敷、酒精擦浴、降温毯等物理降温措施。儿童禁用水杨酸类解热镇痛药。

2. 咳嗽、咯痰者可给予镇咳、祛痰药。

3. 有心、肝、肾等器官功能损害者，应采取相应治疗。

4. 腹泻患者应注意补液及纠正水、电解质失衡。

三、糖皮质激素的使用

应用糖皮质激素的目的在于抑制异常的免疫病理反应，减轻全身炎症反应状态，从而改善机体的一般状况，减轻肺的渗出、损伤，防止或减轻后期的肺纤维化。应用指征如下：

1. 有严重的中毒症状，持续高热不退，经对症治疗3天以上最高体温仍超过39℃。

2. X线胸片显示多发或大片阴影，进展迅速，48小时之内病灶面积增大>50%，且在正位胸片上占双肺总面积的1/4以上。

3. 达到急性肺损伤或ARDS的诊断标准。

具备以上指征之一即可应用，可用甲泼尼龙（甲基氢化泼尼松）治疗。

四、抗病毒治疗

目前尚未发现针对SARS-CoV的特异性药物。利巴韦林等常用抗病毒药对SARS没有明显治疗效果。可试用蛋白酶抑制剂类药物Kaletra（抗艾滋、抗逆转录药物，是利托那韦与洛匹那韦复方制剂）等。

五、免疫治疗

胸腺肽、干扰素、静脉用丙种球蛋白等非特异性免疫增强剂对SARS的疗效尚未肯定，不推荐常规使用。SARS恢复期血清的临床疗效尚未被证实，对诊断明确的高危患者，可在严密观察下试用。

六、抗菌药物的使用

抗菌药物的应用目的，一是用于对疑似患者的试验治疗，以帮助鉴别诊断；二是用于治疗和控制继发细菌、真菌感染。

鉴于SARS常与社区获得性肺炎（CAP）相混淆，而后者常见致病原为肺炎链球菌、支原体、流感嗜血杆菌等，在诊断不清时可选用新喹诺酮类或β-内酰胺类联合大环内酯类药物试验治疗。继发感染的致病原包括革兰阴性杆菌、耐药革兰阳性杆菌、真菌及结核分枝杆菌，应有针对性地选用适当的抗菌药物。

七、心理治疗

对疑似病例，应合理安排收住条件，减少患者担心院内交叉感染的压力；对确诊病例，应加强关心与解释，引导患者加深对本病的自限性和可治愈的认识。

第八节　艾滋病

艾滋病（AIDS）是获得性免疫缺陷综合征的简称，是由人免疫缺陷病毒所致的慢性传染病，主要通过性接触及血液、血液制品和母婴传播传染，病毒主要侵犯 $CD4^+T$ 细胞，引起机体细胞免疫系统严重缺陷，导致各种机会性或（和）顽固性感染、恶性肿瘤的发生，并对机体各系统尤其是神经系统造成致命的损害。

【病因病理】

一、病原学

人免疫缺陷病毒（HIV）属逆转录病毒科，慢病毒亚科的一种单链 RNA 病毒。目前已知 HIV 有 HIV-1 和 HIV-2 两型，两者均可引起艾滋病。

二、发病机制

发病机制主要是由于 HIV 侵入人体后，直接或间接地损伤和破坏以 $CD4^+T$ 细胞为主的多种免疫细胞，导致机体细胞免疫缺陷，患者最终常因并发各种严重的感染和肿瘤而死亡。艾滋病的发病与 $CD4^+T$ 细胞损伤、自然杀伤细胞（NK 细胞）损伤、单核-吞噬细胞功能异常、B 淋巴细胞损伤等各种免疫细胞的损伤有关。

三、病理

本病的病理改变主要见于淋巴结和胸腺等免疫组织。淋巴结病变有反应性病变和肿瘤性病变，前者包括淋巴滤泡萎缩、淋巴细胞缺失、淋巴结滤泡增生性淋巴结肿和类血管免疫母细胞性淋巴结病。

【临床表现】

一、呼吸系统

慢性咳嗽及短期发热，呼吸急促和发绀，动脉血氧分压降低。肺部 X 线征为间质性肺炎。

二、消化系统

口咽部、食管、胃肠的炎症和溃疡及急、慢性肝损害。

三、中枢神经系统

可出现头晕、头痛、幻觉、癫痫、进行性痴呆、痉挛性共济失调及肢体瘫痪等中枢神经系统病变的临床表现。

四、泌尿系统

有蛋白尿、氮质血症等肾功能损害表现。

五、其他

常见贫血和粒细胞、血小板减少及非霍奇金淋巴瘤等血液系统症状。可发生心血管系统病变，包括心肌炎、心内膜炎、心包炎及动脉瘤形成等。

【实验室及其他检查】

一、常规检查

血常规出现贫血、白细胞数减少、粒细胞减少、淋巴细胞明显减少、血小板减少，常见于 HIV 晚期。尿常规可发现尿蛋白。

二、病原学检查

（一）血清学检查　测定 HIV－1 血清抗体，是目前确定有无 HIV 感染的最简便而有效的方法。主要是检测血清的抗－gp120 及抗－gp24〔HIV 感染后可刺激机体产生囊膜蛋白（gp120）抗体和核心蛋白（gp24）抗体〕。

（二）检测 HIV 核酸　应用 PCR 法检测前病毒 DNA，定量检测 HIV RNA，这不仅对诊断和估计预后有帮助，且可作为抗病毒的疗效考核。

（三）病毒分离　取感染者血液、脑脊液、精液及其他体液分离 HIV，阳性率较高。但方法复杂，成本较高，一般仅用于实验室研究。

三、免疫学检查

以检测细胞免疫系统变化为主。

【诊断与鉴别诊断】

一、诊断依据

结合流行病学史，在病程中发生红斑样皮疹、全身淋巴结肿大等体征及淋巴细胞亚群检查有淋巴细胞总数和 $CD4^+$ T 淋巴细胞计数下降，以及 CD4/CD8 细胞比例倒置者，应考虑有艾滋病的可能。对 ELISA 法检测 HIV 抗体（gp24 抗体和 gp120 抗体）连续两次阳性者，需做固相放射免疫沉淀试验（SRIP）和免疫印迹法（WB）等确证试验，进行确定诊断。

二、鉴别诊断

本病急性期应与各种原发的感染性疾病相鉴别。淋巴结肿大时，应与淋巴结结核及血液系统疾病相鉴别。本病的免疫缺陷改变，需与原发性或其他继发性免疫缺陷病相鉴别，前者鉴别主要依靠 HIV 病原学检查，后者主要见于肿瘤和自身免疫性疾病，经化疗或免疫抑制治疗以后。详细询问病史有助于鉴别。

【治疗】

艾滋病是一种难治的传染病，在明确 HIV 感染和诊断艾滋病后应强调综合治疗，包括抗病毒、控制机会性感染和抗肿瘤等治疗。

目前用于治疗 HIV 感染的抗病毒药物有多种，如核苷类逆转录酶抑制剂（NRTI）、齐多夫定、双脱氢－脱氧胸苷、双脱氧肌苷、双脱氧胞苷、拉米夫定、奈韦拉平、地拉韦定、沙喹那韦、利托那韦、英地那韦、奈非那韦等。

第九节　伤寒

伤寒是由伤寒杆菌引起的急性肠道传染病。其主要临床表现是持续高热、腹痛、腹泻或便秘、白细胞减少、肝脾肿大，部分病人会出现玫瑰疹、相对缓脉等。肠出血、肠穿孔是伤寒的主要并发症。

伤寒杆菌只感染人类，在自然条件下不感染动物。伤寒遍布于世界各地，以热带及亚热带地区为多，在不重视饮食卫生的地区可引起流行。

【病因病理】

一、病因

（一）病原体　伤寒杆菌属于肠道杆菌沙门菌属，不形成芽胞，无荚膜，有鞭毛，革兰染色阴性。在普通培养基上即能生长，加入胆汁后生长更好。在自然环境中生活力较强，能耐低温，对热抵抗力不强，60℃中 15 分钟即可杀死。对一般化学药品敏感，5% 石炭酸 5 分钟可杀灭。

（二）传染源　伤寒病人和带菌者是最重要的传染源，病人在整个病程中由大小便排菌，具有很强的传染性，尤其是在病后 2 至 4 周传染性最强，少数病人还没有出现明显症状，即潜伏期末就从粪便中排菌。

（三）传播途径　病菌随患者或带菌者的粪便排出，污染水和食物，或经手及苍蝇、蟑蜱等间接污染水和食物而传播。水源污染是传播本病的重要途径。

（四）人群易感性　人对伤寒普遍易感，病后可获得持久性免疫力，再次患病者极少。

（五）流行特征　本病终年可见，但以夏秋季最多。一般以儿童及青壮年居多。呈散发性或流行性。

二、发病机制

伤寒杆菌随污染食物进入消化道后，在小肠繁殖增生。细菌穿透肠黏膜上皮细胞到达肠壁固有层，迅速被区域淋巴组织的巨噬细胞吞噬并在胞浆内继续繁殖。部分病菌经淋巴管进入回肠集合淋巴结、孤立淋巴小结及肠系膜淋巴结中生长繁殖，最后经胸导管进入血循环，此为原发性菌血症。伤寒杆菌被单核巨噬细胞吞噬后继续增殖，并随淋巴、单核细胞散布至全身。病菌再次进入血液，引起第二次严重菌血症。伤寒菌侵入肝、胆、脾、肾、骨髓等组织器官，并释放强烈内毒素，引起明显毒血症状。细菌在胆囊内大量增殖，不断随胆汁排至肠道。病菌长期在胆囊存在，可使病人成为慢性带菌者，且常伴有慢性胆囊炎，为伤寒的重要传染源。部分随粪便排出体外，部分则经肠黏膜再次侵入肠壁组织发生坏死和溃疡。

三、病理

伤寒的主要病理特点是全身网状内皮系统中大单核细胞（巨噬细胞）的增生性反应，以回肠末端集合淋巴结和孤立淋巴结最为显著。此病变镜检的最显著特征是以巨噬细胞为主的细胞浸润，可见胞质内含有吞噬的淋巴细胞、红细胞、伤寒杆菌及坏死组织碎屑，称为“伤寒细胞”，这是本病的特征性病变。除肠道病变外，肝、脾也非常显著。胆囊呈轻度炎症病变。心脏、肾等脏器也有轻重不一的中毒性病变。

【临床表现】

一、临床分期

潜伏期一般为2～30天，平均10天左右。未经治疗的典型伤寒自然病程约为4周，可分4期：

（一）初期　多数病人起病隐匿、缓慢，有头痛、肌肉酸痛、厌食恶心。初起体温呈弛张型，以后梯形上升，于5～7日达39.5℃或以上，脉搏与体温平行。发热前可有畏寒，伴全身不适，食欲减退，头痛乏力，腹部不适，便秘，少数病人可有轻、中度腹泻及鼻衄。至第1周末，肝脾可扪及。

（二）极期　病后2周，高热持续于39℃～40℃，呈稽留热或弛张热型。全身中毒症状加重，病人极度虚弱，神情淡漠，反应迟钝。可出现谵妄、昏睡、腹泻次数多、大便可带血、腹胀、腹痛或压痛，以右下腹最显著。半数患者有脾肿大，而肝、脾大更多见。部分病人有玫瑰疹，散在分布于前胸和上腹部。肝功能转氨酶常升高。可有轻度弥散性血管内凝血（DIC）、虚性脑膜炎等。

（三）缓解期　病程第3周末体温才逐渐下降，病情开始改善。患者仍觉虚弱，食欲开始恢复，腹胀减轻。肿大脾脏回缩，肠道病变尚未恢复。本期仍可有肠出血、肠穿孔等严重并发症。

（四）恢复期 第4周后体温逐渐恢复正常，症状和体征也随之消失，但全身状况的恢复约需1个月左右。

二、临床分型

根据患者免疫状况及感染菌株数量和毒力，临床差异度很大，可分若干临床类型：

（一）轻型 以发热为主要表现，体温38℃左右，毒血症轻，病程较短，1～3周即可恢复，缺乏典型伤寒表现。

（二）重型 起病急，毒血症严重，病情凶险，发展快，畏寒、高热、腹泻、休克，或并发中毒性脑炎、中毒性心肌炎、中毒性肝炎、弥散性血管内凝血等。如及时抢救，仍有可能治愈。

（三）迁延型 常见于合并慢性肝炎，慢性血吸虫等患者，初起与普通型相同，由于机体免疫力下降，发热持续不退，可持续数周或数月之久，表现为弛张热或间歇热，肝、脾肿大明显。

（四）逍遥型 毒血症状轻，患者日常生活、工作可正常进行，部分病人可因突然肠出血或肠穿孔就医。

（五）顿挫型 起病较急，与典型伤寒近似，但1周左右内发热等症状迅速消退而痊愈。

小儿伤寒临床过程不典型，中毒症状明显，以消化道症状常见，常出现不规则高热、伴惊厥、呕吐、腹泻等；老人伤寒症状亦不典型，发热不高，虚弱明显，易并发支气管肺炎、心功能不全或胃肠功能紊乱。

另外，本病有复发与再燃的情况。复发是指本病的临床表现消失1～2周后又重出现，已转阴的血培养又呈阳性。再燃是指发病2～3周时，体温逐渐下降而尚未正常时重又升高，持续5～7天后方正常。此间血培养常阳性。

三、并发症

（一）肠出血 病程中肉眼血便占10%～20%，饮食不当或腹泻时易于发生，多见于病程第2～3周，也可见于恢复期。患者常于全身情况好转过程中，可从大便潜血到肉眼血便，大量出血时血压或体温突然下降，脉搏增快。

（二）肠穿孔 好发于回肠末端，多见于第2～3周。常先有腹胀、腹泻、肠出血等。肠穿孔发生时患者突然感右下腹痛、腹肌强直等腹膜炎体征。肝浊音界可消失。腹部平片可见游离气体。

（三）中毒性心肌炎 多发生于极期，表现为心率加快、第一心音低钝、奔马律、血压降低等。心电图P－R间期延长、T波及ST段改变等心肌损害改变。

（四）中毒性脑病 昏迷或半昏迷，意识模糊，谵妄，有的表现为肌紧张或震颤麻痹，与内毒素干扰基底节的神经传导有关。多见于病程第1～2周；也可见于恢复期或病后两个月。

（五）溶血性尿毒症综合征 一般见于病程第1～3周。患者贫血、轻度黄疸、血红蛋白尿为主要表现，血小板数目减少，周围血中出现破碎红细胞。严重者出现休克、急性肾功能衰竭。

（六）伤寒性肝炎 10%～50%患者肝脏受累，是肝脏对伤寒杆菌及其分解产物的一种非特异性反应。伤寒患者具有肝损害临床表现，且肝大或肝功能异常随伤寒病情好转，于2周内恢复正常，为本病并发症的特点。

【实验室及其他检查】

一、实验室常规检查

常见白细胞减少，大多为（3～4）$\times 10^9$/L左右，并以中性粒细胞减少伴核左移，淋巴细胞、单核细胞相对增多，嗜酸性粒细胞减少或消失为特征；进入恢复期后，白细胞逐渐恢复正常，嗜酸性粒细胞随病情好转也逐渐上升；当本病复发时，嗜酸性粒细胞再度减少，对本病有一定提示作用。高热时可有轻度蛋白尿，10%～20%有黑便或肉眼血便，大便潜血阳性者更多。

二、细菌学检查

细菌学培养是本病确诊的依据。早期血培养阳性率可达90%，第1～2周阳性率最高。骨髓培养：阳性率较血培养高。对已使用抗生素治疗，血培养阴性者尤为适宜。粪便培养：在本病任何阶段，均可分离到病原菌，第3～4周阳性率最高。尿培养：第3～4周培养阳性率较高，但必须防止粪便污染的可能。

三、免疫学检查

肥达反应在发病一周后开始检测。1周末出现伤寒沙门菌“O”凝集素≥1∶80、伤寒沙门菌“H”凝集素≥1∶160以上有诊断价值，第3～4周时阳性率可达90%，其效价随病程而递增，第4～6周达到高峰。病程中应逐周复查，效价依次递增或恢复期效价上升4倍以上才有意义。约10%患者肥达反应始终阴性。肥达反应的特异性不强，故评价时需结合流行病学资料。近年来有用对流免疫电泳法检测抗体，较肥达反应特异、敏感和快速。

【诊断与鉴别诊断】

一、诊断依据

根据临床特征及实验室检查诊断本病，此外，还要参考流行病学资料，如流行季节，流行地区，患者的生活卫生习惯，接触病人史，预防接种史，既往病史等。

（一）临床特征 持续高热1～2周以上，腹胀、纳差、便溏、相对缓脉，特殊中毒状态出现，伤寒面容，如表情淡漠，无欲状，玫瑰疹，肝脾肿大等。

（二）实验室检查 早期白细胞减少，淋巴细胞相对增加，但小儿伤寒的白细胞计数不一定降低，年龄较小的甚至可轻度增加，嗜酸性粒细胞减少或消失。血、骨髓、粪便培养阳性，肥达反应1周末出现“O”凝集素≥1∶80、“H”凝集素≥1∶160，有诊断意义。

二、鉴别诊断

（一）粟粒性肺结核 发热不规则，常伴有盗汗、脉搏较快、呼吸急促等，发病2周后X线可见肺部有结核病灶。呈消耗病容，中毒症状显著，与本病表现相似。但该病有盗汗及呼吸道症状，胸片可见大小一致对称均匀分布的结节性病变。抗结核治疗有效。

（二）革兰阴性杆菌败血症 高热常伴寒战，全身中毒表现，白细胞总数不高，甚至相对缓脉等酷似伤寒的表现。但该病往往先有胆道、泌尿道或腹腔内感染等原发病灶。病程中白细胞总数虽可减少，但中性粒细胞升高，中性粒细胞比例增高。血培养可检出致病菌。

（三）霍奇金病 热型多样，多汗，有肝脾肿大及淋巴结肿大，但无明显毒血症状，白细胞不高。确认需有淋巴结病理检查为依据。

（四）布氏杆菌病 长期发热，肝脾肿大，粒细胞正常或低下。有牧区工作或与皮毛接触史，临床表现为周期性发热，常有转移性关节疼痛或肌痛，出汗较多。血或骨髓培养可分离出布氏杆菌，血清凝集反应可呈阳性。

（五）疟疾 每日体温波动较大，热退时多汗，贫血较明显，血片检查可找到疟原虫。用抗疟药试验治疗可使热度消退。

（六）斑疹伤寒 多发生在冬春季，有被虱叮咬史，起病急，高热常带寒战，脉搏较快，皮疹出现较早，而且广泛而密，多呈出血性，按之不退，白细胞数正常或稍高，外斐反应阳性。

【治疗】

伤寒是由感染革兰阴性杆菌沙门菌引起的。因此，杀灭病原体，减轻机体中毒症状，防止并发症，是治疗的关键。故治疗时选择适当抗生素药物。选用足量抗生素，务必彻底治疗，重视对症用药，治疗并发症，防止再燃与复发。

一、一般治疗

1. 发热期患者必须卧床休息，退热后可根据具体情况，由轻度活动到逐步恢复正常生活。注意身体各部位的卫生，防止褥疮与肺部感染。

2. 注意饮食，要给予高营养易消化的饮食，宜采用流质或半流质饮食。高热适当应用物理降温，不宜用大剂量退热药。烦躁可用镇静药物。便秘用生理盐水灌肠，禁用泻剂。注意水电解质平衡。

3. 观察神志变化及便血情况，给适当的镇静剂，止血药，补充液体，必要时可输血，发生肠穿孔时应及早手术治疗。

二、药物治疗

（一）氯霉素 氯霉素仍是目前治疗伤寒的首选药物。少数患者在治疗过程中可发生粒细胞减少，严重者可发生再生障碍性贫血。因此在疗程中应经常检查血象。

（二）喹诺酮类抗菌剂 其抗菌谱广，杀菌作用强，如诺氟沙星、依诺沙星、氧氟沙星等对伤寒杆菌包括耐药菌株有良好的抗菌作用。临床治愈率和细菌清除率近100%，且复发率低。

（三）头孢菌素 第三代头孢菌素疗效较好，如头孢哌酮，头孢三嗪、头孢噻肟等。

（四）其他 对耐药菌株引起的伤寒尚可选用丁胺卡那霉素及利福平等药物，但应注意其对肝、肾的毒副作用。

三、并发症治疗

（一）肠出血 绝对卧床休息，严密观察血压、脉搏、神志变化及便血情况；禁食或进少量流质饮食；注意水、电解质的补充并加用止血药；根据出血情况酌量输血；如患者烦躁不安，可给予镇静剂；经积极治疗仍出血不止者，应考虑手术治疗。

（二）肠穿孔 对已局限者采取禁食、胃肠减压，加强支持疗法，加强抗感染治疗。肠穿孔尤其伴发腹膜炎的患者应及早手术治疗，同时加用足量有效的抗生素。

（三）中毒性心肌炎 卧床休息，抗菌治疗同时，酌情用维生素 B_1、肾上腺素及心肌营养药物。心功能不全时应用小剂量洋地黄制剂。

（四）中毒性肝炎 抗菌治疗同时，积极保肝治疗。

（五）溶血性尿毒症综合征 抗菌治疗同时，给予补液，输血，并可应用肾上腺素、小剂量肝素静脉滴注，也可用低分子右旋糖酐静脉滴注，必要时可行透析治疗。

第十节 细菌性痢疾

细菌性痢疾（简称菌痢）是由痢疾杆菌（志贺菌属）引起的常见肠道传染病。临床上以发热、腹痛、腹泻、里急后重感及黏液脓血便为特征。其基本病理损害为结肠黏膜的充血、水肿、出血等渗出性炎症改变。

菌痢多发生于夏秋季节。病前一周内多有不洁饮食或与患者接触史。中毒性菌痢多见于学龄前儿童、营养不良儿童或免疫功能低下患者，临床症状重，病死率高，及时应用有效抗生素可降低病死率。

【病因病理】

一、病因

（一）病原体 志贺菌属是一类革兰阴性杆菌，是人类细菌性痢疾中最为常见的病原菌，通称痢疾杆菌。本菌对理化因素的抵抗力较其他肠道杆菌为弱，对酸敏感，一般56℃～60℃经10分钟即被杀死。蔬菜、瓜果上可生存1～2周，对化学消毒剂敏感。

（二）传染源 传染源主要为病人和带菌者。

（三）传播途径 病原体通过污染了痢疾杆菌的食物、饮水等经口感染。苍蝇、蟑螂可为传播媒介。

（四）人群易感性 人类普遍易感，儿童发病率高，青壮年次之，病后免疫力短暂而不稳定，且不同菌群及血清型之间无交叉免疫，故造成重复感染或再感染而反复多次发病。

（五）流行特征 本病一年四季均可发生，但以夏秋季多见。我国各地均可发病，一般散发，有时流行。

二、发病机制

痢疾杆菌进入人体，大部分可被胃酸杀灭，进入肠道的少量细菌亦可因正常肠道菌群的拮抗作用及肠道黏膜上皮细胞的吸附而使之不能致病。志贺菌能黏附于回肠末端和结肠黏膜的上皮细胞表面，穿入上皮细胞内，引起肠道黏膜的炎症反应和固有层中小血管循环障碍，使肠黏膜出现炎症、坏死和溃疡。痢疾杆菌可释放内、外毒素，作用于肠壁，使肠黏膜细胞变性坏死，通透性增高。毒素能破坏黏膜，形成炎症、溃疡，出现典型的脓血黏液便。毒素还作用于肠壁自主神经系统，致肠功能紊乱、肠蠕动失调和痉挛。

三、病理

本病病变部位主要在结肠，以直肠、乙状结肠尤为明显。急性期的病理变化为弥漫性纤维蛋白渗出性炎症，肠黏膜弥漫性充血、水肿、分泌大量渗出物，间有微小脓肿。坏死组织脱落形成溃疡，严重者可因溃疡导致肠穿孔和肠出血。出现内毒素也可引起内脏病变，表现肝、肾小管、心肌、脑细胞变性。中毒性痢疾的结肠病变较轻，表现为全身小动脉痉挛和渗出增加，脑干出现神经变性、浸润和点状出血，肾上腺皮质萎缩和出血。慢性期菌痢肠黏膜可有轻度充血和水肿，黏膜苍白增厚感或呈颗粒状，血管纹理不清，溃疡修复过程中呈凹陷性疤痕，周围黏膜呈息肉状，导致肠腔狭窄。

【临床表现】

潜伏期为数小时至7天，一般为1～3天。临床表现与感染菌型、菌量及机体状况有关。

一、急性菌痢

人体摄入污染痢疾杆菌的饮食后1～2天即发病。分为轻型、普通型、重型及中毒型等4型。

（一）轻型（非典型） 全身中毒症状和肠道症状均较轻，无明显发热，腹泻每日不超过10次，大便有黏液而无脓血。易误诊为肠炎，或可自愈，亦可转为慢性。

（二）普通型（典型） 起病多急，高热伴畏寒，体温可达39℃，开始呕吐，继而阵发性腹痛及腹泻，每天排便数次至数十次，常伴里急后重，便量少，有时为脓血或脓冻。体检左下腹部压痛及肠鸣音亢进，可伴有酸中毒、电解质紊乱、神志模糊、循环衰竭等。

（三）急性中毒型　多有严重中毒症状，起病急骤，休克和中毒性脑病多见。高热，伴呕吐，大便频繁以至失禁，带脓血黏液便。腹痛剧烈，里急后重感显著，意识模糊、谵妄或惊厥，常有呼吸、循环衰竭表现。

1. 休克型（周围循环衰竭型）　主要表现为感染性休克。由于全身微血管痉挛，面色苍白，口唇或指甲紫绀；四肢厥冷，皮肤呈花纹状，皮肤指压阳性；血压下降或测不出；脉搏细数甚至全无，心音弱；尿少或无尿；伴不同程度意识障碍。

2. 脑型（呼吸衰竭型）　以重度毒血症、休克和中毒性脑炎为主要症状，由于脑血管痉挛引起脑缺血、缺氧、脑水肿及颅压增高，是一种严重临床类型。早期可有剧烈头痛、频繁呕吐，典型呈喷射状，面色苍白，口唇发灰，血压可略升高，呼吸与脉搏可略减慢，伴嗜睡或烦躁等不同程度意识障碍。晚期表现为反复惊厥，血压下降，脉细速，呼吸节律不齐，深浅不匀等中枢性呼吸衰竭，瞳孔不等大或不等圆，或忽大忽小，对光反应迟钝或消失，肌张力增高，腱反射亢进，可出现病理反射，意识障碍明显加深，直至昏迷。进入昏迷后一切反射消失。此型较严重，病死率高。

3. 混合型　具有以上两型表现，为最凶险型，病死率很高。

二、慢性菌痢

病程超过 2 月以上为慢性。依据临床表现分为以下三型：

（一）慢性迁延型　急性菌痢后，病情长期迁延，有持续轻重不等的痢疾症状，或便秘和腹泻交替出现，腹部可有压痛。病程久可有神经衰弱症状，以及乏力、消瘦、食欲下降、贫血等表现。左下腹压痛，可扪及乙状结肠，呈条索状。

（二）慢性隐匿型　1 年内有痢疾史，临床无明显腹痛、腹泻，但乙状结肠镜检有异常，大便培养可阳性。乙状结肠镜检可见黏膜炎症甚至溃疡。

（三）急性发作型　有隐性菌痢史，一般是半年内有痢疾病史或复发史，而除外同群痢菌再感染，或异群痢菌或其他致腹泻细菌的感染。主要临床表现同急性典型菌痢，但全身中毒症状较轻，主要症状是腹痛、腹泻、脓血便。可因进食生冷、受凉、受累而诱发。

三、常见并发症

（一）痢疾杆菌败血症　主要见于营养不良儿童或免疫功能低下患者的早期，临床症状重，病死率高，及时应用有效抗生素可降低病死率。

（二）溶血尿毒症综合征　此为严重并发症之一，原因不明，可能与内毒血症、细胞毒素、免疫复合物沉积等因素有关。常因突然出现血红蛋白尿（尿呈酱油色）而被发现，表现为进行性溶血性贫血；高氮质血症或急性肾功能衰竭；出血倾向及血小板减少等。

（三）关节炎　较少见。主要在病程 2 周左右，累及大关节引起红肿和渗出。关节液培养无菌生长，而志贺菌凝集抗体可为阳性，血清抗“O”值正常，可视为一种变态反应所致，激素治疗可缓解。

【实验室及其他检查】

一、便常规检查

可见大量脓细胞或白细胞，少量红细胞和巨噬细胞。血水便者红细胞可满视野。

二、血常规检查

急性期白细胞总数及中性粒细胞有中等度升高。慢性期可有轻度贫血。

三、病原学检查

检出痢疾杆菌即可确诊。作药物敏感试验以指导临床合理用药。快速病原学检查近年来开展荧光抗体染色法、荧光菌球法、增菌乳胶凝集法、玻片固相抗体吸附免疫荧光技术等方法，简便、快速，敏感性亦较好，有利于早期诊断。

四、其他检查

乙状结肠镜可用于检查急性期和慢性期的肠黏膜改变，但有一定痛苦。钡灌肠适用于慢性菌痢。

【诊断与鉴别诊断】

一、诊断依据

多发生于夏秋季，患病前1周内有饮食不洁史，或与菌痢患者接触史，有典型的临床表现，畏寒，发热，腹痛，腹泻，里急后重及黏液脓血便等，结合大便检查中发现大量的脓细胞和红细胞，即可作出临床诊断。最后确诊要靠大便培养出痢疾杆菌。慢性菌痢有急性菌痢病史，反复发作超过2月，但大便检查和临床表现都不像急性菌痢那样典型。

二、鉴别诊断

（一）直肠癌 大便中可挟血液、黏液，但一般无痢疾典型症状和特点，如急性发作史，发烧，里急后重，大便以脓血为主，大便后腹痛缓解，用抗生素治疗有效等。直肠癌肛门部下坠感在便后不缓解，用抗生素治疗无效。当直肠癌生长较大时，可使肠腔狭窄，大便费力成细条状。

（二）阿米巴痢疾 又称肠阿米巴病。由阿米巴原虫引起，散发，潜伏期数周至数月；起病缓，多无发热；腹痛轻，便次少，里急后重不明显，右下腹轻度压痛。粪便检查可见量多，呈暗红色果酱样，有特殊臭味。镜检红细胞多于白细胞，可见夏科雷登结晶（尖梭形结晶，见于阿米巴痢疾，过敏性疾病等），可找到溶组织阿米巴滋养体，其内窥镜检查表现为散发性，浅溃疡，周围红晕，溃疡间肠黏膜大多正常。

（三）肠结核 多继发于肺结核，痰抗酸染色或24小时痰浓集法可查见结核杆菌，肠道病变多在回盲部，故右下腹压痛或扪及肿块，钡剂灌肠X线检查有助于诊断。

（四）细菌性胃肠型食物中毒　多为感染沙门菌、变形杆菌、产毒性大肠杆菌、金黄色葡萄球菌等所致。其临床特征有进食海产品或腌渍食品史；同餐者同时或先后迅速发病；主要症状为阵发性腹部绞痛、恶心、呕吐，多无里急后重；粪便呈黏液血性、血水或洗肉水样，有特殊臭味；取患者吐泻物或可疑食物进行细菌培养有确诊价值。

另外，中毒性菌痢应与高热惊厥、中毒性肺炎、流行性乙型脑炎、脱水性休克、重度中暑相鉴别。

【治疗】

细菌性痢疾治疗的关键是杀灭病原菌，随着志贺菌的耐药性不断增加，可呈多重耐药。故治疗时应依据便培养药敏结果来选择药物。

一、急性菌痢

（一）一般治疗　卧床休息、消化道隔离。给予易消化流质、半流质及少渣饮食，保证高热量、高维生素饮食摄入。保证足够水分，注意水、电解质与酸碱平衡，对于高热、腹痛、失水者给予退热、止痉、口服补液，呕吐者需静脉补液。

（二）抗菌治疗　由于耐药菌株增加，应根据当前菌株药物敏感情况及大便培养药敏情况选择用药，最好联合应用两种抗菌药物。一般认为，药物剂量应充足，每种药物至少连续使用3日，确实无效时再改用其他药物，不宜频繁更换，疗程均为1周，必要时可适当延长。

1. 喹诺酮类　对痢疾杆菌有较强的杀灭作用，口服完全吸收，而且与其他抗菌药物无交叉耐药性，是目前治疗菌痢较为理想的药物。副作用有轻度胃肠道反应。常用药物为：氟哌酸、氧氟沙星、氟啶酸、氟嗪酸。副作用小，可以有胃肠症状及皮疹，孕妇不宜使用，儿童应慎用或短期使用。

2. 磺胺药　复方磺胺甲𫫇唑片剂。有严重肝肾疾患、对磺胺过敏以及白细胞减少者忌用。

二、中毒性菌痢

治疗基本同急性菌痢，但病情凶险，变化迅速，故应密切注意病情变化，并作好护理工作。

（一）一般治疗　密切注意各项生命体征改变，如意识状态、呼吸、血压、脉搏等。

（二）病原治疗　选择敏感抗菌药物，联合用药，静脉给药，待病情好转后改口服。如可用喹诺酮类与头孢菌素。

（三）对症治疗

1. 控制高热与惊厥　积极选用退热药物或采用物理降温。如伴有躁动不安及反复惊厥者，可用氯丙嗪及异丙嗪，或给予安定、水合氯醛。

2. 循环衰竭的治疗　基本同感染性休克的治疗。主要有：①扩充有效血容量，纠正酸中毒。快速静脉滴注低分子右旋糖酐及葡萄糖盐水，同时给予碳酸氢钠纠正酸中毒；②强心治疗。保护心脏功能，有心力衰竭者可给予西地兰；③解除血管痉挛。可用山莨菪碱；④防治脑水肿。用甘露醇；⑤及时使用脑保护剂及肾上腺皮质激素。呼吸衰竭时吸氧，保持呼吸道通畅，必要时可应用呼吸兴奋剂，或气管切开及使用呼吸机。

三、慢性菌痢

（一）一般治疗 避免过度劳累，不使腹部受凉，不过食生冷。体质虚弱者应及时使用免疫增强剂。当出现肠道菌群失衡时，切忌滥用抗菌药物，立即停止耐药抗菌药物使用，改用乳酶生或乳酸杆菌，以利肠道厌氧菌生长。

（二）病原治疗 应尽可能多次进行大便培养及细菌药敏试验，合理选用有效抗生素。主张联合应用两种不同类的抗菌药物，剂量应充足，疗程需较长，且需重复1~3个疗程。

（三）肠道菌群失调的处理 发酵型肠道菌群失调，应限制乳类和豆制品的摄入。大肠杆菌数量减少时，可给乳糖和维生素；肠球菌减少者，可给予叶酸；球杆菌比例失调时，可用红霉素；口服乳酶生或双歧杆菌制剂可促使厌氧菌生长，重新恢复肠道菌态平衡。

第十一节 霍 乱

霍乱是由霍乱弧菌引起的急性肠道传染病。临床表现轻重不一，轻者仅有轻度腹泻；重者剧烈吐泻大量米泔水样排泄物，并引起严重脱水、酸碱失衡、周围循环衰竭及急性肾功能衰竭。

因其发病急，传播快，是亚非大部分地区腹泻的重要原因，故被列为国际检疫传染病，在我国被列为甲类传染病。我国采取积极防治措施，使霍乱疫情逐年明显下降，有力地控制了本病。

【病因病理】

一、病因

（一）病原体 霍乱弧菌为革兰染色阴性，该病原菌可分为139个血清群，其中只有0_1群和0_{139}群霍乱弧菌有致病性，可引起霍乱流行。霍乱弧菌有六怕，即怕热、干燥、直射日光、酸、茶及一般消毒剂，而在低温、潮湿、碱、低盐及低营养物的不良环境条件下可长期存活。霍乱菌赖水生存，离开水很快便死亡。

（二）传染源 病人和带菌者是传染源，近来注意有些动物可能作为传染源。

（三）传播途径 霍乱可通过进食未熟透的受污染食物或饮用未煮沸的受污染食水而传播。熟食亦可能受生的食物交叉污染，经水是最主要的传播途径。高危食物包括生的或未熟透的海产品，如未熟透的虾蟹。苍蝇、蚊虫也可作为媒介而传播。

（四）人群易感性 缺乏免疫力的人，不分种族、年龄和性别对两型霍乱弧菌均普遍易感。胃酸具有强力的杀弧菌作用，只有大量进水、饮食或胃酸缺乏者，才可使足够量的霍乱弧菌进入而引起发病。患霍乱后，可获得一定程度的免疫力，能产生抗菌抗体和抗毒抗体。

（五）流行特征　印度素有“人类霍乱的故乡”之称，印度尼西亚的苏拉威西岛则是埃托弧菌的疫源地，每次世界大流行都是从上述地区扩散而来。我国是外源性，历次世界大流行均受其害。热带地区全年均可发病，我国夏秋季为流行季节。

二、发病机制

人体经口感染的霍乱弧菌，在正常情况下，一般可被胃酸杀灭，但当胃酸分泌减少或被高度稀释时，或入侵的弧菌数量较多，未被胃酸杀灭时，则霍乱弧菌可通过胃而进入小肠并保持活力。致病性霍乱弧菌在小肠的碱性环境中，紧贴于小肠黏膜上皮细胞表面。霍乱弧菌黏附后，在小肠的碱性环境中大量繁殖，并产生大量的外毒素性质的霍乱肠毒素，霍乱弧菌崩溃还释放内毒素，引起肠液过度分泌，同时由于胃肠排空蠕动增加，结果出现水样腹泻而丧失大量水分和电解质。轻型病人临床可无脱水。重型病人可致重度脱水，引起体内电解质紊乱和低钾综合征，粪便中钾和碳酸氢盐含量较高。重度脱水、低血容量休克、低钾和代谢性酸中毒持续时间较长，使肾长期缺血、缺氧、组织缺钾以及毒素作用等因素，引起肾小管变性、坏死，以致出现急性肾功能衰竭。死亡的主要原因是低血容量性循环衰竭、肾功能衰竭和代谢性酸中毒。

三、病理

霍乱病程中形成的病理改变常甚轻微，这些功能性病理改变包括杯状细胞中粘液的明显减少，肠腺和微绒毛轻度扩张以及黏膜固有层轻度水肿。患者死后病理解剖所见，主要为严重脱水现象，脏器实质性损害不严重。胃肠道的浆膜层干燥，色深红，肠腔内充满“米泔水”样液体，偶见血水样内容物，肠黏膜发炎松弛，但无溃疡形成，偶有出血，淋巴滤泡显著肿大，胆囊内充满黏稠胆汁。心、肝、脾等脏器多缩小。肾脏无炎性变化，肾小球及间质的毛细血管扩张，肾小管上皮有浊肿变性、坏死。其他内脏及组织亦可有出血及变性等变化。

【临床表现】

潜伏期约为1~3天，短者数小时，长者5~6天。典型患者多急骤起病，少数病例病前1~2天有头昏、倦怠、腹胀及轻度腹泻等前驱症状。

一、典型病人病程通常分为三期

（一）泻吐期　多数病人无前驱症状，无痛性剧烈腹泻，不伴里急后重；少数病人有轻度腹痛，个别有阵发性腹部绞痛。多数病人伴腓肠肌痛性痉挛，先泻后吐，腹泻每日10余次至数10次。大便初为黄色稀便，迅速变为“米泔水”样或洗肉水样便。呕吐一般为喷射性、连续性，呕吐物初为胃内食物残渣，继之呈“米泔水”样或清水样。一般无发热，或低热，共持续数小时或1~2天进入脱水期。

（二）脱水期 由于剧烈吐泻，病人迅速呈现脱水和周围循环衰竭。轻度脱水仅有皮肤和口舌干燥，眼窝稍陷，神志无改变。重度脱水则出现“霍乱面容”，眼眶下陷，两颊深凹，口唇干燥，神志淡漠甚至不清。皮肤皱缩湿冷，弹性消失；指纹皱瘪，腹下陷呈舟状，体表温度下降。严重吐泻丢失大量水分及电解质后，可产生血液电解质的严重丧失。当大量钠盐丢失，可引起肌肉痛性痉挛。钾盐大量丧失表现为全身肌肉张力减低，甚至肌肉麻痹，肌腱反射消失，腹胀臌肠，心动过速，心音减弱，心律不齐，心电图异常。由于中度或重度脱水，血容量显著下降及血液极度浓缩，可导致循环衰竭；血液检查可有红细胞、血红蛋白、血浆蛋白及血浆比重等的增高，血液黏稠度增加；由于脱水及循环衰竭，可出现明显尿毒症和酸中毒。

（三）反应恢复期 患者脱水纠正后，大多数症状消失，逐渐恢复正常。约三分之一患者因循环改善，残存于肠腔的毒素被吸收，又出现发热反应。少数严重休克患者，可并发急性肾功能衰竭。缺钾引起肾小管上皮细胞退行性变性也可诱发急性肾功能衰竭。

整个病程平均3～7天，也有长达10余天者。

二、临床类型

根据病情轻重，可分为轻、中、重三型，极少数病人尚未出现吐泻症状即发生循环衰竭而死亡，称为“暴发型”或“干性霍乱”。各型霍乱患者的临床表现如下：

（一）轻型 脱水占体重5%以下，精神状态尚好，皮肤稍干，弹性略差，眼窝、脉搏正常，血压（收缩压）正常，尿量稍减少。

（二）中型 脱水占体重5%～10%，精神状态差，皮肤稍干，弹性略差，眼窝囟门明显下陷，指纹皱瘪，腓肠肌痉挛，脉搏细速，血压（收缩压）70～90mmHg，尿量很少，每日500ml以下。

（三）重型 脱水占体重10%以上，音哑失声，皮肤弹性消失，抓起后久不恢复，眼窝深凹，闭目不紧，腓肠肌明显痉挛，脉搏细速或无，少尿或无尿，血压（收缩压）70mmHg以下或测不清。严重脱水导致循环衰竭及肾功异常，若不及时抢救可危及患者生命。

【实验室及其他检查】

一、血液检查

由于病人脱水使血液浓缩致红细胞总数和红细胞压积增高，白细胞数可达（10～60）$\times 10^9$/L，分类计数中性粒细胞和大单核细胞增多。血清钠、钾降低，输液后更明显，但多数氯化物正常，并发肾功能衰竭者血尿素氮升高。

二、尿液检查

多数病例尿液呈酸性，比重为1.010～1.025之间，可有红、白细胞及管型。

三、细菌学检查

采集患者新鲜粪便或呕吐物悬滴直接镜检，可见呈穿梭状快速运动的细菌，涂片染色镜检见到排列呈鱼群状革兰阴性弧菌，可用特异血清抑制。荧光抗体检查准确率达90%。细菌培养可将标本接种于碱性蛋白胨水作增菌培养，后用选择培养基分离，生化试验鉴定。

四、血清学检查

霍乱病后不久，可在血清中出现抗菌的凝集素、杀弧菌抗体，若血清效价明显升高或动态升高，在排除预防接种的条件下具有诊断意义。

【诊断与鉴别诊断】

一、诊断依据

（一）确诊标准

1. 凡有吐泻症状，粪便培养霍乱弧菌阳性。

2. 霍乱流行期间，在疫区内有霍乱典型症状，粪便培养阴性，但无其他原因可查者。有条件作双份血清凝集试验，血清抗体效价4倍以上增长者可诊断。

3. 在疫源检索中，首次粪便培养阳性前后各5日内，有腹泻症状者，可诊断为轻型患者。

（二）疑似诊断标准

1. 凡有典型临床症状的首发症状，在病原学尚未肯定前，应作疑似患者处理。

2. 流行期间有吐泻症状而无其他病因可查但有接触史者。

凡疑似病例均作传染病报告，隔离及消毒处理。大便培养每日1次，连查3次阴性可做否定诊断的更正报告。

二、鉴别诊断

（一）弯曲菌肠炎　本菌可侵袭空肠及结肠引起病变。现已证实本菌亦可产生肠毒素而致病。潜伏期3~5日，起病初期有发热，或有乏力、头痛及肌痛等症状，继而腹痛腹泻、大便为水样、黏液状、胆汁样或呈血性。严重病例可有重度脱水及循环衰竭。个别患者还可表现为急腹症。一般典型病例不难与霍乱鉴别，大便培养可有弯曲菌阳性。

（二）肠杆菌性肠炎　主要与产肠毒素性肠杆菌或致病性大肠杆菌引起的肠炎相鉴别。本病常有发热，恶心，呕吐，剧烈腹痛。大便每日10多次，黄水稀便，一般病原体形态及生化反应可与霍乱区别。

（三）食物中毒性胃肠炎　以细菌性食物中毒为多见，其次为化学性、植物性中毒亦可引起胃肠炎症状。同餐者短期内集体发病，常以呕吐开始，多有恶心，无米泔样便，排便时可有剧烈腹痛，粪便呈黄水样，较臭，偶有黏液或脓血便。可有发热及中毒症状。必要时可做病原菌分离以确诊。

（四）急性细菌性痢疾 明显发热、腹痛、腹泻伴里急后重，便少而多呈黏液状脓血便。大便镜下有大量脓细胞，便培养可获痢疾杆菌。

（五）病毒性肠炎 常为感染人轮状病毒所致。多见于婴幼儿，秋季流行，发热、中毒及腹泻症状轻，多无腹痛，可有呼吸道症状。便培养可资鉴别。

【治疗】

本病的处理原则是严格隔离，迅速补充水及电解质，纠正酸中毒，辅以抗菌治疗及对症处理。

一、一般处理

我国《传染病防治法》将本病列为甲类传染病，故对患者应严密隔离，至症状消失6天后，粪便培养致病菌连续3次阴性为止。对患者吐泻物及食具等均须彻底消毒。可给予流质饮食，但剧烈呕吐者禁食，恢复期逐渐增加饮食，重症者应注意保暖、给氧、监测生命体征。

二、体液疗法

（一）静脉补液法 补充液体与电解质是治疗关键，原则上遵循损失多少，补充多少，失什么，补什么。输液量与速度应根据病人失水程度、血压、脉搏、尿量等而定。小儿补液量按年龄、体重计算。补液过程中也应注意补钾。另外，快速输液过程中应防止发生心功能不全和肺水肿。

（二）口服补液法 适合对象是轻度和中度霍乱患者，以及经静脉补液情况改善的患者，霍乱患者肠道对氯化钠的吸收较差，但对钾、碳酸氢盐仍可吸收，对葡萄糖吸收亦无影响，而且葡萄糖的吸收能促进水和钠的吸收。

重型、婴幼儿及老年患者则先行静脉补液，待病情好转或呕吐缓解后再改为口服补液。

三、抗菌药物治疗

早期应用抗菌药物有助于缩短腹泻期，减少腹泻量，缩短排菌时间。常用药物有：复方磺胺甲基异噁唑、呋喃唑酮、强力霉素、氯霉素、红霉素（主要用于慢性带菌者的治疗）。

四、并发症治疗

剧烈吐泻可用阿托品0.5mg皮下注射，并酌情使用氢化可地松静脉点滴，减少腹泻量。补液过程出现低钾者，轻者可口服氯化钾，重者应静脉滴注氯化钾。并发心力衰竭和肺水肿者应暂停输液，给予镇静剂、利尿剂及强心剂，并采取其他治疗措施。严重脱水休克的患者经充分扩容纠酸后循环仍未改善时，可酌情应用血管活性药物，如多巴胺、阿拉明等。

第十二节　疟　　疾

疟疾是以按蚊为媒介传播的一种寄生虫病，当人被感染有疟原虫的雌性按蚊叮咬时，疟原虫子孢子随唾液注入人体，以致被感染而引起该传染病。临床上以周期性定时性发作的寒战、高热、出汗退热，以及贫血和脾大为特点。因原虫株、感染程度、免疫状况和机体反应性等差异，临床症状和发作规律表现不一。

疟疾广泛流行于世界各地，据世界卫生组织统计，目前仍有92个国家和地区处于高度和中度流行，每年发病人数为1.5亿，死于疟疾者逾200万人。

【病因病理】

一、病因

（一）病原体　疟疾严重危害人类健康，是在热带、亚热带广泛流行的寄生虫病，病原体主要为间日疟原虫和恶性疟原虫，其次为三日疟原虫和卵形疟原虫，我国以前二种为常见，卵形疟仅发现几例。

（二）传染源　疟疾病人和携带者是主要传染源。

（三）传播途径　疟疾是由媒介按蚊叮咬传播的。偶尔输入带疟原虫的血液或使用含疟原虫的血液污染的注射器也可传播疟疾。

（四）人群易感性　人群普遍易感，流行区儿童和外来人口发病率较高。本病感染后虽可产生一定的免疫力，但时间不长，多次发作或重复感染后，再次感染症状发作较轻或不出现症状。

（五）流行特征　特别是在热带、亚热带广泛流行的寄生虫病，我国也有地区存在不同程度地疟疾流行。农村发病率高于城市。

二、发病机制

本病由疟原虫引起，疟疾的传播媒介是按蚊，按蚊吸入疟疾病人的血，再叮咬健康人时，就会把疟原虫带进健康人的血液，使健康人发病。当人被感染有疟原虫的雌性按蚊叮咬时，疟原虫子孢子注入人体，在几分钟至半小时内即进入肝脏，子孢子在肝实质细胞内发育为肝期疟原虫裂殖体。感染肝细胞破裂后释出裂殖子进入血循环并侵入红细胞内开始红细胞内期的发育，称为环状体即小滋养体。环状体可发育成阿米巴滋养体（大滋养体）。未被利用的血红蛋白分解成正铁血红素颗粒蓄积在原浆内呈棕褐色，称为疟色素。大滋养体发育形成裂殖体。疟原虫在红细胞内裂体增殖，导致红细胞破裂，大量裂殖子、疟色素和代谢产物、红细胞碎片进入血液。当这些物质累积达到一定量时，体温中枢受刺激，引起异性蛋白反应，随之引发疟疾的临床病症。

三、病理

病理改变多由单核－巨噬细胞增生所致。早期脾肿大，切面明显充血、脾髓内可见含疟原虫的红细胞、疟色素等；反复发作则脾脏显著肿大、变硬，大量疟色素沉着，实质变成深灰色或黑色。肝脏轻度肿大，肝细胞混浊肿胀与变性，小叶中心区尤甚。枯否细胞（肝内的巨噬细胞）大量增生，内含疟原虫及疟色素。高恶性脑型疟可引起脑组织积水、充血。其他器官如骨髓、肾、胃肠、肺、心、肾上腺等亦有不同程度的吞噬细胞增生，并可见吞噬有含疟原虫的红细胞和疟色素，毛细血管内有含疟原虫的红细胞，甚者微血管阻塞，内皮脱落、变性坏死等。

【临床表现】

从人体感染疟原虫到发病，称潜伏期。一般间日疟、卵形疟 14 天，恶性疟 12 天，三日疟 30 天。感染原虫量、株的不一，人体免疫力的差异，感染方式的不同均可造成不同的潜伏期。输血感染潜伏期 7～10 天，胎传疟疾潜伏期更短，有一定免疫力的人或服过预防药的人，潜伏期可延长。

一、间日疟

多急骤起病，复发者尤然。初次感染者常有前驱症状，如乏力，倦怠，打呵欠；头痛，四肢酸痛；食欲不振，腹部不适或腹泻；不规则低热。一般持续 2～3 天，长者 1 周。随后转为典型发作。分为三期：

（一）寒战期 初起畏寒，先为四肢末端发凉，迅觉背部、全身发冷。皮肤起鸡皮疙瘩，逐渐寒战，全身肌肉关节酸痛，有的甚至多盖衣被也不能制止，唇指发绀，颜面苍白，持续约 10 分钟，乃至 1 小时许。

（二）高热期 冷感消失以后，寒战停止，体温迅速上升，可达 40℃以上。面色转红，紫绀消失，辗转不安，有的剧烈头痛、顽固呕吐、恶心、乏力；甚至抽搐或不省人事伴有面赤、气促，结膜充血，皮肤灼热而干燥，尿短赤，口渴饮冷。持续 2～6 小时。

（三）出汗期 高热退后，全身大汗淋漓，衣服湿透，约 2～3 小时体温降低至正常，患者感觉舒适，休息后又维持照常工作。此刻进入间歇期。

整个发作过程约 6～12 小时，间日疟发作数次后，因体内产生免疫力而自然终止。但除少数自愈外，颇多复发。数次发作以后，患者常有体弱，贫血，肝脾肿大。发作次数愈多，脾愈大，贫血愈显著。由于免疫力的差异或治疗不彻底，有的病人可成慢性。

二、三日疟

发作与间日疟相似，但为三日发作 1 次，且很少自愈，发作多在早晨，持续 4～6 小时。脾大贫血较轻，但复发率高，且常有蛋白尿，尤其儿童感染，可形成疟疾肾病。三日疟易混合感染，此刻病情重，很难自愈。

三、卵形疟

与间日疟相似，但症状较轻，自愈率高。

四、恶性疟

发作不典型，高热多于寒战，间有持续性高热，中毒症状较重，贫血及脾肿大较明显，严重者可出现脑型发作，治愈后少有复发。

五、凶险型疟疾

主要见于恶性疟，偶可因间日疟或三日疟发生。

（一）脑型　最常见。其特点：常在一般寒热发作 2～5 天后出现，多有剧烈头痛，烦躁不安，恶心呕吐，昏迷，抽搐。如治疗不及时，发展成脑水肿，致呼吸、循环或肾功衰竭；查体有脾大，贫血、黄疸、皮肤出血点均可见；神经系统检查，脑膜刺激征阳性，可出现病理反射；实验室检查，血涂片可查见疟原虫。腰椎穿刺脑脊液压力增高，以淋巴细胞为主；生化检查正常。病情凶险，病死率高。

（二）胃肠型　除寒战高热外，主要表现有胃肠道症状，如恶心、呕吐、腹痛、腹泻，泻水样便或血便。少数剧烈腹痛，或胃肠道大出血。

（三）过高热型　急性高热，体温迅速上升达 42℃或更高。排汗障碍，皮肤热而干燥，常伴气迫、谵妄、抽搐、昏迷，可于数小时后死亡。

（四）厥冷型　虚脱症状严重，表现为皮肤苍白或轻度发绀，出汗过多而粘，皮肤湿冷，呼吸表浅，血压降低，脉搏细而无力，多死于循环衰竭。

六、并发症

（一）黑尿热（即溶血尿毒症综合征）　是一种急性血管溶血，并引起血红蛋白和溶血性黄疸，出现寒战、高热、黄疸、腰痛、血红蛋白尿，重者可发生急性肾功能衰竭而死亡。

（二）肾病综合征　多发于三日疟、间日疟，恶性疟亦有。多表现为寒战、高热、黄疸、腰痛、血红蛋白尿，严重者可导致肾功能衰竭。

七、其他疟疾

（一）输血疟疾　潜伏期 7～10 日，临床症状与蚊传者相似。因只有红细胞内期疟原虫，故治疗后无复发。

（二）婴幼儿疟疾　临床多不典型，或低热，或弛张热，或高热稽留，或不发热。发热前常无寒战，退热也无大汗。多有吐泻、抽搐或微循环障碍。病死率高。检查有脾大、贫血、血中有大量疟原虫。

（三）孕妇疟疾　易致流产、早产、死产、即便生下婴儿也可成先天疟疾，成活率极低。所以妊娠疟疾应及时治疗。

（四）再燃和复发　由于机体产生的免疫力或经彻底治疗而停发作，血中原虫也被彻底消灭，但迟发性子孢子经过一段休眠期的原虫增殖后再次进入血流并侵入红细胞，引起发作，称为复发。复发主要见于间日疟和三日疟。再燃指经治疗后临床症状受到控制，但血中仍有疟原虫残存，当抵抗力下降时，疟原虫增裂临床症状出现。再燃多在初发后3个月内。复发则不一，间日疟复发多在1年内；三日疟在2年内，个别达几十年还可复发。

【实验室及其他检查】

一、血常规

红细胞和血红蛋白在多次发作后下降，白细胞总数初发时可稍增，后正常或稍低，单核细胞常增高。白细胞总数一般正常。

二、病原学

疟原虫检查。血液涂片染色镜检查疟原虫不仅可确诊，并可鉴别疟原虫种类。骨髓穿刺涂片染色查疟原虫阳性率较血涂片高。

三、免疫学检查

现已应用的有间接免疫荧光、间接血凝与酶联免疫吸附试验等，阳性率可达90%。一般用于流行病学检查。

【诊断与鉴别诊断】

一、诊断依据

（一）流行病学 近期内曾在疟疾流行区、流行季节（夏秋）时居住或旅游，有蚊虫叮咬史或近期输血史。

（二）临床表现 间歇性、周期性的寒战、高热、大汗发作，多伴脾、肝肿大及贫血，间日或三日发作1次。发作间隙期无症状，发作数次后脾大。恶性疟疾热型不规则，可有超高热脑症状、休克等。

（三）实验室检查 血和骨髓涂片查见疟原虫是确诊依据。

（四）治疗性诊断 临床表现很像疟疾，但经多次检查未找到疟原虫，可试用氯喹或蒿甲醚做治疗性诊断，治疗48小时发热控制者，可能为疟疾。

二、鉴别诊断

（一）败血症 疟疾急起高热，热型稽留或弛张者，类似败血症。但败血症全身中毒症状重，虽有急起高热、可有寒战，但无定时亦无缓解期；有局灶性炎症或转移性化脓病灶；白细胞总数及中性粒细胞增高；血培养可有病原菌。

（二）钩端螺旋体病 本病流行多在秋收季节，有疫水接触史。临床典型症状可供鉴别，血、尿及脑脊液培养可分离出病原体，血清学试验阳性。

（三）急性血吸虫病 患者来自流行区，近期接触过疫水，有皮疹，嗜酸性粒细胞明显增高，血吸虫皮试阳性，大便孵化阳性，即可确诊为血吸虫病。

（四）伤寒、副伤寒 一般起病较缓，呈稽留热，常无寒战及大汗，相对缓脉，玫瑰疹，白细胞减少，嗜酸性粒细胞消失，肥达反应阳性，血、尿、便培养阳性等特点，不难鉴别。

【治疗】

治疗关键在于杀灭病原体。由于有反复临床发作特点，治疗上务求予以根治。准确、及时、足量用药，可收到良好治疗效果。

一、一般治疗

发作期及退热后24小时应卧床休息，寒战时注意保暖；大汗应及时擦干，更换汗湿的衣被；高热时采用物理降温，过高热患者可药物降温；凶险发热者应严密观察病情，及时发现生命体征的变化，详细记录出入量，做好基础护理；注意水、电解质平衡。有贫血者可辅以铁剂或输血，做好隔离，患者所用的注射器要洗净消毒。

二、抗疟原虫治疗

（一）对氯喹敏感的疟疾发作治疗 常用药物为氯喹、伯氨喹（主要用于间日疟及卵形疟控制复发）。

（二）耐氯喹疟疾发作的治疗 常用药物为：①甲氟喹。为长效制剂，具较强的杀灭红细胞内疟原虫的作用；②磷酸咯萘啶。能有效杀灭红内期疟原虫；③青蒿素衍生物。双氢青蒿素片、蒿甲醚针剂、青蒿琥酯。

（三）凶险型疟疾发作的治疗 常用药物有：①氯喹。用于敏感株感染治疗；②奎宁。用于敏感株感染治疗；③磷酸咯萘啶；④青蒿琥酯。

三、并发症治疗

高热惊厥者，给予物理、药物降温及镇静止惊；脑水肿应脱水；心衰肺水肿应强心利尿；呼衰应用呼吸兴奋药，或人工呼吸器；溶血多见于缺乏葡萄糖-6-磷酸脱氢酶的特异体质者，应即停服伯氨喹啉和砜类药物，用肾上腺皮质激素可迅速缓解，必要时输血。重度贫血，应立即输血。肾功能衰竭者，早期使用甘露醇，严格限制输液量，必要时可用腹膜透析。

第十三节 血吸虫病

血吸虫病是指血吸虫寄生在门静脉系统而引起的疾病，是一种人畜共患疾病。

【病因病理】

一、病原学

日本血吸虫为雌雄异体合抱寄生在门静脉系统，主要在直肠上端至降结肠的末端肠系膜静脉中，寿命一般为4～5年，长者10～20年。雌虫在肠黏膜下层末梢静脉内产卵，大多数虫卵沉积于肠黏膜和肝组织内，仅少许虫卵进入肠腔，随粪便排出。

二、发病机制

宿主被血吸虫尾蚴、童虫、成虫、虫卵所引起的复杂免疫病理损伤，是产生血吸虫病基本病理的主要原因。虫卵引起的肉芽肿是变态反应标志。急性血吸虫病主要和免疫复合物有关，而慢性和晚期血吸虫病的免疫病理损伤则主要属于迟发性变态反应。

三、病理

感染血吸虫后数小时至9周内，人体出现病理损害。尾蚴钻进皮肤后，引起周围水肿，毛细血管扩张，嗜酸性粒细胞浸润，局部发生丘疹；尾蚴进入皮肤后发育为童虫，并随血流到达肺，可引起出血及炎症反应；成虫可引起结肠、肝脏病理损害及异位损害（肺部和脑部）。

【临床表现】

一、急性血吸虫病

潜伏期长短不一，一般为1月左右。发生于夏秋季，以7～9月为最常见。多见于男性青壮年。患者有明显疫水接触史。

（一）发热 患者均有发热。重型患者高热达数月，有意识模糊、听力下降、脉搏增快，可出现严重贫血、消瘦、浮肿，甚至恶病质。

（二）过敏反应 可有荨麻疹、血管神经性水肿、淋巴结肿大。

（三）腹部症状 腹痛、腹泻，有时便秘与腹泻交替。重型患者腹部有压痛、柔韧感，并有腹水形成。

（四）肝脾肿大 90%以上的病人有肝脏肿大及轻度压痛。约一半病人有脾脏轻度肿大。

（五）肺部症状 由于虫卵沉积肺部形成肉芽肿，而出现咳嗽、气喘、胸痛症状。肺部听诊有干、湿性啰音，约经3～6月消退。

二、慢性血吸虫病

轻度感染无症状，仅粪便检查中发现虫卵，或体检时发现肝肿大而确诊为血吸虫病。有症状者以腹痛、腹泻最常见，每日2～3次稀便，偶尔带血，重者持续脓血便，伴里急后重，颇似痢疾，故称为“痢疾期”。常有肝脾肿大，早期以肝大为主，尤以肝左叶为著，随病情进展脾肿大，故有肝-脾型血吸虫病之称。病程长者可出现肠梗阻、贫血、消瘦等表现。

晚期血吸虫病慢性期继续发展的结果，以肝纤维化和门脉高压、脾功能亢进为主要表现，消瘦乏力更显著，劳动力丧失。

异位血吸虫病可见肺型血吸虫病，脑型血吸虫病等。

【实验室及其他检查】

一、血常规检查

急性期白细胞总数（10~30）$\times 10^9$/L，嗜酸性粒细胞可达20%~40%，少数可增高至50%以上，但极重型急性血吸虫病患者嗜酸性粒细胞常不增高，甚至消失。慢性期血中嗜酸性粒细胞轻度增高。晚期则因脾功能亢进，白细胞与血小板减少，有不同程度的贫血。

二、粪便检查

用沉淀孵化法，以查出虫卵及孵出毛蚴为确诊依据，一般连续检查3次。

三、肝功能检查

急性期患者血中球蛋白显著增高，血清丙氨酸氨基转移酶（ALT）、天冬氨酸氨基转移酶（AST）轻度增高，晚期患者由于肝硬化，血清球蛋白亦显著增高，并有白蛋白与球蛋白比值倒置。慢性血吸虫病患者，尤其是无症状者肝功能大多正常。

四、直肠活检

通过直肠或乙状结肠镜，自病变处取米粒大小黏膜，置光镜下检查有无虫卵。以距8~10cm背侧黏膜处取材阳性率最高。本方法一般仅能检获的虫卵大部分是远期变性虫卵。

五、影像学检查

B超或CT扫描检查，对病情估计特别是判断肝纤维化有重要价值。

六、免疫学检查

皮内试验、环卵沉淀试验（COPT）、间接血凝试验（IHA）、酶联免疫吸附试验（ELISA）、循环抗原酶免疫法（EIA）都具有重要价值。

【诊断与鉴别诊断】

一、诊断依据

（一）流行病学史　来自流行区，有疫水接触史。

（二）临床特点　具有急性或慢性、晚期血吸虫病的症状和体征，如发热，热型不一，乏力伴有消化系统症状，肝脾肿大、消瘦等。

（三）实验室检查 粪便找到虫卵或孵出毛蚴，免疫学检查多项指标阳性。

二、鉴别诊断

急性期需与伤寒、粟粒性肺结核、急性上呼吸道感染、痢疾等鉴别；慢性期应与病毒性肝炎鉴别；晚期应与其他原因引起的肝硬化、肝癌鉴别。

【治疗】

血吸虫病主要是应用吡喹酮进行病原治疗，对急性和慢性早期患者可取得良好效果。晚期血吸虫病按肝硬化治疗，以内外科结合、病原治疗与对症治疗、中西医结合治疗为原则。

一、病因治疗

目前国内推广使用吡喹酮。

二、对症治疗

高热、中毒症状重者可用小剂量肾上腺皮质激素。巨脾患者可作脾脏切除并行大网膜固定术以降低门脉高压，消除脾功能亢进。

第十四节　肝吸虫病

华支睾吸虫病是由华支睾吸虫寄生在人体肝胆系统所引起的一种慢性寄生虫病。

【病因病理】

一、病原学

华支睾吸虫成虫状似葵花子仁，色褐红，大小约（10～25）mm×（3～5）mm。雌雄同体。虫卵是人体寄生虫卵中最小的一种，约为（27.3～35.1）μm×（11.7～19.5）μm，略似电灯泡形，卵内有一成熟毛蚴。

成虫寄生在肝脏的胆道系统，有时也寄居在胰管。成虫产卵后，虫卵随粪便一起排出体外，在池塘或溪沟水中被淡水螺（沼螺、豆螺等）所吞食后，在螺体内孵化为毛蚴，经胞蚴和雷蚴阶段发育成尾蚴，然后逸出螺体，侵入淡水鱼（如鲩鱼、麦穗鱼等）或淡水小虾体内形成囊蚴。

二、发病机制与病理

成虫寄生在胆管中的数量决定发病与否及病变程度。如感染虫数自十余条至数十条，则可无临床症状，亦无肉眼可见病变。感染较严重者，虫数可达数千以上，肝内胆管及其分支均充满虫体及虫卵。由于成虫的机械刺激及其分泌物和代谢产物的作用，胆管上皮细胞脱落，继而呈腺瘤样增生，胆管壁增厚，胆管周围淋巴细胞浸润和纤维组织增生。胆管上皮增生，管腔变窄和虫体堵塞胆管可引起胆汁淤滞，胆管呈圆柱状或囊状扩张。胆管堵塞可继发细菌性胆管炎、胆囊炎。虫卵、死亡的虫体、脱落的胆管上皮、炎性渗出物、细菌等可构成结石的核心，形成胆石症。偶尔成虫可寄生于胰管，引起胰腺炎。

【临床表现】

华支睾吸虫病的临床特点是：以消化道症状与肝肿大（以左叶肿大明显）为主，常伴有神经衰弱症状或胆囊胆管炎、胆结石等症状。

一、症状

潜伏期约 1 ~2 个月。轻度感染者常无症状，仅在粪便中发现虫卵。感染较重者多缓慢起病，有食欲不振、上腹隐痛与饱胀、轻度腹泻、肝区隐痛等消化系统症状，并有头晕、失眠、疲乏、精神不振、心悸、记忆力减退等神经衰弱症状。偶可因大量成虫堵塞胆总管而出现胆绞痛及阻塞性黄疸。

慢性重复感染的严重病例可有肝硬化及门脉高压征，表现为消瘦、贫血，浮肿、肝脾肿大、腹水、黄疸等。严重感染的儿童可出现营养不良和生长发育障碍，甚至可引起侏儒症。

二、体征

肝肿大（尤以左叶肿大为明显），常有右上腹压痛。

【实验室及其他检查】

一、大便常规检查

可取粪便作直接涂片寻找虫卵，其检查操作简便，但阳性率低，沉淀集卵法或氢氧化钠消化法阳性率高，并可同时作虫卵计数。从十二指肠引流液中检出虫卵的机会较大。查出华支睾吸虫卵即可确诊。虫卵计数有助于了解感染程度及治疗效果。

二、血常规检查

可有嗜酸粒细胞增多。严重感染可出现贫血象。

三、免疫学检查

酶联免疫吸附试验（ELISA）检测患者血清中特异性抗体，可作为辅助诊断方法。

【诊断与鉴别诊断】

一、诊断依据

（一）流行病学资料　有进食未煮熟的淡水鱼、虾史。

（二）临床表现 以消化道症状与肝肿大（以左叶肿大明显）为主，常伴有神经衰弱症状或胆囊胆管炎、胆结石等症状。

（三）实验室检查 大便或十二指肠引流液中发现虫卵，即可确诊。

二、鉴别诊断

（一）病毒性肝炎 疲乏、消化道症状较显著，肝脏普遍肿大，肝功能明显异常。肝炎病毒标志可阳性，粪便检查无华支睾吸虫卵。

（二）其他原因所致的肝硬化 应与华支睾吸虫病所引起者进行鉴别。

（三）原发性肝癌 病情多迅速恶化，肝脏进行性肿大，质硬。甲胎蛋白含量常显著增高。超声波检查、同位素肝扫描、CT 或 MRI 检查均有助诊断。

【治疗】

华支睾吸虫病的治疗主要着眼于病因治疗，同时进行病因与对症、西医与中医治疗相结合的综合治疗。

一、病因疗法

吡喹酮是治疗本病的首选药物，具有疗程短、疗效高、毒性低、反应轻以及在体内吸收、代谢、排泄快等优点。丙硫苯咪唑治疗华支睾吸虫病亦有较好效果。

二、对症与支持疗法

重度病例兼有营养不良、肝功能异常或肝硬化者，应加强营养，纠正贫血，保护肝脏，以改善全身状况，并及时进行驱虫治疗。

对急性胆囊炎、胆石症、胆总管炎或胆道梗阻等并发症，应手术治疗，并加用抗菌药物。术后给予驱虫治疗。

合并病毒性肝炎时，除积极保护肝脏外，应在病情改善的基础上尽早进行驱虫治疗。

参考文献

1. 陈灏珠. 实用内科学. 第11版. 北京：人民卫生出版社，2001
2. 叶任高. 内科学. 第6版. 北京：人民卫生出版社，2006
3. 叶任高. 内科学. 第5版. 北京：人民卫生出版社，1999
4. 徐蓉娟. 内科学. 第1版. 北京：人民卫生出版社，2003
5. 吴在德. 外科学. 第5版. 北京：人民卫生出版社，1999
6. 王慕逖. 儿科学. 第5版. 北京：人民卫生出版社，1999
7. 陈文彬. 诊断学. 第5版. 北京：人民卫生出版社，1999
8. 刘学勤. 肝胆病诊疗全书. 第1版. 北京：中国医药科技出版社，2001
9. 叶任高. 内科学. 第5版. 北京：人民卫生出版社，2000
10. 叶任高，陆再英，谌贻璞. 内科学. 第6版. 北京：人民卫生出版社，2004
11. 彭佑铭，刘伏友. 肾脏内科研修精要. 长沙：中南大学出版社，2006
12. 孙世澜. 肾脏病诊疗指南. 北京：科学出版社，2000
13. 吴在德. 外科学. 第5版. 北京：人民卫生出版社，2001
14. 吴在德，吴肇汉. 外科学. 第6版. 北京：人民卫生出版社，2006
15. 贺菊乔，何清湖. 中西医结合外科学. 北京：中国中医药出版社，2001
16. 乐杰. 妇产科学. 第5版. 北京：人民卫生出版社，2001
17. 乐杰. 妇产科学. 第6版. 北京：人民卫生出版社，2004
18. 尤昭玲. 中西医结合妇产科学. 北京：中国中医药出版社，2001
19. 邓家栋. 邓家栋临床血液学. 上海：上海科学技术出版社，2001
20. 张之南，单渊东，李蓉生等. 协和血液病学. 北京：中国协和医科大学出版社，2004
21. 冯心州. 中西医结合血液病学（七年制版）. 上海：上海科学技术出版社，2005
22. 徐蓉娟. 内科学. 第1版. 北京：中国中医药出版社，2004
23. 陈灏珠主编. 实用内科学. 第12版. 北京：人民卫生出版社，2005
24. 牟善初，郑秋甫主编. 新编内科学. 北京：人民军医出版社，2002
25. 吴江. 神经病学. 第1版. 北京：人民卫生出版社，2005
26. 韩仲岩，丛志强，唐盛孟. 神经病治疗学. 第2版. 上海：上海科学技术出版社，2004
27. Julien Bogousslavsky, Maro Fisher . Textbook of Neurology. 第1版. 天津：天津科学技术出版社，2004
28. 史玉良，周孝达. 实用神经病学. 第3版. 上海：上海科学技术出版社，2005
29. 粟秀初，孔繁元. 现代脑血管病学. 第1版. 北京：人民军医出版社，2003
30. 饶明俐，林世和. 脑血管疾病. 第1版. 北京：人民卫生出版社，2003

31．凌锋，刘承基．脑血管病理论与实践．第1版．北京：人民卫生出版社，2006
32．粟秀初，吴保仁，黄远桂．新编神经病学．第1版．西安：第四军医大学出版社，2005
33．高国栋．帕金森病诊疗关键．第1版．江苏：江苏科学技术出版社，2004
34．陈生弟．帕金森病临床新技术．第1版．北京：人民军医出版社，2002
35．王锐．临床痴呆学．第1版．北京：人民军医出版社，2006
36．陈俊抛，林煜．痴呆治疗学．第1版．北京：人民军医出版社，2002
37．胡福山．精神医学．第1版．北京：华夏出版社，2000
38．沈渔邨．精神病学．第1版．北京：北京医科大学出版社，2002